湛庐 CHEERS

与最聪明的人共同进化

HERE COMES EVERYBODY

U0351906

找到你的活力密码

［美］迈克尔·布劳斯 Michael Breus
［美］斯泰茜·格里菲思 Stacey Griffith　著

杨雪菲　译

ENERGIZE!

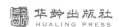
华龄出版社
HUALING PRESS

测一测

关于睡眠和健身的知识，你了解多少？

扫码鉴别正版图书
获取您的专属福利

扫码获取全部测试题及答案
一起了解保持活力的技巧

- 每个人所需的睡眠时间都一样长吗？（ ）

  A. 一样

  B. 不一样

- 如果你常年不运动或运动量很少，那么你身体的代谢速度很可能是？（ ）

  A. 快速

  B. 快速或中速

  C. 中速或慢速

  D. 慢速

- 间歇性禁食已被证明有好处，但这些好处不包括：（ ）

  A. 改善睡眠

  B. 减缓新陈代谢

  C. 减少体内脂肪

  D. 降低患癌症和肥胖症的风险

扫描左侧二维码查看本书更多测试题

解锁你的秘密能量储备

本书的诞生源于两次事件——一次心脏病发作，一次个人危机。

迈克尔的故事

那是几年前发生在加利福尼亚州的事，那时我 49 岁。在一个温暖惬意的傍晚，我和妻子同两位朋友相约外出聚餐。事后来看，那两位朋友都是医生，实在是万幸。当时，我去了趟洗手间，刚回到餐桌就隐约觉得身体有些怪怪的。坐下后，我试图跟上朋友讲故事的进度，但每一句话在我听来都模糊不清、毫无意义，就像在慢镜头下听人说外语。

我心想：坏事了。

突然，我的周边视野暗下来，耳朵里响起更加古怪的声音。我想，我不是中风就是心脏病发作了。开始狂冒冷汗的我转向妻子说："我觉得很不……"

我的记忆到此为止。据说，当时我从椅子上倒了下去，幸好朋友眼疾手快，一把抓住我，才避免了我在餐厅瓷砖地板上磕碎头骨的"惨案"发生。

大概 30 秒后，我恢复了意识。妻子低头看着我（她后来回忆说："他的脸白得跟牙齿一样。我吓坏了，还以为他死了。"）而我的一位医生朋友正抱着我的头，呼唤我："迈克尔，醒醒。迈克尔，醒醒。"

我躺在地板上，渐渐意识到自己刚才昏了过去。虽然此刻我清醒了，但有一个大问题——我明明双眼都睁着，视野里却是一片黑暗。我小声说："我看不见了。"然后，眼泪就忍不住掉了下来。

朋友说："等一等，你等一等。"接着，就在一瞬间，我神奇地重见光明。然而，正当我如释重负时，一阵强烈的呕吐感涌了上来。

还好在我失去意识的时候，妻子打了 911。当时，已经有两名医务人员在现场（我们是在美食节上聚餐的，街上就有一辆救护车）。一名医务人员撕开我的衬衫，将电极片贴在我的胸口检测心脏活动。

我说："我想我要吐了，我得侧身，能帮我翻下身吗？"两名医务人员都出手相助……后来，我又晕了过去。短短几分钟内，我的心脏第二次停止跳动。

当我再次恢复意识时，我发现自己已经躺在救护车中的担架床上，正被载着急速前往医院。妻子坐在前排，指挥司机怎么开可以更快到医院（千真万确）。医务人员推着我刚冲进急诊室，就有名护士出现，要给我挂点滴。我讨厌打针，就拒绝了。但那名护士二话没说，一把拽住我的胳膊，一针戳了下去……由此导致我在不到 1 小时内第三次心脏病发作——我又昏了过去。那真是漫长无比的一晚啊！

好消息是，当时我已经连上心电图机，医生可以直观地看到我心脏的情况。

他们发现，我的"P波"①在骤降。对每一次心跳而言，P波就相当于点火装置。不知道你有没有这样的经历：你把车钥匙插进车的点火开关，却怎么转也不能让车发动，于是你不管三七二十一，选择猛踩油门，结果导致发动机淹缸？当时，我的心脏就是那被淹了的发动机。

在医院度过一夜后，医生和我都认为，我的情况可能是遗传所致。毕竟，我父亲就有很严重的心脏问题。我出院后做的第一件事就是给我的朋友兼同事——心胸外科医生迈哈迈特·奥兹（Mehmet Oz）打电话。以"奥兹医生"而广为人知的他把我转介给了一位在加州大学洛杉矶分校医学中心工作、全美数一数二的电生理学家。

我与那位心脏病专家预约好时间。赴约当天，我满心以为他会告诉我，我得像我父亲一样，植入心脏起搏器。但在一番检查后，那位医生却问我："迈克尔，你刚才等我的时候，跟你同在候诊室里的患者平均年龄多大？"

"我猜大概 65 岁吧。"比当时的我整整大 16 岁。

"对。你是我 10 年来接诊过最健康的人。"他说，"我不想在你的体内安起搏器，那是被滥用的手术疗法。你需要的是改变生活方式。我想你这次心脏出问题，跟焦虑和平时不注意照顾身体有很大关系。你真的需要关注自己承受了多大的心理压力。"

我心想：这是在说什么？我的身体好着呢！我可是标准体重，而且每周会跑步 3 次，每次 5 千米，还吃营养补充剂。任何人以客观的角度来评判我的生活方式，都会认为它是健康的。我没有什么不良习惯，也不是病态肥胖的烟鬼兼酒鬼。当时我的身体状况，大概是我有生以来最好的了。

偏偏就是这副"好身体"，连续 3 次心脏病发作，让我和妻子及我们的两个孩子经历了人生中最可怕的一个夜晚。虽然大体上看，我做了为了健康人人都应

---

① 心电图 P 波代表人体心房的除极波，即患者心房收缩时出现的波形。——译者注

该做的事，但显然，适合"人人"的生活方式对我并不奏效。我必须重新评估我的健康水平并做出改变，否则未来我可能还会心脏病发作。妻子也与我的想法一致。

这次事件给作为"睡眠医生"的我敲响了警钟。

现有的生活方式把我送进了医院，所以我放缓了生活的脚步，开始摸索怎么做才是对我最好的。

斯泰茜的故事

与此同时，在纽约的我正面临着截然不同的危机。要是一天教了5节课，我晚上多半得强打精神才能跟伴侣和好友在外聚会玩乐。我似乎跟他们格格不入，每次都为了睡觉早早离场，这让我很过意不去。有的时候，我早上6点就得到SoulCycle。作为这家公司创始团队的大师级指导员之一，我每周必须教20节以上的高级课程。每天要是不睡够8小时，我就倍感折磨。虽然我也很想鼓起劲儿和小伙伴们晚上出去好好玩玩，但一天下来，我的能量消耗殆尽。

每个人都需要睡眠。有的人也许需要比别人更多的睡眠，我知道我就需要睡很多才够。万物都需要休息，即便是电脑、手机也需要充电。人类也概莫能外。

我去看了医生，想拿到一份能帮助我最大化利用每天时间的处方。医生给我开了助眠的药，可惜药并没有起什么作用。有段时间，我尝试与众不同的作息，但也以失败告终。每当我疲惫、衰弱时，我就变得容易与人起争执。我还是会参加聚会，但几小时过去之后，我会变得焦躁，反复看表。即便我能熬到夜里11点不走，也必须用牙签撑着才能保持睁眼。当时，我被临床诊断为疲劳综合征，除了工作和睡觉，没有多余的体力和精力应酬或社交。

充满能量的上课方式是我在SoulCycle大获成功的原因。失去了它，我的课还能在几分钟内被抢光吗？失去了它，还会有一堆人排队等着上我的单车课吗？我知道，再这样下去，等着我的就是身心的耗竭和抑郁。除了每天睡不够，紧张的人际关系也在严重消耗我的能量。我在应该为了自己、为了学员精神抖擞、大展身手的时候，萎靡不振、拖拖拉拉。我必须做出改变！

回到迈克尔

2017 年，我和斯泰茜在纽约的一场活动上结识。当时，我们回顾并审视了上文提到的各自的危机。那年，我俩都名列健康内容平台"繁荣全球"（Thrive Global）的"燃料名单"榜（Fuel List）。我是因为在睡眠教育方面所做出的成绩，斯泰茜则是因为在健身方面对大众的激励。在为获奖者举办的招待会上，有位淡金色头发的女士走到我面前，激动地说："我是您的超级大粉丝，我关注您很多年了！"

这位女士就是斯泰茜。她在网络上搜索怎么解决她的睡眠和人际关系问题时，搜到了我参与的电视节目、我写的书，以及我的网站和博客。网络告诉她，如果她想找到缓解疲劳的办法，就得咨询"睡眠医生"。斯泰茜问我能不能预约一个时间，让我彻底查清她的睡眠问题。

我接诊了斯泰茜。听她描述自身情况后，我马上反应过来这到底是怎么一回事。我的专业领域是时间生物学，这是一门研究昼夜节律的学科。我写过一本书，叫《四型生理时钟》（*The Power of When*），全书围绕一个事实展开，那就是每个人天生的生物钟不尽相同。人总共有 4 种睡眠类型（chronotype），它们各有各的内部时间表，而这一切都由基因决定。我是狼型睡眠者，上午起得晚，晚上最早也要到深夜才会觉得累。斯泰茜是狮型睡眠者，不仅起得早，而且上午最精神，晚饭过后就会能量暴跌。狼型和狮型在过去常被称为猫头鹰型和早起鸟型。我根据个人研究，重新对人们的睡眠类型进行了分类。在新分类下，除了狼型和狮型，还有介于两者之间的熊型，以及失眠群体海豚型。而斯泰茜的社交生活更偏向狼型，适合能够熬夜的人。

我听了斯泰茜描述的情况，意识到她必须做出改变。我委婉地告诉她一条残酷的信息：狮型睡眠者如果试图像狼型睡眠者一样生活，那么她的身体就无法良好运转。斯泰茜的睡眠类型和她的社交生活是不匹配的，而且这种矛盾无法调和，因为生物钟由基因决定，是刻在 DNA 里的。

回到斯泰茜

我听出了迈克尔话语中潜在的警告之意，也明白他说的就是事实。每天、每月、每年，当我能量下滑的时候，我的朋友们却大多正亢奋起来。我们永远不能以最佳状态碰到一块儿。从我过去与人交往的经验来看，当太阳升起时和对方一起早起、一起享用咖啡或茶，当漫长的一天结束后和对方一起洗漱、一起钻进被窝，是特别有意义的一种同步。共享的生活仪式会拉近两人的距离，而不相容的睡眠类型则会扩大两人之间的沟壑。我早早地就感到疲惫，并不是因为讨厌社交或不想赴约，只是因为我需要休息了。如今，我的生活方式与我天生的昼夜节律不相符，导致我在身体上和情绪上都感到不适。

和迈克尔的这次交流成了我为改变生活所迈出的第一步。我得到了两份告别礼物：一份是更清晰的择偶标准，另一份是对自己的全新认识。

从那以后，身为"健身专家"的我和作为"睡眠医生"的迈克尔只要同在一座城市，就会相约聚一聚，聊聊各自的生活和工作近况。2019 年的一天，我和迈克尔在纽约碰面。我们聊到了他的患者和我的学员抱怨最多的事——"为什么我总觉得筋疲力尽？"

这也是媒体在采访我俩时最常问到的问题。似乎每个人都在艰难度日，夜夜睡不好，陷在低能量的循环里。

当时的迈克尔在研究和教授睡眠科学方面已经有数十年的经验，他知道筋疲力尽往往是生活方式与昼夜节律相悖的结果。昼夜节律就是人体内部的时钟，它掌管着个体激素、体温及血压的起伏。如果你没有按照你的昼夜节律生活，比如，你的身体让你晚上9点睡觉，但你像以前的我一样，硬逼着自己天天熬夜，那么你很可能出现睡眠剥夺[①]、慢性应激、心境障碍、免疫力下降等问题，甚至整体健康都会受损。当你与大脑中的主时钟（据我了解，主时钟位于下丘脑），以及你身体中管控各个器官和系统的周围时钟都不同步时，你的所有能量就会全数耗在身体内部的冲突中。而当你的生活与你的昼夜节律协调一致时，你就不会与天性争斗，也就有富余的能量了。

再回到迈克尔

经历了连续3次心脏病发作之后，我重新评估了自己的健康状况。我发现，我并没有完全遵照自己提出的建议生活。尽管我写过整整一本书，专门讲每个人都必须根据自己的睡眠类型来安排作息，才能维持最佳的身体状态。但我自己却没有做到这点，因为我每周都要飞到其他地方教别人睡眠知识！每周3次的5千米跑是我为提高能量而进行的集中锻炼。众所周知，跑步是一项有益健康的运动。然而，我跑步的时间却不是我的睡眠类型所对应的最佳锻炼时间，我往往是在飞机上度过了我的最佳锻炼时间，所以我根本没有从中获得我所期望的效果，如减压。结果，我通过最可怕的方式学到了一课：并不是简简单单地遵循一个运动计划或参照对别人管用的做法就能保持健康。我必须综合考虑我的睡眠类型、吃饭时间、焦虑水平、生活方式，为自己量身定制一套方案。

斯泰茜建议我少跑一点。怎会如此？！

---

① 为方便阅览及搜索，正文中所有相关参考文献均制成电子版。查看全书最后的使用指南页，扫描下方二维码，搜索书名，即可获取参考文献。——编者注

原来，对于每周工作超过 60 小时、经常要出差去外地，还要帮忙带孩子的我来说，每周 3 次的 5 千米跑不但没有起到为我充能、减压的效果，反而会让我更加疲惫、徒增压力。这种锻炼方式完全不适合原本已经压力很大、过度劳累，还有心脏病家族史的群体。除此之外，因为我总是出差，经常要在各种不同的地方过夜，所以我不得不频繁地面对首夜效应。所谓首夜效应，就是人在陌生环境中的第一夜会睡不好。这让我的身体难以从我给自己施加的压力中恢复过来。斯泰茜的建议犹如一记警钟——"医生，先治好自己吧！"她的话让我幡然醒悟，同时也让我多少感到疑惑：我跑步是为了减压，压力越大，就跑得越多。而现在，这位健身大师却让我少锻炼？

斯泰茜在 SoulCycle 曾注意到一些学员因过度锻炼而能量大伤，因此她认为，跑步、骑动感单车这类激烈的运动并非总是多多益善。根据她的观察，筋疲力尽的结果有时是"锻炼越多，能量就越多"这种错误认知导致的。在保持身材、改善血液流动和氧循环、防止肌肉僵硬，以及缓解让人不想动弹的疲劳感上，锻炼的确至关重要。

但斯泰茜解释说："人不需要一直运动，但应该保持一致的运动。"

斯泰茜从一天中筛出了 5 个人们需要起来活动活动筋骨的时间段：早晨起床后、上午的中段时间、下午的中段时间、傍晚和睡觉前。人们可以在这些时间段简单运动一下，如散散步、跳 20 个开合跳、做做拉伸。这类运动既不会损耗身体多少能量，又能向体内负责控制警觉度的激素发送信号。

我发现斯泰茜的运动时间表所列出的 5 个时间段正是熊型睡眠者激素变化的时间段，而这一睡眠类型的群体可是非常庞大的，全世界大概有一半人属于熊型睡眠类型。对于熊型群体来说，控制格斗 - 逃跑反应的激素——皮质醇的水平在下午 2 点左右会下降，这就是为什么他们午餐后会感到困倦。我经常建议这类人在这个时间尝试一下"小睡拿铁"，也就是喝一杯咖啡，然后立即小睡 20 分钟，醒来的时间正好是咖啡因开始起作用的时候。根据斯泰茜的经验，当你午后犯困时，做 3 分钟开合跳同样有提神醒脑的作用，相当于喝下了一杯浓咖啡或小睡了一会儿。这让我为我的客户提供了更多选择，也让他们能在生活中更容易遵照我的建议。

综合了各自的想法后，我们得出了大量有助于提升能量的建议！

再回到斯泰茜

我们讨论了通用型充能计划的问题。迈克尔把人分成 4 种睡眠类型，每类群体都有一套他们自己的时间表。我则按常见的 3 种体型分类，然后给他们推荐不同的健身方式。相对于睡眠类型，你可能更熟悉这 3 种体型，因为高中的保健课上就是这样分类的。你还记得内胚层体型（身材丰满，有曲线美，新陈代谢慢）、外胚层体型（纤长瘦削，新陈代谢快）和中胚层体型（健壮，新陈代谢不快也不慢）吗？每个人的体型都是由基因决定的。你可以和你的 DNA 合作，打造出最好的自己，但每个人天生都有一个基本体型。事实证明，每种体型及其对应的新陈代谢速度，会赋予个体不同程度的体力、耐力和力量，而这 3 种"力"涵盖了运动的所有层面。个体对锻炼或单个动作的反应基于两大因素——个人健身史和体型类型。

在健身课上，我注意到天生梨形身材、喜欢休闲、新陈代谢慢的人（内胚层体型者）很容易感到疲惫。对他们来说，有效的减肥策略是有间隔地做短时间、高强度的运动，而不是整节课都花在低强度的持续运动上。本书为了方便阐述，称这类人为"慢型"人群。

健壮敏捷、肌肉发达、新陈代谢速度中等的人（中胚层体型者）在挑战身体极限时会能量四射，但如果过了火，他们则可能耗尽能量，甚至受伤，迈克尔就是例子。对他们来说，最好的减肥策略是把有氧运动和力量训练结合起来。书中我们就称他们为"中型"人群吧。

四肢纤长、身材瘦削、新陈代谢快的人（外胚层体型者）在做较低强度的运动时有很高的耐力，但只有锻炼到肌肉，他们才会感到充满能量。这类群体不需要减肥策略，就算他们胖了几斤，也可以通过少吃多动很快瘦下来。他们就是"快型"人群。

作为一名健身指导员和私人教练，在指导学员时，我会凭直觉根据他们的体型或新陈代谢速度为他们制订个性化的锻炼计划，让他们既能从中收获更多乐趣，也能得到更好的结果。我知道，如果一节课下来，学员感到痛苦不堪，那他们是没法坚持完成长期计划的。但无论对哪种体型的人，我都会强调一点：如果你想充满能量，那么，不管你有什么样的养生计划，你每天都至少要运动 5 次，并且一定要睡好。

我们的故事

当我们把睡眠类型的某些特征和体型关联起来后，我们的讨论变得越发有趣了。起得早的狮型睡眠者往往有很强的健康意识，他们通常会坚持锻炼，体重指数（body mass index，BMI）也低于平均水平。那么，狮型睡眠者都是天生健壮且新陈代谢快吗？并非如此。

起得晚的狼型睡眠者健康意识较弱，BMI 高于平均水平。那么，睡眠类型明显属于狼型的人都是喜欢休闲、新陈代谢慢的内胚层体型者吗？很有可能不是。

海豚型睡眠者，也就是失眠的群体，通常天生苗条，对长期健身没什么热情。那么，他们中的绝大多数都是四肢纤长、身材瘦削的外胚层体型者吗？也不一定。

熊型睡眠者，或者说"中间群体"，BMI 等于或高于平均水平。从理论上讲，他们关注健康，但不会痴迷于健身和健康饮食。那么，有没有可能他们大多是新陈代谢慢、富态的内胚层体型者呢？这还有待确认。

我们开始建立自己的理论。但想要证明它，我们必须做更多的科学研究，进行调查，以获得睡眠类型和体型（新陈代谢速度类型）的交叉参考数据。有了这些信息后，我们就可以为每种可能的组合制订个性化的睡眠和运动计划。

对像迈克尔这样新陈代谢速度中等的狼型睡眠者，以及像斯泰茜这样新陈代谢速度较快的狮型睡眠者，什么样的日常运动计划最理想？

众所周知，久坐不动会让人感到疲惫，而运动会让人充满能量。但是，怎样才能让打鸡血的狮型睡眠者和神经质的海豚型睡眠者，每天都给自己安排更多的休息与恢复时间，以防过度疲劳？而对于狼型睡眠者，他们是一群讨厌运动和健康食物、比起参加健身课程更想来一杯啤酒的夜猫子，我们拿这群"叛逆者"又该怎么办呢？什么样的日常运动计划，才能吸引新陈代谢缓慢的狼型睡眠者离开沙发呢？

任何一个充能方案都必须是高度个性化的，通用型的计划不会起到半点儿效果。每个人都被 DNA 预先编制好了特定的睡眠和新陈代谢类型。人们生来就属于某一种特定的类型，如慢型熊、快型狮，这是由基因所决定的。所以，不要再继续违背天性的生活方式了，那只会白白消耗能量。采用简单的科学方法，在对的时间进行简单且短时间的运动，少消耗能量，多补充能量吧！如果人们能善用自己的基因优势，他们就会从运动中获得更多好处，并且进一步改善睡眠质量，最大化自己的能量，充分地为身体充能和供能。

要想不再感到"好累"，全天迸发无限能量，你要做的就是遵循正确的时间表，根据你的睡眠类型和体型个性化安排作息。

因此，我们的当务之急就是找到每种类型所对应的正确时间表。

好消息是我们成功了！我们努力收集了大量数据，其中一部分数据来自迈克尔的线上社群，我们给社群成员发送了睡眠类型和体型的测试。5 000 人参与了测试，这让我们更充分地了解现实中都有哪些组合。我们根据这些数据，分出 8 个不同的充能档案类型，并拟定了 8 个相应的充能方案，其中包括每天 5 次定时运动，每次约 5 分钟。但我们并没有满足于此。因为人是通过在正确的时间饮食和睡眠来获得能量的，所以我们还为这些运动拟定了理想的时间表。另外，我们利用科学研究识别出每种类型的能量黑洞，并想出了应对它们的策略。

这些充能方案已经由我们的社群成员进行了亲身检测，结果好得惊人——减肥成功、精力充沛、压力减轻、耐力增加、力量提升、心情开朗、睡眠质量改善，就连伴侣关系也更令人满意了。

我们两人的专业领域——时间生物学和运动真正融合到一起，并诞生了针对以下两个问题的全新理念：人们如何改善健康，如何更多地获得所有人都渴望的东西——能量。只要知道什么时候运动，怎么运动，什么时候休息，什么时候可以吃东西，什么时候应当禁食，以及怎样提升情绪，你就能轻松地从"我太累了"转变为"这感觉棒极了"。

微调你的时间表，增加你的运动量，就能大大增加你的能量，改变你的人生。

时机 + 运动 = 能量

这是个有效的公式。它是让你不再筋疲力尽的解药，是让你获取体内丰富的先天资源、在生活的各个领域都大放异彩的秘诀。我们的计划之所以如此成功，是因为它要你做的，就是最真实的自己。

我们很高兴能与你分享本书的内容，它将改变你的生活！

个人经历告诉我们，对某个人有用的东西不一定对所有人都奏效。每周跑 3 次 5 千米，不一定能提高能量、减轻压力。超过基因限定的睡眠时间并熬到很晚才上床休息，并不是小事一桩。个性化的安排才能让身体保持最佳状态。科学最终告诉我们，人是独一无二的，如果一个人试图按照别人的时间表睡觉、运动、进食，那他就是在让自己变得疲惫和脆弱。

我们通过共同的努力，为你与生命中的重要他人破解了活力的密码，而它也是你们获取独一无二的个人成就的密码。

我们知道，根据睡眠类型，每个人都有理想的睡眠时间。

我们知道，根据体型分类，每个人都有理想的运动方式。

只要根据个性化的作息时间表"对症下药"，你就可以完全摆脱筋疲力尽的状态。不需要节食，不需要限制你的自由和乐趣，更不需要硬核锻炼。只要遵循属于你的个性化方案，你就可以挖掘出"做你自己"所蕴含的巨大力量和潜能，发挥你的基因优势，释放你体内的能量。我们在书中将对你毫无保留，你将拥有你所需的一切工具，以生物技术解锁你的秘密能量储备，告别筋疲力尽，更快地将成功和健康掌握在手！

第三部分　一生的能量

ENERGIZE!

第一部分

从筋疲力尽到充满能量

第 1 章

评估能量等级

是什么让你无法做出积极的改变？是筋疲力尽和自我怀疑。"筋疲力尽"通常用来形容精神和肉体的极度疲劳，感觉能量耗尽、体力尽失，仿佛身体被掏空，无法恢复你所向往的往日活力。通俗地讲，筋疲力尽导致的结果就是磨蹭。

患者和学员经常对我们说：

"我想更有活力。"

"我想更清醒。"

"我想白天反应机敏，晚上睡得安稳。"

"该做的我都做了，但我还是感觉很累。"

你是否也无法摆脱筋疲力尽的状态？你是否因为太累完不成计划，就把事情拖到第二天，结果陷入永无止境的"赶工游戏"？在这个人人都不堪重负、过载运行的社会里，人们都在靠视频网站和碳水化合物聊以自慰，而拖延已然成了现代人的群体症候。

如今，找回能量和动力、打破恶性循环似乎成了遥不可及的梦。但理解了本书所讲解的科学道理，你就能从筋疲力尽变为充满能量，回归往日的自己，时时刻刻活力四射。想活出自信满满、称心如意的充实人生，你要做的不过是了解自己的基因密码，让自己成为生来要成为的人。

⚡ **充能小贴士：**

根据你自己的基因安排睡眠、运动、吃饭的时间，别按别人的基因来，你就能轻松做到充满能量！

在选择充能工具并开始使用之前，你需要了解一些基础知识。比如，能量是什么？为什么要成为理想中那个高效有活力、上进有成果的自己，你需要更多能量？能量的定义有许多种，在本书中我们将能量简洁且明确地定义为：

能量即"工作的能力"。

这里所说的"工作"，不仅限于你的本职工作，而"工作的能力"则是指你去某处完成某事的能力。如果你能兴致勃勃地抵达要去的地方、完成大部分要做的事，那你就是一个有足够能量保持正常运转的人。要达到比"足够"稍微好一点儿的状态也不困难，但不把眼光放得更高一些未免可惜。

我们中的大多数人已记不起上一次精力充沛地投入工作是什么时候了。为了完成计划任务、赶上截止日期，大家都满足于仅仅达到及格的水准。如果你每天都感觉自己在埋头苦干，那你体内储存能量的"身体电池"就处于未充满的状态。如果你的"身体电池"能保持满格运行，自然能活出不一样的自己，而本书将教你如何快速达到满电状态。到时你不仅能完成每天必须完成的任务，还有大量结余的能量做你自己想做的事。那种感觉就像你终于得以容光焕发，其实，那道光一直就沉睡在你体内。多数时候，它之所以黯然失色，是因为你的时间安排出了问题，睡眠质量和运动量也没有达标。而这一切，都将通过本书迅速得到改变。

不得不说，家务琐事叫人生厌，截止日期令人焦虑，矛盾冲突让人疲惫。本书的充能方案改变不了现实存在的问题，但这些可能会让你筋疲力尽的需求将不会再使你累得瘫倒在床或扑向沙发。只要稍稍调整作息时间表，你就能游刃有余地完成过去那些让你筋疲力尽的任务。

你有多筋疲力尽

就这个问题来说，我们的主观认识可能与我们的身体情况并不一致。这是一个感知的问题。

要弄清这个问题，我们可以借助由瑞典心理学家冈纳·博格（Gunnar Borg）开发的一个评估工具——主观用力等级（rate of perceived exertion，RPE），它衡量的是个体在锻炼时自认的用力程度（见表 1-1）。RPE 为 0，表示个体正在休息；RPE 为 10，表示个体不遗余力，投入了最大努力，刷新了个人纪录。

表 1-1　博格的主观用力等级

级别	自我感觉
1 级：非常轻度的活动	几乎没有移动
2～3 级：轻度活动	呼吸轻松，可以正常对话，可持续运动数小时
4～6 级：适度活动	呼吸沉重，一次能说一段话，运动有一定难度，但可以坚持下去
7～8 级：剧烈活动	开始感觉不适，气短，一次能说一句话，难以坚持
9 级：非常费力的活动	呼吸困难，一次只能说几个字，几乎无法坚持
10 级：最大活动状态	气喘吁吁，无法说话，感觉无法继续下去

主观用力等级是运动员评估自己努力程度的有效工具。不过，这种自觉用力程度也可以引申用于描述普通人在职场或生活中的感受。这并不是说，你没有努力工作或糊弄了事；它指出的是，你对自己努力程度的感知。如果你长期处于疲劳状态，那么，像遛狗或倒垃圾这样客观上很轻松的小任务，在你看来可能都像 8 级剧烈活动一样。

当你调整你的时间表，坚持定时运动，每天保证一定时长的睡眠后，你的"身体电池"就会始终满格。忙碌的生活和工作再也不会让你感觉精疲力竭，艰辛与磨难再也不能耗尽你的能量，置你于每况愈下的境地或扼杀你享乐的心情。高效处理问题、完成任务的能力会助你走上人生巅峰，让成功触手可及。

本书对能量的另一个定义是：

能量即"改变的能力"。

外部的能量可以触发内部的变化。例如，一株植物将阳光（外部能量）转化为长势（内部能量）。动物将食物的能量转化为行走、游泳和飞行的动能。运动的能量，如弹奏吉他产生的能量，可以转化为声音的能量。如果你把能量看成一种可以变换形式的物质，那么能量就无处不在。

一个人如果因为身心紧绷而无法承受新的挑战，那就永远无法实现梦寐以求的改变。无论是想塑身、想坠入爱河，还是想赚更多的钱，我们能否如愿以偿地改变，都取决于自己有没有足够的能量去争取胜利，而不是陷于僵局。

⚡ **充能小贴士：**

就个人潜力而言，能量不仅是改变的能力，而且是让改变成为可能的基本原料。

你的能量目标

实现能量目标的第一步，就是确定目标，并写下行动计划。

迈克尔的能量目标：

1.每日冥想：早上 7 点，使用辅助冥想的智能头带或冥想追踪 App 冥想 15 分钟。

2. 每日呼吸：早上 7 点 25 分，跟随一个网络视频或 METAL 国际 [①] 的一
群朋友做 15 分钟的呼吸练习。

3. 日常锻炼：早上 8 点，进行半小时的集体或个人健身。

斯泰茜的能量目标：

1. 睡眠：通过设置就寝时间并提前 1 小时放下所有电子设备，保证每晚
睡 7.5 小时。

2. 锻炼：每天在他人指导下或自己做 1 ～ 2 小时的锻炼。

3. 间歇性禁食：通过使用倒计时 App，或与朋友组队、相互监督，保证
每天禁食 15 小时。

想象一下，如果你现在有更多能量，你会希望自己做出哪 3 个积极的改变。
请把它们写在下面，并写上让它们成为现实的计划！

1. 目标：＿＿＿＿＿＿＿＿　　计划：＿＿＿＿＿＿＿＿

2. 目标：＿＿＿＿＿＿＿＿　　计划：＿＿＿＿＿＿＿＿

3. 目标：＿＿＿＿＿＿＿＿　　计划：＿＿＿＿＿＿＿＿

睡眠医生迈克尔说

ENERGIZE!

　　我有些患者被困在了"空转大脑、损耗能量的洗衣机"里。他
们会吐槽糟心的老板，并对工作压力进行长时间的思维反刍，直
到深夜也不停歇（我把夜晚称为"给大脑提供免费空间"的时间）。
这些患者需要高质量的睡眠，以补充足够的能量，好帮助他们在第
二天再次面对糟心的老板，但工作压力让他们睡不好觉。当我建议

---

① METAL 国际（METAL International）是由媒体（media）、娱乐（entertainment）、技术（technology）、
艺术（arts）领域的佼佼者组成的团体，关注个人成长、智力挑战、社会变革，每周定期会在虚拟
论坛上聚会，分享彼此的专业知识和见解。——译者注

可以考虑找一份不那么有压力、不那么影响睡眠的新工作时，他们往往会说："光是想想要到处投简历，就让我筋疲力尽。"这些患者完全认识到，他们当下所处的环境已经吸干了他们的能量，但他们已经精疲力竭到无力反抗。不愉快的工作、不和谐的关系、不健康的生活方式……这些都是"能量吸血鬼"，它们让人丧失摆脱困境所需的能量。

健身教练斯泰茜说

我有些学员认为剧烈运动可以增加他们的能量，所以会在上午上两节动感单车课。但是上完课后，他们就十分疲倦，必须强打精神才能熬过余下的时间。他们的这种做法不仅没给身体充上电，反而迅速耗尽了身体储备的能量。当我告诉他们"如果少锻炼些，你们会感觉更好"时，他们难以相信。因为一直以来，他们都被告知运动可以增加能量。按照这个逻辑，运动得越多，他们拥有的能量就应该越多，实则不然。还记得迈克尔的前车之鉴吗？

对多数美国人来说，疲惫不堪已成为生活常态。根据美国国家睡眠基金会（National Sleep Foundation）近期对 1 011 名美国成年人的调查：

- 一半的受访者表示，他们每周有 3 ～ 7 天感到筋疲力尽。
- 筋疲力尽会对他们的情绪、注意力、锻炼动机和处理事情的能力产生负面影响。
- 筋疲力尽会让他们感到烦躁，并影响他们晚上外出放松的意愿。
- 他们表示自己会出现头痛和全身的"不适"症状。
- 1/3 的受访者表示，筋疲力尽会影响他们的工作表现。
- 1/4 的受访者表示，筋疲力尽会影响他们的人际关系。

压力和困倦相关，并且两者会对情绪、表现、幸福感、人际关系、健康和潜力造成不良影响。对此，你一定多少有所体会。更大的压力 = 更多的困倦 = 更低的能量。

我们需要澄清一下慢性筋疲力尽与慢性疲劳之间的区别。慢性筋疲力尽是指每周至少有两天或两天以上，因为生活方式及失眠、焦虑等症状而感到困倦。它不同于肌痛性脑脊髓炎，也就是慢性疲劳综合征。肌痛性脑脊髓炎是一种全身性疾病，症状包括肌肉和关节疼痛，肌肉无力，咽痛，持续半年、随劳累而加重的全身性疲劳，认知障碍，注意力不集中，睡眠过度，焦虑加重及抑郁。如果你有这些症状，请去找医生进行诊断和治疗。

上文所说的调查还有另一个重要发现：2/3 的受访者表示尽管明确意识到筋疲力尽的状态正在损害他们的生活，但仍相信自己可以依靠无糖汽水、垃圾零食和所谓的能量饮料，"摆脱筋疲力尽，继续向前行进"。

除了情绪低落和做事慢慢吞吞，我们还在不知不觉间忍受着筋疲力尽的另一个副作用——停滞不前。我们陷入了一个恶性循环，所有的任务都被放大扭曲，让我们觉得自己力不能及，无心尝试。一周、一年、十年，我们就这样在筋疲力尽和停滞不前的循环中蹉跎。我们没有为自己做出想要的改变。一年一次的周末静修并不能解决问题，但是转变生活方式可以。

⚡ **充能小贴士：**

"零格电僵尸"一早醒来就会感到疲惫，靠喝咖啡、吃甜甜圈给自己提神。他们一整天都拖拖拉拉，为了对抗疲劳，会摄入更多的咖啡因和糖分。这些"兴奋剂"会让他们当晚更难获得充足的高质量睡眠……他们就这样陷入筋疲力尽的无尽循环。

你是不是累得无力去——

- 约会？
- 锻炼？
- 自己做饭，美餐一顿？
- 进修？

- 和朋友相聚娱乐？
- 在职场上大获成功？
- 和孩子积极互动？
- 寻找新工作？

- 和伴侣享受亲密关系？

- 创作一直在构思的剧本？

⚡ 充能小贴士：

有了更多的能量，你就可以重新畅想你这一生可以达到的高度，并让你的愿景成为现实。

如果你正陷在这种无力中，那么能量就是决定你未来健康、幸福和成功水平的关键。通过重新调整生活，增加能量，你就能逆转现在的状态。有了能量，你就可以重新定义自己，重新定义你将会取得的成就。有什么在阻碍着你吗？没有！因为现在你有我们了。有时，你需要的只是适合的教练和相应的指导，而我们即将满足你的需求。

能量增益 VS 能量黑洞

人体非常复杂，但它的能量消耗和补充系统却非常简单。只要你的能量增益等于能量消耗，你就能够维持基本的身体运转。而如果你的能量增益大于能量消耗，你就可以在超高水平上运转——这正是每个人都想要拥有的。要实现这一点，你必须知道什么会拖累你，什么又会提升你，然后立志向上，舍弃前者，追求后者。

当你按照个性化的充能方案生活时，你的睡眠、运动、饮食安排会让你的身体变成一个功能强大的充电站，让你在获得更多能量的同时，最大限度地减少能量消耗。

↑ 能量增益

- 充足的优质睡眠
- 中等强度的运动
- 健康的体重
- 补水

- 适当的小睡
- 健身后的休息和恢复
- 均衡的饮食
- 冥想

- 有规律的用餐时间
- 亲密关系
- 音乐
- 乐趣

- 外出
- 正常社交
- 笑声
- 合适的作息时间表

上述的能量增益项并非放之四海而皆准，能提振你精神的东西可能会让别人疲惫不堪。举个例子，像斯泰茜这样的狮型睡眠者每天能通过适当小睡，快速获得能量。但要是海豚型睡眠者在中午睡了一觉，那他整个下午都会迷迷糊糊、昏昏沉沉，晚上则辗转难眠，导致第二天又是疲劳的一天。又如，对有些人来说，参加满是陌生人的大型聚会让他们激动不已、充满能量；但对有社交焦虑的人来说，一旦置身其中，就会瞬间耗尽他们的能量。

根据科学研究及我们与数千人合作的经验，我们为每种充能档案类型的人定制了具体的能量目标。在之后的章节，我们会讲解如何实现这些目标。我们的部分策略就是让每位读者辨识出哪些活动会像将身体的电源线插入太阳一样，带给他们巨大的能量。

能量方程的另一边是消耗项，即能量黑洞，是你想从生活中尽可能消除的事物。

↓ 能量黑洞

- 不充足且低质量的睡眠
- 过多的糖分
- 过度的睡眠
- 大起大落的遭遇
- 超重
- 晚餐后的零食
- 酒精

- 过多的咖啡因
- 久坐
- 过度的锻炼
- 负面情绪
- 水分摄入不足
- 药物
- 孤独

- 身心的压力
- 抑郁

- 焦虑
- 不当的作息时间表

我们无意令任何人对自己的体重感到沮丧，这世上已经有太多的身体羞辱了！我们的宗旨是让你欣然接纳你与生俱来的身体，并和它联手，共同实现你设定的健身目标和心理目标。而其中的重要目标之一，可能就是让你摆脱多余的体重。研究显示，超重确实会影响能量。

最近，纽约州立大学布法罗分校和美国得克萨斯州农工大学（Texas A&M University）的研究人员，调查了体重对易疲劳性（fatigability）的影响。参与者都是成年人，其中 49 人体重正常，50 人超重，43 人肥胖。研究中，他们被要求以不同的用力程度进行锻炼。肥胖的参与者在耐力上比体重正常的参与者低 30%，并且"在用力的感知方面进展更快"，也就是说，他们自觉比其他参与者的锻炼强度更大、节奏更快。

超重可能是睡眠呼吸暂停综合征的一大成因，这种疾病会干扰休息、消耗能量。高糖饮食和 / 或深夜进食，以及由此产生的超重会通过破坏激素平衡、引发炎症，对身体造成压力，影响睡眠质量。研究发现，如果人睡不好，就很难减重［如果想要深入了解相关知识，可以阅读迈克尔聚焦这一现象的书《睡眠医生的饮食计划：通过改善睡眠来减轻体重》（ *The Sleep Doctor's Diet Plan: Lose Weight Through Better Sleep* ）］。如果你有心减重，我们的策略会帮助你达到理想的体重并保持下去，让你的步伐时刻带着短视频中热门舞蹈的轻盈，让你的脸上始终绽放着随时可以自拍发朋友圈的笑容。

⚡ **充能小贴士：**

你做的每一件事、每一次体验几乎都会对你的能量产生影响。你可以通过改变你的行为，让你的能量状态往好或坏的方向发展。你就是你能量的主人。

药物和酒精不仅会干扰你晚上的睡眠，而且会削弱你白天外出晒太阳的积极性，而日照可以让你补充能够提升能量的维生素 D。酒精还会使人脱水，而脱水已被证明会使人连续一两天感到疲劳和迟钝，就像宿醉后的"零格电僵尸"。

你的能量得分是多少

稍后，我们一起来科学地看看改造后的时间表将如何大幅提高你的能量水平，让一切看起来都更轻松容易。但在那之前，我们必须评估你目前的能量水平。你需要一条个人的基线，以衡量你未来的进步与飞跃。

想知道自己可以到达哪里，就必须先知道自己现在在哪里。

能量除了是处理事情、改变事物的能力，也是一种感觉，这一点显而易见。你的主观用力程度会影响你对自己能力的主观判断。你每一时段的感受决定了你能否更好地处理事情、做出改变，每一时段都很重要。在一天中的任何时候，你都可能会感到精神振奋（完全清醒、整装待发、开心快乐、兴致勃勃）或精神萎靡（呆滞迟钝、随时趴桌、痛苦不堪、毫无动力）。

此刻你可能需要散散步、处理一项简单的任务、粉刷你的房子或进行一场艰难但必要的谈话。如果你感觉"不，今天的我不可能做到"，那么，你就会又一次因为低能量干扰你的成就感和满足感，而虚度你生命中的 24 小时。

当你把注意力集中于一个问题——"从能量方面来说，我现在感觉如何"时，你就会看到，你感知到的能量水平如何影响你一天中所做出的几乎每一个决定，包括人际关系、职业、生理和心理健康方面的决定。

针对一天中的 5 个关键时段，收集有关你当时能量感受的数据，你就可以计算出一条基线。

当我们刚开始用我们的方案测试参与者时，绝大多数参与者因为没有完全意识到自己有多疲劳，所以往往会夸大他们能量水平的基线。筋疲力尽是一种慢性状态，会让人感觉自己很"正常"。这些参与者在遵循各自个性化的充能方案生活几周后，睡得更好了，有规律地吃饭了，每天的锻炼时间也增加了。直到他们充满能量，才意识到过去的自己有多么萎靡迟钝。

为了跟踪你自己的能量水平，请你在一周时间里，使用本章后面的能量日记（见表 1-5），填写你在下述 5 个关键时段的能量水平等级情况。等级用数字 1 ～ 10 表示，1 表示最低，10 表示最高。这一周的数据会为你提供重要的线索，让你了解自己的能量水平在一天中有怎样的起伏，以及整体感觉如何。请在手机上给下述时段设置相应的闹钟，按时进行自我评估。

- 醒来时
- 上午的中段时间（醒后 3 ～ 4 小时）
- 下午的中段时间（午餐后 1 ～ 2 小时）
- 傍晚（晚餐时间左右）
- 就寝时

如何评估你在前 4 个关键时段的能量水平

- **1 级：** 能量非常低。每隔几分钟就打哈欠，非常频繁；为了保持清醒而摄入咖啡因和糖；上下眼皮疯狂打架；姿势颓废；感觉简直动弹不了；无力进行任何可能有趣的活动。
- **2 ～ 3 级：** 低能量。每 10 分钟打一次哈欠；为保持清醒而摄入咖啡因和糖；感觉自己随时可能睡着；姿势颓废；活动时感觉费力；无力进行任何可能有趣的活动。
- **4 ～ 5 级：** 中等能量。其他人打哈欠时自己会跟着打；为稍微提提神而摄入咖啡因，清醒但警觉度一般；弯腰驼背；感觉可以活动；大概率不会进行任何可能有趣的活动。
- **6 ～ 7 级：** 能量充足。不打哈欠；为享受而摄入咖啡因，清醒且注意力集中；腰背挺直；活动时感觉很好；可以进行可能有趣的活动。
- **8 ～ 9 级：** 高能量。不可能打哈欠；不需要摄入咖啡因，清醒且注意力集中；腰背笔直；活动时很愉快；会进行可能有趣的活动。

- **10 级：**最大能量。不可能打哈欠；摄入咖啡因反而不舒服，目光炯炯，注意力集中；睡眠时间达到 8 小时甚至更长；姿势充满活力；活动时感觉棒极了；积极投入可能有趣的活动。

到了睡觉时间，衡量的标准是相反的。如果你有适度的疲劳感，能迅速入睡，你的分数就较高，因为晚上睡个好觉会让你充满能量；如果你完全清醒，无法入睡，你的分数就较低，因为睡不好会让你筋疲力尽。

如何评估你在睡前的能量水平……呼呼呼

- **1 ~ 2 级：**彻底清醒。你现在根本不可能睡着。
- **3 ~ 4 级：**清醒。你几乎不觉得困倦，还要等几小时。
- **5 ~ 6 级：**疲劳且紧张。你很疲惫，但完全没有放松下来，睡不着。
- **7 ~ 8 级：**疲劳。你在打哈欠，眼皮感觉很沉，床在召唤你。
- **9 ~ 10 级：**非常疲劳。你知道只要你的头一沾枕头，几分钟后就睡得雷打不醒了。

在启动我们的计划前填写能量日记（示例见表 1-2），是为了让你摸清自己及能量的起伏规律。在某些日子里，你会感觉更有精神，这是正常的（女性读者请查看本书第 282 页的内容）。例如，可能每逢周一，你就全天能量不足，而原因远不止一条（后文会深入讨论这些原因）。又如，如果你某天晚上没睡好觉，第二天你的能量基线就会较低。你现在要做的，就是摸清自己能量的起伏规律，留心它如何波动，又为何波动。把评估自我感觉作为你每天要做的第一件事和最后一件事，你就会持续获得做出积极改变的动力。当你在投入我们为期一个月的计划时，继续跟踪自己的能量水平，你就会有数据证明计划是如何起效的。

表1-2　能量日记示例

	周一	周二	周三	周四	周五	周六	周日
醒来时	2	2	3	4	3	2	4
上午的中段时间	5	6	6	5	6	7	7
下午的中段时间	2	3	3	4	4	5	3
傍晚	6	7	6	5	7	7	7
就寝时	4	3	5	5	5	4	5
日平均分:	3.8	4.2	4.6	4.6	5	5	5.2
周平均分:	4.6						

我们两人在启动各自的计划前，都回顾了我们的能量日记。表1-3和表1-4就是我们两人的能量日记。

表1-3记录的是迈克尔能量不足的一周。他当时出门在外，压力很大，这在表中体现得很明显。作为狼型睡眠者，一般情况下，迈克尔上午醒来时会很累，到上午的中段时间会恢复精神，在下午早些时候又会有些萎靡。但是到了傍晚，他的能量会达到峰值，一直持续到睡前。正如表1-3所示，迈克尔经常在就寝时感到疲劳和紧张，难以入睡。

如表1-4所示，对斯泰茜来说，通常上午醒来时，她的能量水平最高。通过适当的午睡，她会一直保持这种高能量的状态到下午。傍晚，作为狮型睡眠者，她的"狮力"开始减弱，就寝时彻底耗尽，让她几乎睁不开眼。

表1-3　迈克尔的能量日记

	周一	周二	周三	周四	周五	周六	周日
醒来时	2	2	2	2	3	2	2
上午的中段时间	4	4	5	5	5	4	5
下午的中段时间	3	3	3	3	3	3	3
傍晚	6	6	6	7	7	7	6

续表

	周一	周二	周三	周四	周五	周六	周日
就寝时	5	5	6	6	6	5	5
日平均分：	4	4	4.4	4.6	4.8	4.2	4.2
周平均分：	4.3						

表 1-4　斯泰茜的能量日记

	周一	周二	周三	周四	周五	周六	周日
醒来时	9	9	9	8	9	8	9
上午的中段时间	8	8	8	7	8	8	7
下午的中段时间	7	7	7	8	8	8	7
傍晚	5	5	5	6	5	5	6
就寝时	9	9	9	9	9	9	9
日平均分：	7.6	7.6	7.6	7.6	7.8	7.6	7.6
周平均分：	7.6						

每个人都是独一无二的。我们无法保证周平均分 3 ～ 4 分的人都能在一个月的时间内将能量得分翻一番。但是，如果你认真按照我们的月计划行动，必定会取得巨大的能量增益。想象一下，如果你拥有比现在更多的能量，你的生活会发生怎样的改变。那会是多么美妙而惊人的改变！

只要掌握作息时机、合理运动，你就不必只在脑中想象这种改变——因为你将在现实中真正拥有它！

表 1-5　你的能量日记

	周一	周二	周三	周四	周五	周六	周日
醒来时							
上午的中段时间							

续表

	周一	周二	周三	周四	周五	周六	周日
下午的中段时间							
傍晚							
就寝时							
日平均分：							
周平均分：							

◎ 本章要点

- "零格电僵尸"靠咖啡因维持生存。然而，长期生活在筋疲力尽的状态下，他们的身心会受到巨大伤害。
- 通过自问"从能量方面来说，我现在感觉如何"，掌握自己的能量情况，找出感受和行动之间的联系。
- 辨别哪些事物能够像将身体的电源线插入太阳一样，带给你超凡的能量增益。
- 辨别哪些事物是你的能量黑洞，是你想从生活中尽可能消除的。

🤜 现在就行动！

1. 列出你的能量目标，把它们写下来。
2. 在手机上设置闹钟，定时评估你的能量水平。这对你来说小菜一碟。
3. 在启动月计划前，用能量日记的方式记录你一周的能量数据。清楚你现在处于什么位置，才能看到终点在哪里。

第2章

确定充能档案类型

什么是体型

正如人天生就携带决定眼睛颜色的基因一样，我们每个人生来就属于图 2-1 所示的 3 种体型之一。

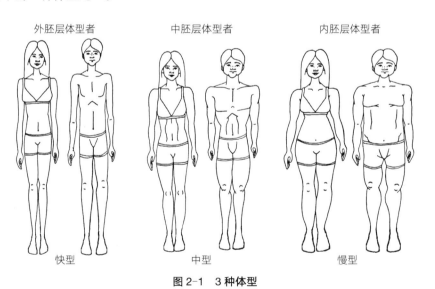

图 2-1 3 种体型

1. 外胚层体型者（身材瘦长，新陈代谢快）
2. 中胚层体型者（肌肉发达，新陈代谢不快不慢）
3. 内胚层体型者（有曲线美，新陈代谢慢）

健身教练斯泰茜说

　　几十年来，我作为健身教练和指导员，引导过成千上万名体型各异的男男女女进入他们人生的最佳状态。根据多年的经验，我认为对一个人有效的方法未必就适用于另一个人。一个方法好不好，关键在于健身水平和体型。前者是不断变化的，而后者则是无论你把肌肉练得多么发达都不会改变的。在我看来，大多数人筋疲力尽的原因是他们拼命试图让自己变成另一种体型，甚至因为不满自己与生俱来的体型而产生自我憎恨的情绪，这种情绪会压垮他们的精神，并大大损耗他们的能量。

↓能量黑洞：体型与期望不匹配。

↑能量增益：自我接纳。

保持活跃，并根据你身体当前阶段的需要，每天做 5 次个性化的定时运动——这种生活方式就是你最重要的能量来源。一旦你认识并接纳了自己身体保持最佳状态的方式，你就自然会为了自己而选择最有效率、最有益于保持高能量的方式去运动和代谢。

你的体型对应的新陈代谢速度类型，组成了你的一半充能档案类型。

什么是睡眠类型

在你的脑内和体内有数十个时钟控制着每个器官与系统的运转。它们告诉你该在什么时候睡觉、吃喝、思考，又该在什么时候活动、休息、消化。而每个人的生物钟都不尽相同！人有 4 种睡眠类型，个体属于哪种类型取决于其父母遗传的基因。这 4 种睡眠类型的昼夜节律（或者说生物作息）各不相同，分为早起型（狮型）、中间型（熊型）、熬夜型（狼型）、浅眠型（海豚型）。科学研究发现睡眠类型和睡眠习惯、人格特质、行为、认知能力、人生观有相关性。你身体特有的作息时间表揭示了大量关于你的信息。

睡眠医生迈克尔说

人们感到筋疲力尽的首要原因是他们没有认清自身基因决定的睡眠类型，并根据其对应的时间表行动。他们或许在努力跟上社会的步调，却没有向自己体内的作息看齐。又或许，他们伴侣的生物钟和自己截然不同。还记得斯泰茜吗？她的能量黑洞就是生活作息出了问题，而获取能量的关键就在于保持适合她的作息。

如果你根据自己的睡眠类型生活，那你就是在遵从与生俱来的作息表。不与它作对，你就能睡得好、吃得香，并聚集能量提高注意力和积极性。一旦你知道了自己的睡眠类型，并根据天生的昼夜节律调整日常作息和生活方式，你体内所有的系统和器官就会变得更具能量，运转得更有效率。

睡眠类型组成了你的另一半充能档案类型。

充能档案类型就是代谢速度类型 + 睡眠类型，它详细描绘了你的身体、习惯和性格。了解了自己的充能档案类型，你就能根据适合自己的充能方案重新安排生活。充能方案指的是能让你获得最多能量的时间表，它会让你的代谢速度更快、睡眠质量更好，助你成为一个更性感、更强壮、更自信的人。你也许会觉得充能方案是一则魔法公式，但实际上它完全是生物学的研究成果。

也许你对自己的睡眠类型和体型已经有一定了解，但不妨跟随我们从科学的角度更深入地认识一下。

你属于哪种体型

测试时间

为了解你属于哪种体型，请尽量客观地回答下列问题：

1. 9 ~ 10 岁时的你：

a. 非常瘦

b. 体重处于同龄人的平均水平

c. 很敦实

2. 当你试图减肥时，你的感觉：

a. 很轻松

b. 努力就可以

c. 非常困难

3. 当你试图增肥时，你的感觉：

a. 很难——想保持体重都难，更何况是增重

b. 轻松——少点儿运动、多点儿碳水就能做到

c. 小菜一碟！光是看一眼蛋糕……

4. 你的肩和臀哪一个更宽？

a. 一样宽

b. 肩

c. 臀

5. 哪种体形描述最适合你？

a. 一条直线

b. 沙漏（女士）；V 形（男士）

c. 重心偏低（女士）；中段厚实（男士）

6. 请你试着用一只手的中指和拇指环绕另一只手的手腕，结果：

a. 中指和拇指有重叠

b. 中指和拇指刚好碰上

c. 中指和拇指无法碰触

7. 你什么时候觉得饿？

a. 很少觉得饿

b. 饭点才会饿

c. 总觉得饿

8. 如果在工作中遇到长时间的会议：

a. 开会超过半小时，你就会觉得烦

b. 开会超过 1 小时，你会有点儿烦

c. 让你静坐一天都没问题

评分时间

数一数你选了几个 a、几个 b、几个 c，哪个字母选得最多？

a 最多：外胚层体型者

b 最多：中胚层体型者

c 最多：内胚层体型者

不管哪个字母最多，你都是最棒的！

外胚层体型者

外胚层体型者的代谢速度很快。他们生来体形纤长，有优雅的四肢和天鹅般的脖颈。他们被基因彩票的大奖砸中了头，看起来就像 20 世纪 80 年代的超模，但他们不一定能一辈子保持这样的理想身材。我们都知道，一些身形瘦长的人会在身体的中心部位多长些肉。外胚层体型者特征如下：

- 天生清瘦，通常较高
- 苗条，四肢纤长

- 比较活跃，坐不住
- 很少感到饿；为了活着而吃，不过其中也有些是美食家
- 能高效利用卡路里和体内脂肪产生能量
- 不容易形成肌肉
- 容易减重
- 不太喜欢集体运动
- 能成为耐力极佳的运动员，如马拉松运动员
- 不易生病，不易肥胖

名人中的外胚层体型者

这些名人的代谢更快：

- 格温妮丝·帕特洛（Gwyneth Paltrow）、佐伊·索尔达娜（Zoe Saldana）、妮可·基德曼（Nicole Kidman）、米丝蒂·梅-特雷纳（Misty May-Treanor）、玛丽亚·莎拉波娃（Maria Sharapova）。这种类型的女性有蜘蛛一般纤长的四肢，臀部不大。
- 布拉德·皮特（Brad Pitt）、扎克·埃弗龙（Zac Efron）、瑞安·戈斯林（Ryan Gosling）、尼尔·帕特里克·哈里斯（Neil Patrick Harris）、尤塞恩·博尔特（Usain Bolt）、迈克尔·菲尔普斯（Michael Phelps）、李小龙。这种类型的男性的重要特征：不管他们在健身房做多少肌肉锻炼，他们的手腕都很细。

中胚层体型者

中胚层体型者的新陈代谢速度既不快也不慢。他们身材健壮、敏捷灵巧，看着就像能一口气连跑两个 800 米或轻轻松松来个后手翻的人。中胚层体型者不需要苦练就会有明显的腹肌，但这并不等于他们能永远保持大学时的体重和身材，一辈子羡煞旁人。中胚层体型者特征如下：

- 男性为 V 形身材，女性为沙漏形身材
- 肩宽等于或大于臀宽
- 健壮敏捷
- 到饭点时会感到饥饿
- 能有效利用卡路里和体内脂肪产生能量
- 非常容易形成肌肉
- 脂肪转化效率高
- 如果完全不健身，他们总有一天也会失去肌肉
- 更喜欢集体运动，期待与人一较高下
- 十分擅长力量运动
- 容易患消化系统疾病、高血压、肝病

名人中的中胚层体型者

这些名人的新陈代谢速度适中：

- 哈莉·贝瑞（Halle Berry）、盖尔·加朵（Gal Gadot）、艾玛·斯通（Emma Stone）、梅根·拉皮诺（Megan Rapinoe）、龙达·鲁西（Ronda Rousey）。这种类型的女性都有沙漏形的身材，肩宽等于或大于臀宽。
- 大卫·伯卡（David Burtka）、马克·沃尔伯格（Mark Wahlberg）、克里斯蒂亚诺·罗纳尔多（Cristiano Ronaldo）、威尔·史密斯（Will Smith）。要辨别中胚层体型的男性，就认准 V 形身材及中等粗细的手腕。

内胚层体型者

内胚层体型者的新陈代谢速度慢。他们的身材往往更有曲线，臀部和腹部更厚重。内胚层体型者需要通过锻炼和营养搭配以控制体重，不过美国目前流行以

胖为美，所以内胚层体型者很受欢迎。内胚层体型者特征如下：

- 男性身材呈圆形，女性身材呈梨形
- 肩部较窄，臀部较宽，四肢较短
- 不太愿意参加体育运动或健身活动
- 总是很饿
- 不能有效利用卡路里和体内脂肪产生能量
- 肌肉锻炼的效果一般
- 容易形成体内脂肪
- 如果不健身，会很快失去肌肉
- 更喜欢低强度的运动或不运动；当觉得运动"没有用"时，很容易气馁
- 成为运动健将的潜力很大
- 容易患消化系统疾病、高血压、肝病、肥胖症

名人中的内胚层体型者

这些名人的代谢速度很慢：

- 詹妮弗·洛佩兹（Jennifer Lopez）、碧昂丝（Beyoncé）、卡迪·B（Cardi B）、塞雷娜·威廉姆斯（Serena Williams）。拥有内胚层体型的女性四肢较短，臀部较宽，肩膀较窄，手腕较粗。
- 克里斯·普拉特（Chris Pratt）、克里斯·赫姆斯沃思（Chris Hemsworth）、汤姆·哈迪（Tom Hardy）、杰克·布莱克（Jack Black），以及所有橄榄球队中后卫。拥有内胚层体型的男性明显四肢较短，腰腹部较厚实，整体粗壮。

不管去 SoulCycle 或 Rumble 健身机构上多少课，丰满的内胚层体型者都不会变成瘦长的外胚层体型者。而狂吃冰激凌也不会让肌肉发达的中胚层体型者变

成性感有曲线的内胚层体型者。你仍然是你，只不过会比你由基因决定的天生体型多重八九斤。

如果你试图成为别人，那只会不断受挫并深感失望。但如果你接纳自己的体型，你就可以成为最强壮、最健康、最性感的那一个你，享受与自己同步所带来的满满能量，以及这些能量赋予身体和心灵的各种好处。

如果你不确定自己属于哪种体型或自认处于两种体型之间，这很正常。几乎没有人百分之百地属于某一种体型。事实上，人类正在向内胚层体型者靠拢，如今，大多数人都是外胚层兼中胚层体型者或内胚层兼中胚层体型者。

我属于＿＿＿＿＿＿（外胚层体型者、中胚层体型者、内胚层体型者）。

我的新陈代谢速度＿＿＿＿＿＿（快、中、慢）。

你的睡眠类型是什么

睡眠类型不只是让你天生习惯早起或熬夜的一种遗传倾向，它是一个更大的分类系统，涉及更广更深的层面。比如，你是个什么样的人，你会怎么思考，你有什么雄心壮志，以及你在饮食、运动等方面的生活方式如何。只要你摸清自己的睡眠类型，你做任何事情就都有一个最佳的行动时间，这是毋庸置疑的。

你可能听说过以下 3 种睡眠类型：早起鸟型（早起的人）、猫头鹰型（熬夜的人）、蜂鸟型（介于前两者之间的人）。迈克尔根据他的研究结果，对睡眠类型重新进行了更贴切的分类：狮型（早起的人）、狼型（熬夜的人）、熊型（介于前两者之间的人），以及海豚型（总是半睡半醒的失眠者）。

要想知道你的睡眠类型，请完成下面两部分测试。

第一部分

对于以下 10 项描述，请据实在"是"或"否"前面的方框内打"√"。

1. 极其微弱的声音或光线都可以让我保持清醒或将我唤醒。

　　□是　　　　□否

2. 我对食物没有多大的热情。

　　□是　　　　□否

3. 我通常在闹钟响起前就醒了。

　　□是　　　　□否

4. 即便戴眼罩、塞耳塞，我在飞机上也睡不好。

　　□是　　　　□否

5. 我经常因疲劳而烦躁。

　　□是　　　　□否

6. 我过分纠结于细枝末节。

　　□是　　　　□否

7. 我被医生或自我诊断为失眠症患者。

　　□是　　　　□否

8. 在校期间，我对自己的成绩感到焦虑。

　　□是　　　　□否

9. 我失眠的原因是我会在临睡时左思右想曾经发生的事和未来可能发生的事。

　　□是　　　　□否

10. 我是完美主义者。

　　□是　　　　□否

测试结果

　　如果上述 10 个问题的答案有 7 个或 7 个以上为"是"，那么你就属于海豚型睡眠者，可以跳到本章后面的"海豚型"部分。

第二部分

　　以下所有问题每个选项后面的括号内都有对应的分值。做完题后，把所选项对应的分值加总，计算出你的最终分数。

1. **如果你第二天休息，上午能任由自己睡到自然醒，你会在什么时候醒来？**

　　a. 早上 6 点半之前（1）

　　b. 早上 6 点半到 8 点 45 分之间（2）

　　c. 上午 8 点 45 分之后（3）

2. **当你必须在某个时间起床，你会使用闹钟吗？**

　　a. 不会，并且会在那个时间自然醒（1）

　　b. 会，并且会使用 1 或 2 次稍后提醒功能（2）

　　c. 会，并且会再设置一个备用闹钟，使用多次稍后提醒功能（3）

3. **你周末什么时候起床？**

　　a. 与工作日的起床时间相同（1）

　　b. 与工作日的起床时间相差 45 ～ 90 分钟（2）

　　c. 超过工作日的起床时间 90 分钟（3）

4. **你对时差的感受如何？**

　　a. 很痛苦，怎么也调整不过来（1）

　　b. 可以在 48 小时内调整过来（2）

　　c. 很快就能适应，特别是向西旅行时（3）

5. **三餐之中，你最喜欢哪一餐？（请把衡量的重点放在时间角度上，而不是具体吃什么上）**

　　a. 早餐（1）

b. 午餐（2）

c. 晚餐（3）

6. 如果你可以重回高中，再次参加全国高考，那么为了最大限度地集中注意力（而不仅仅是为了完成考试），你希望什么时候开考？

a. 上午早些时候（1）

b. 下午早些时候（2）

c. 下午 3 点左右（3）

7. 如果你可以从一天中任选一个时间来做高强度的锻炼，你会选择什么时候进行？

a. 上午 8 点之前（1）

b. 上午 8 点到下午 4 点之间（2）

c. 下午 4 点之后（3）

8. 你在什么时候最敏锐？

a. 醒来后 1～2 小时（1）

b. 醒来后 2～4 小时（2）

c. 醒来后 4～6 小时（3）

9. 如果你可以选择 5 小时工作制，你会选择哪个时段作为工作时间？

a. 上午 4 点到 9 点（1）

b. 上午 9 点到下午 2 点（2）

c. 下午 4 点到晚上 9 点（3）

10. 你认为自己是

a. 左脑型思考者，以战略性和分析性思维为主（1）

b. 平衡型思考者（2）

c. 右脑型思考者，以创造性和顿悟式思维为主（3）

11. 你会在白天小睡吗？

a. 从不（1）

b. 周末有时会（2）

c. 如果白天小睡了，就会彻夜难眠（3）

12. 如果你必须做 2 小时艰苦的体力劳动，如搬家具或砍木头，那么为了保证最大的效率和安全性（而不仅仅是为了完成任务），你会选择什么时候做这件事？

a. 早上 8 点到 10 点（1）

b. 上午 11 点到下午 1 点（2）

c. 傍晚 6 点到晚上 8 点（3）

13. 以下哪个说法更接近你的整体健康状况？

a. "我经常锻炼，注意营养，远离垃圾食品"（1）

b. "我在努力做有益健康的事情，有时能做到"（2）

c. "我讨厌锻炼，喜欢芝士汉堡，此生不变"（3）

14. 你的冒险指数如何？

a. 低（1）

b. 中等（2）

c. 高（3）

15. 你认为自己符合以下哪项描述？

a. 面向未来，有远大的计划和明确的目标（1）

b. 扎根于过去，对未来满怀希望，渴望活在当下（2）

c. 立足于现在，一切以当下的感受为重（3）

16. 你会怎么描述学生时代的自己？

a. 杰出（1）

b. 踏实（2）

c. 懒散（3）

17. 当你早上刚醒来时，你是

a. 目光炯炯（1）

b. 恍惚但不糊涂（2）

c. 昏昏沉沉，眼皮仿佛是水泥做的（3）

18. 你会怎么描述你在醒来后半小时内的食欲？

　　a. 非常饿（1）

　　b. 一般饿（2）

　　c. 一点儿都不饿（3）

19. 你多久会出现一次失眠？

　　a. 很少，只在倒时差时会失眠（1）

　　b. 偶尔，在经历一段艰难时期或压力过大时会失眠（2）

　　c. 长期，一阵接一阵地失眠（3）

20. 你会怎么描述你对生活的总体满意度？

　　a. 高（0）

　　b. 一般（2）

　　c. 低（4）

得分结果

　　19～32 分：狮型

　　33～47 分：熊型

　　48～61 分：狼型

　　我的睡眠类型是_____（狮型、熊型、狼型、海豚型）。

狮　型

　　狮型的人就像狮子一样，是黎明前出动的猎手。他们醒来时饥肠辘辘、活力四射，直到下午早些时候都保持着能量满满的状态。但在下午 5 点左右，他们的能量会陡然下降。理想的情况下，他们应该在晚上 9 点前睡觉，但实际生活中，他们不得不强打精神，参加晚上的聚会和其他社交活动。他们很重视自身健康，会定期锻炼、参加体育比赛、避免饮酒（好吧，也许还是会喝一杯……），并且均衡饮食。在所有睡眠类型中，狮型的 BMI 最低。

　　狮型乐观向上、雄心勃勃、情绪稳定，因此他们无畏自信、奋力进取。不过，大局观会让他们很难注意到别人身上细微的情绪线索。不管有没有问题，他们都喜欢站出来"解决"，这可能导致人际关系的紧张。

　　狮型是天生的领导者。但他们性格内向，身处高位时可能会感到孤独。他们喜欢以目标为导向去安排日程、拟定清单，会扑向问题，寻找解决方案，并乐于扮演拯救世界的英雄。早晨，在大多数人刚醒来的时候，他们就已经完全清醒。下午，他们的注意力开始涣散，创造性思维开始活跃。

　　狮型一旦达成一个目标，就会寻找下一个目标，如此周而复始、不断追寻。驱使他们一步步登上公司高位、提升 CrossFit[①] 健身等级的动力，既激励着他们，也消耗着他们。如果他们能够采取恢复性训练，比如拉伸运动或冥想，他们将有更多精力去追求成就。

熊　型

　　熊型的人和熊一样，昼伏夜出。换言之，他们白天很活跃，到了夜晚就需要休息。如果有可能的话，他们会爬进山洞，睡整整一个冬天。起床对他们来说是一个漫长的过程，他们会按下闹钟的稍后提醒按钮，在最后一刻才把自己从温暖的床上生拖硬拽下来。他们多么希望能再多睡几小时，但很少真睡过去。上午晚些时候，熊型睡眠者会变得注意力非常集中，但到了下午 3 点，他们的能量就会骤减。在傍晚时分，他们的能量会回升一次，然后慢慢下降，直到就寝时。他们喜欢食物，很乐意整天不分昼夜地吃零食，而过分吃零食导致他们的 BMI 高于平均水平。熊型往往会在周末化身为运动健将，周日下午则小睡一会儿，这种作息方式使他们容易出现肌肉酸痛、身体受伤，以及周日晚上失眠的情况。

　　熊型友好外向，喜欢人多热闹的场合。如果独处太久，他们就会变得坐立不

---

① CrossFit 是一种交叉完成举重、体操等功能性动作，混合有氧运动和无氧运动的健身训练体系，由美国人格雷格·格拉斯曼（Greg Glassman）创立。——译者注

安，并且越来越焦虑。虽然有些熊型确实会经历社交焦虑，但对所有熊型来说，酒吧的畅饮时段就是他们社交能量达到最高峰的时候。在人际关系中，平和的熊型倾向于避免冲突，希望能够自行解决个人问题。生活状况会左右他们的情绪：顺利时就心情舒畅，不顺时就焦虑沮丧。

熊型天生适合团队作战，身在集体中时，他们的思维、工作状态会达到最佳，但也有些熊型更喜欢独立作业。如果熊型参加午餐前的常规会议或头脑风暴会议，他们将在会上大放异彩。午餐后，他们的思维就没这么敏锐了，但在下午，他们的创造力和魅力会小幅提升，从而弥补这点缺陷。

狼　型

自然界中的狼在世界沉入梦乡的一刻变得活跃，而狼型睡眠者在日落时分最为警觉，并且直到午夜或更晚才会感到疲惫。他们上午通常昏昏沉沉，虽然身体已经起来活动，但是大脑仍然处于半睡眠状态。大多数狼型在早餐时间并不觉得饿，他们会喝大量咖啡，试图让大脑清醒，但并不管用。到了下午，他们饥肠辘辘，会通过一顿丰盛的晚餐和持续到深夜的零食来弥补自己之前跳过的一两餐。狼型会锻炼身体吗？不，他们宁愿喝葡萄酒、吃奶酪，辩论哲学问题直到凌晨两点。他们的 BMI 是所有睡眠类型中最高的，所以他们最容易出现与肥胖有关的病症，如糖尿病和高胆固醇。

狼型往往比较冲动，富有创造力。他们的喜怒无常和悲观（上午尤为严重）可能让他们的伴侣和亲人难以应对。但遇到问题时，他们绝不会逃避，而是和他人好好沟通，直到解决问题。狼型是享乐主义者，在尝试新事物、沉溺于当下生活的时候最快乐。他们虽然喜欢聚会，但也需要大量的独处时间。

狼型极具创造力，全天都灵感不断，但他们只有在下午 2 点以后才能有效地集中注意力。因为狼型只有在高强度的状态下才会感到活力四射，所以他们会很快耗尽自己的能量，需要在日常生活中加入恢复性训练。但他们可能不会轻易相信这点，十有八九会提出质疑，比如，"冥想？但那实在太无聊了"。

海豚型

自然界中的海豚是用半脑睡眠的生物。为防止溺水和警惕捕食者，海豚只用一半的大脑睡觉，另一半则保持清醒。海豚型睡眠者是失眠症患者，能够理解全天半醒半睡的感觉。他们有一点儿神经质，会回避风险。海豚型睡眠者往往不喜欢饮酒，会遵从医嘱，服用处方药。他们通常不会痴迷于食物，而且对亲密关系的需求不高。他们的 BMI 往往比平均水平低，但这并不是因为他们热爱健身，而是因为他们常常坐立不安、焦心劳思。

海豚型在与人相处时并不设防，他们常常是富有爱心、尽职尽责、细心周到的父母和伙伴。但是，他们习惯于回避冲突，因此会让问题积小成大，这可能给人际关系造成压力，成为能量黑洞。

海豚型天资聪颖、注重细节，做事时会不断微调，以达到他们给自己定下的超高标准。晚上是他们逻辑性思考的高峰，上午的中段时间则是他们创造性思考的高峰。到了夜里，他们往往还处于过度亢奋的状态，无法在睡前放松下来，但通过改变睡前习惯，他们也能让活跃的大脑平静下来，让自己睡个好觉。

你的充能档案类型什么样

你的充能档案类型就是你的代谢速度类型（与能量最相关的体型因素）——慢型、中型或快型，加上你的睡眠类型——海豚型、熊型、狼型或狮型。例如，如果你是代谢缓慢的内胚层体型者，并且是熊型，那么你的充能档案类型就是慢型熊。

用一条线把你的代谢速度类型跟你的睡眠类型连起来：

慢型　　　　　　　　　　　　　　　　　　　　　　　熊型

　　　　　　　　　　　　　　　　　　　　　　　　　狼型

中型

　　　　　　　　　　　　　　　　　　　　　　　　　狮型

快型　　　　　　　　　　　　　　　　　　　　　　　海豚型

我的充能档案类型是＿＿＿＿＿＿＿＿＿＿＿＿＿＿＿＿＿＿＿＿＿＿＿。

痴迷于数据的读者们，请准备好迎接下面几段刺激的内容。其他读者，略读就行。

我们很想知道每种充能档案类型的人在总人口中的占比，所以我们开展了一次调查。我们向迈克尔的在线社群发送了几封电子邮件，邀请人们进行上文你刚刚做过的测试。我们收到了 5 000 多份回信，并对数据进行了整理（结果见表 2-1），以找出最常见的充能档案类型。

根据迈克尔以前的研究和该领域的主流研究，在一般人群中，熊型占 50%，狮型占 20%，狼型占 20%，海豚型占 10%。在我们这次的调查中，一半的参与者是熊型，与之前的研究结果一致。我们发现在我们收集的数据中，海豚型的占比相较于以前研究要高于 10%，这是合理的，因为参与者都是睡眠医生博客的关注者，更有可能有失眠问题。我们细分后得出：熊型占 50%（2 630 份回复的调查）、海豚型占 33%（1 726 份回复的调查）、狼型占 10%（550 份回复的调查）、狮型占 7%（350 份回复的调查）。

地球上绝大多数人的代谢速度类型是慢型或中型，但参与我们调查的人中有 2/3 是中型，近 1/3 是慢型，而快型约占 3%，小于一般人群中该项的占比——5%。根据近期发表在《国际物理治疗和研究杂志》（*International Journal of Physiotherapy and Research*）上一项针对非运动员人群的研究，95% 的人属于慢型或中型。身材瘦长的快型是我们中许多人的向往，但几乎没有人能转变成快型。

为什么慢型的人这么多？因为人类只有进化成容易储存脂肪的体型，才能够在饥荒时活命。这一点在食物匮乏的穴居时代意义重大。如果没有储存脂肪的能力，如果遇到一个糟糕的冬季，整个部落就会消失得一干二净。而如今，大部分人常常被食物包围着，燃烧的卡路里却比史前祖先少得多。

在参与我们调查的人中，80% 的狮型是快型或中型。这点在意料之中，因为狮型往往对任何事情都很认真，对运动习惯尤其上心。他们倾向于"为活而吃"，而不是"为吃而活"（呃，熊型和狼型的食欲都非常好）。海豚型常常也是A型人格，比较神经质，容易烦躁不安，所以我们预期会在海豚型这组中发现不少快型，结果也确实如此。

我们并没有发现很多快型熊和快型狼！调查中，99%的熊型和狼型属于慢型或中型。考虑到快型熊和快型狼的占比非常小，所以我们没有为这两类群体创建充能方案。而由于适合中型海豚和快型海豚的睡眠与运动时间表完全相同，我们把他们的充能方案合并到了一块儿。同理，我们把中型狮和快型狮也归为了一组。

表 2-1　我们的充能档案类型调查数据结果

	中型（健壮）	慢型（丰满）	快型（瘦长）
熊型（占受调查者的 50%）	67%	31%	< 2%
狼型（10%）	65%	33%	< 2%
狮型（7%）	75%	20%	5%
海豚型（33%）	70%	25%	5%

你之所以每时每刻都疲惫不堪，是因为你的生活方式违背了自身基因预设的充能档案类型。坚持遵照个性化的日常时间表，也就是本书中的充能方案，你就可以用符合你充能档案类型的方式运动、饮食和睡觉。这种生活方式将为你提供全新的能量，就像给你换上崭新、闪亮的电池。自此你不会再说"我太累了"，而会开始觉得精神振奋、力量无穷，准备好攀上你的梦想之巅。

你现在可能想跳到本书的第二部分，直接阅读详尽描述了个性化充能方案的那一章，并立即开始行动。但不知你能否再"熊型"① 一下，或是"狮型""狼型""海豚型"一下（咳，迈克尔是名父亲，他有资格偶尔开个"爸爸笑话"②），

① 此处作者使用了双关。原文为"bear"，既有"熊型"的意思，也有"忍受"的意思。——译者注
② 英语俚语，指爸爸爱讲其实并不好笑的笑话，尤指双关语或谐音梗的冷笑话。——译者注

接下来的几章我们将为你讲解许多关于能量及其来源的内容。我们将介绍睡眠、运动、饮食和情绪如何影响能量水平的研究，并向你展示怎样从一天中挤出更多的能量，最大化你的能量增益，最小化你的能量消耗。

我们不仅将为你，也将为你的伴侣、父母、兄弟姐妹、同事、老板、朋友、孩子，以及其他所有你关心的人提供充能方案。生活中的每个人都应该进行自测，了解自身的充能档案类型。当你知道对方的充能档案类型后，你就会对他的个性、身体运作方式有更深入的了解，还可以检查你和他之间是否存在潜在的兼容性问题，如睡眠和饮食时间表是否一致、整体的能量水平是否匹配。矛盾肯定存在，但如果你知道矛盾产生的原因，你就能有所准备，并着手调整。

掌握了所有这些信息，你就能把控自己、超常发挥，让你与生俱来拥有的能量带你抵达内心向往的任何地方。

要活出鲜活人生，你所需的一切都已经在你体内。

◎ 本章要点

- 4 种睡眠类型分别是狮型（早起的人）、狼型（熬夜的人）、熊型（介于前两者之间的人），以及海豚型（失眠的人）。

- 当你按照天生所属的睡眠类型安排作息时，体内的所有系统都会以最有效率、最有益于保持高能量的方式运转。

- 3 种主要体型分别是身材丰满、代谢速度为慢型的内胚层型，身材健壮、代谢速度为中型的中胚层型，身材瘦长、代谢速度为快型的外胚层型。

- 通过接纳自己的睡眠类型和体型，你就可以成为最出色、最闪耀的那个你，享受与自己同步所带来的满满能量，以及这些能量赋予身体和心灵的各种好处。

- 你的充能档案类型就是你体型对应的代谢速度类型加睡眠类型，它详细展现了你的身体、习惯和个性。

- 只要你掌握了自己的充能档案类型，就可以根据我们提供给你的充能方案——一份详细的日常作息表，重新组织你的生活，最大化你的能量。充能方案就是一张地图，它会带你找到那个代谢更快、睡眠更好、更性感、更强壮、更自信的你。

✊ 现在就行动！

1. 进行体型测试，确定你的代谢速度类型——快型、中型或慢型。

2. 进行睡眠类型测试，确定你的睡眠类型——狮型、熊型、狼型或海豚型。

3. 把两者结合起来，确定你的充能档案类型。例如，快型狮（如斯泰茜）或中型狼（如迈克尔）。

第 3 章

静息能量：高质量睡眠为身体充满电

睡觉是一种能量的传递。这么说可能有些奇怪，毕竟人睡着时，只不过是躺在那儿而已。但动得少不代表体内什么都没发生。其实，睡觉时可能是人一天中体内能量最充沛的时候。

即便是世界上最强大的电池，电量耗尽了也就没用了。身体就好比一节可充电电池，能为你做的一切提供能量，修复细胞、消化食物、思考、散步都需要能量的支持。这节身体电池不停运转，为你人生中的每时每刻提供能量，没有一天停工。而它也是你唯一的电池，所以你应该给它喘口气的时间！

你的身体电池就像手机电池一样，每晚都需要充电，睡觉就起到了充电的作用。这就好像把你自己插入电源，好让第二天的你一觉醒来时电量达到100%。如果充电时长不够或电源供电不足，那你的电池电量就达不到满格，等到第二天，你就只能发挥一部分能力了。

为了让你的生活充满能量，休息必不可少。如果有人说"死后自会长眠"，那不妨让他再加一句"作死只会让死期提前"。身为睡眠医生的迈克尔就因身体耗尽电量，又没及时重新充满电的情况付出了代价。休息是必需的，并非可有可无。

更多好东西

只有保证了时长足够的高质量睡眠，在夜里充满电，你才可能提高每周的能量分数。如果你希望自己醒来时仿佛床垫广告中的主人公，一掀开被子便能绽放笑容、气色红润，还有心情遛遛小狗，那你不被打扰的睡眠时间至少要有 6 个多小时，最好能达到 7 或 8 小时。

在一整晚的睡眠过程中，你将经历数个阶段：开始是浅睡期，出现 α 波和 θ 波；之后随着脑波频率的减慢，逐渐进入深睡期，这时出现 δ 慢波；最后进入脑波频率较快的快速眼动（简称 REM）睡眠阶段，做梦常在此时发生。

- 在出现慢波的深睡期，身体会进行自我修复，抵抗感染和病毒，产生大量的生长激素，以修复全身的细胞，包括皮肤、肌肉、骨细胞等。睡觉能加快修复的进度，在这点上，它甚至比优质的营养补给还管用。

- 心理修复出现在 REM 睡眠阶段。大脑中的自洁系统——胶质淋巴系统会启动，通过增加大脑和脊髓中的脑脊液，彻底清除个体清醒时中枢神经系统积聚的神经毒性废物。除了清理"垃圾"，胶质淋巴系统还会帮忙分配为大脑提供能量的葡萄糖（糖）、脂质（脂肪）、氨基酸（蛋白质）、神经递质（信息传递物质）。

- 在睡眠最深的阶段，大脑会修复重要的突触连接，修剪不重要的突触连接。如果你只经历了浅睡期和短暂的 REM 睡眠阶段，那你就会错过这个修剪机会。结果就好像一个人洗头时没用清水冲净，顶着泡沫就出来了。

留出足够的睡眠时间，在睡眠中进行记忆巩固和心理修复，你就能获得大量能量。科学研究表明，如果我们能在夜间安眠，清醒时头脑就会更为敏锐。这里说的"更为敏锐"，指的是拥有更好的记忆力，能更好地解决问题和管理情绪，并且更具创造力。你不会在遭遇难题时不知所措或必须紧急应对。你将取得主动权，游刃有余地解决问题。

睡眠剥夺导致的沮丧和犹豫会消耗大量能量。回想一下上一次你感到非常疲惫，却不得不做出重要决定的时刻。就我们两人而言，一整晚糟糕的睡眠会让我们对午饭做什么这种小事都感到筋疲力尽。在你心烦意乱、头昏脑涨时，自然无法获取能量。如果你睡眠不足或受到打扰，如一夜醒来好几次，那你就会错过所有修复身心的机会。睡眠不足会导致肌肉流失、力量减弱、骨密度降低，还会干扰身体产出强大新细胞的过程，免疫系统也会受到抑制。换句话说，就是百害而无一利。

在身心俱疲的状态下，你不会有意愿进行能让自己获得能量的活动，比方说，你可能不想坚持自己的运动计划和健康饮食计划，之后你只会陷入筋疲力尽—停滞不前的循环。出现睡眠剥夺的原因主要是你没有按照自己的睡眠类型生活。不过，只要你根据自己充能档案类型中的昼夜节律作息，你就能更快入睡，减少半夜醒来的次数。这是优化睡眠的最佳方式。如此一来，即便你的睡眠时长少于预期，睡眠质量也会有所提高，你会感觉自己得到了更充分的休息，还获得了睡眠质量恢复的所有好处。

充电 7.5 小时，幸福一整天

那么，每种睡眠类型的人群每晚都需要睡几小时呢？

就成年人来说，要想情绪高涨，多数人每晚得睡 7～9 小时。如果一个人夜复一夜只睡 5.5 小时或更短的时间，那他做事一定会越来越磨蹭。

实话实说，根据一个人的睡眠类型来安排足够的睡眠时间似乎是无稽之谈。因为人们都有自己的生活，工作之余要上网冲浪、玩游戏解闷。让大多数人达到理想的睡眠时间实在不切实际。有些人会在每晚争取睡够 6 或 7 小时，中午再打个盹（我们很快就会讲到午睡的问题），这样一天里差不多就凑够了 7.5 小时。

这种睡眠方式能让狮型和熊型睡眠者重新充满电。而对凌晨 1 点才睡觉的极典型狼型睡眠者来说，不午睡就比较难睡足 7.5 小时，可午睡又会让他们在晚上想睡觉时难以入睡。是的，狼型睡眠者太难了。

海豚型睡眠者的睡眠时间较短、质量较高，6 小时足矣。他们事半功倍，是 4 种睡眠类型中的英雄，人人都想成为睡 6 小时就能情绪饱满的海豚型，而不是担心自己还没睡够的熊型。让海豚型睡眠者睡 6 小时，他们会感觉还不错；要是睡超过 6 小时，他们会感觉棒极了。

那么，一天中的哪 7 ～ 8 小时最适合你呢？或者如果你是海豚型，哪 6 小时最适合你呢？

应该什么时候就寝

等身体想睡的时候再睡，而这个想睡的时机差不多会在催眠激素褪黑素开始分泌的 1 ～ 2 小时后出现。

狮型：你的身体会在晚上的中段时间开始分泌褪黑素，它在晚上 9 点催你上床睡觉，而此刻，其他人的狂欢才刚开始。如果你强迫自己到午夜都保持清醒，或许能取悦你的同伴，但当你体内的闹钟在凌晨 5 点嗡嗡作响时，你的身体不会让你在床上多待一秒，接下来的一整天你都会感觉筋疲力尽。对于狮型睡眠者，我们建议晚上 10 点就上床睡觉。

熊型：社会层面约定俗成的就寝时间——夜里 11 点到午夜 12 点，正是熊型睡眠者最佳的就寝时间。我们中的大多数人被迫按照熊型的作息生活。这是说得通的，因为熊型睡眠者占了总人口的一半，而少数总是服从多数。如果你属于熊型，你大脑中的松果体会在大约晚上 10 点开始分泌褪黑素，告诉身体是时候休息了。你会在夜里 11 点左右准备睡觉。

狼型：如果你属于狼型，并且夜里 11 点就上床睡觉，那你还会清醒地躺上几小时，直到你体内的时钟发出准备睡觉的信号。狼型睡眠者在夜里 11 点一般都非常清醒，因为他们的褪黑素释放时间比大多数人延迟一两小时。如果上床太早又睡不着，他们就可能感到焦虑，这会让他们更难入睡。几小时的不眠不休后，他们体内的闹钟会在早上 7 点响起，这时的狼型睡眠者能量水平等级为 1，几乎连眼都睁不开。我们建议狼型睡眠者在午夜 12 点半入睡。

海豚型：作为海豚型睡眠者，你得根据自己的感觉判断何时入睡。失眠患者应遵循的铁律是"除非困了，否则不要上床"。对既疲劳又紧张的海豚型睡眠者来说，紧张的情绪往往支配着疲劳的感受，使他们即便上床了也一点儿都不困。如果他们还是上床了，但又不能马上入睡，他们就会陷入焦虑—失眠的循环，彻夜保持清醒。由于海豚型睡眠者需要的睡眠时间是 6 小时，我们建议这一类群体等到午夜 12 点再上床睡觉。

上床时间

- 狮型：晚上 10 点
- 熊型：夜里 11 点
- 狼型：午夜 12 点半
- 海豚型：午夜 12 点

应该什么时候起床

凌晨，你的身体会停止分泌褪黑素，开始释放肾上腺素和皮质醇。这一过程会让体温、血压、心率升高。每种睡眠类型理想的起床时间都是在皮质醇开始释放后的 1 ～ 2 小时。近期一项对血清水平的研究显示，清晨皮质醇的激增一般都出现在早晨 5 ～ 6 点，熊型睡眠者更是如此。研究中也出现了特殊情况，一位参与者的皮质醇峰值出现在凌晨 2 点，属于极典型的狮型睡眠者，另一位参与者的峰值出现在上午 10 点，属于极典型的狼型睡眠者。

我们建议，熊型睡眠者早上 7 点起床，狮型早上 6 点起床，狼型早上 8 点起床。虽然这些是理想的起床时间，但并不意味着它们符合实际生活。毕竟不是每个狼型睡眠者都能过上早上8点才起床的奢侈生活。

海豚型睡眠者理想的起床时间比较难以根据激素、体温、心率水平来判断。失眠患者的皮质醇、体温、血压一整晚都处在高位，到早上才会下降，这与其他3种睡眠类型的人群恰恰相反。海豚型睡眠者的生物学特性说明，他们天生就不适合享有深度、安宁、持续的睡眠。但如果他们能在凌晨1点入睡，他们应该可以在6小时后醒来，因此我们推荐这类群体在早上7点起床。

起床时间

- 狮型：早上6点
- 熊型：早上7点
- 狼型：早上8点
- 海豚型：早上7点

⚡ **充能小贴士：**

如果你不用闹钟就能在正确的时间醒来，那就说明你的睡眠质量上佳，睡眠时长充足。

如果一天的开局良好，你在运动、饮食、睡眠方面也遵循了我们推荐的适合你的时间表，那你就会感到充满能量，并有动力坚持下去。但记住，对许多人来说，改变需要时间，你的身体必须做出调整来加以适应。一旦你开始感受到力量，你的努力也通过增加的能量、高涨的情绪得到证实，你就会想要通过增加运动、保证睡眠质量、按照与自身同步的时间表睡觉和起床，好让这些改变更为持久。至少迈克尔和其他大多数人都是这样做的！

对所有类型的人来说，要想保持强壮、健康，最重要的就是在适合自身的时间起床，在周末更要如此。

许多人会在周末补觉，好还上工作日欠下的睡眠债。这么做有用吗？在一项新的研究中，宾夕法尼亚大学的研究人员让参与者在工作日每天睡5小时，周末每天睡 8 小时，连续试验 6 周时间。研究人员测量了许多变量，包括情绪、专注力和注意力。结果或许你已经猜到了，随着时间的推移，所有数据反映的表现都越来越差。

周末补觉不能解决你在平日筋疲力尽的问题，原因有以下两点：

- 周末补不了那么多觉。如果你周一至周五每晚睡 6 小时，但你实际需要睡 8 小时，那你这 5 天内就会欠下 10 小时。如此一来，在周六和周日，你每晚都得睡 13 小时。那就直接和周末说再见吧！
- 在周六和周日上午睡觉会让你在周日晚上失眠，引发 "社会时差"。相信你对以下这种情况十分熟悉：由于在周末两天都躺到大中午才起床，周日晚上你难以入眠，开始思考接下来一周的工作。此时你的身体会认为你进入了新的时区，这就导致了 "社会时差"。周日晚上的失眠能让你一整周都筋疲力尽。长此以往，你将陷入持续的能量缺失状态。

⚡ **充能小贴士：**

限制周末的睡眠时间，做到周末只比平时多睡 1 小时，你就能躲过能量缺失的陷阱。

睡过久会消耗能量：过犹不及

周日睡过久可不是什么奢侈的享受。这是名为睡眠过度的病症，会消耗个体能量。如果一个人一晚睡了 9 ～ 11 小时，却还是要靠牙签撑着眼皮才能睁开眼，并且一整天都昏昏沉沉、如坠云雾，那他就是收到了身体的强烈警告。这些症状表明他可能患有阻塞性睡眠呼吸暂停、下肢不宁综合征、发作性睡病等睡眠障碍。其实，睡眠过度和睡眠不足造成的健康问题十分相似，都可能造成心脏病、糖尿病、肥胖、认知损害等，导致较高的死亡率。睡眠过度可能是阿尔茨海默病或帕金森病等神经系统疾病的症状，也可能是用药导致的副作用。

睡眠过度是抑郁症的主要危险信号，而睡眠过度的人中 40% 有心境障碍。患有抑郁症的女性出现睡眠过度的风险很高，就算晚上睡了 9 个多小时，她们还是会疲惫不堪一整天。说到"人是先患抑郁症还是先出现睡眠过度"这个永恒的问题，我们尚不完全清楚答案。但我们知道，一方的出现会加速另一方的恶化。

睡过头的人可能只是在弥补他们缺失的睡眠时间，我们的身体倾向于追求我们需要的睡眠。但如果你连续几周都睡了很长时间，却还是觉得筋疲力尽，那你就有可能是生病了，需要找医生看看到底是怎么回事。

在睡觉时与伴侣和睦相处

我们都非常希望能在所爱之人身边安睡一整夜。但更多时候，睡在床榻另一边的人会来回动弹、打鼾、抢被子、放屁、开灯几小时都不关、不爱抱抱或抱得很紧。根据美国改善睡眠委员会（Better Sleep Council）在 2012 年做的一项调查，由于上面提到的这些干扰因素，26% 的美国夫妻更愿意分开睡。如果分床睡或分房睡不会影响夫妻间的亲密关系，那也是一种不错的解决方式。但如果夜间的相处对你和你的伴侣非常重要，那我们可以提供帮助。

- 打鼾。根据美国国家睡眠基金会的数据，有 3 700 万美国人在睡觉时会打鼾或发出声音。打鼾者应该侧睡，上床前 1 小时不要喝酒，试试通鼻贴或鼻腔扩张器，还应注意有没有出现睡眠呼吸暂停的情况。不打鼾的一方可以使用降噪值不超过 32 分贝的耳塞或白噪声发声器，也可用枕头造一堵"墙"来让噪声转向。
- 室温。你和你的伴侣可能有一方喜热，另一方喜冷。解决方法是折中一下，设定一个二者之间的室温。觉得热的人可以裸睡，只盖一条毯子，觉得冷的人可以穿上睡衣，盖厚被子。你们也可以买一张可调温的床垫，目前有些精致的床垫能分别调节两侧的热度。此外，市面上还出现了一些专门解决这一问题的新技术。
- 床垫的硬度。如果夫妻双方在床垫硬度方面的意见大相径庭，那就攒钱买一张可以分别调节两侧硬度的床垫吧，现在市面上有很多这样的床垫。也可以为一方单买一张较软的垫子。

- 阅读或看电子设备。我们建议睡前 1 小时关闭所有电子设备，但如果你非要无视这条绝佳的建议，想在另一半睡觉后继续阅读或使用电子设备，那请把屏幕亮度调到最低，戴上耳机，并请一定戴上防蓝光眼镜。准备睡觉的一方可以戴上眼罩。

- 动静差异。有些人醒来时的姿势与入睡时完全相同，有些人则会在失去意识后翻来覆去、踢被子。睡觉轻的人可能会被伴侣的推挤弄醒。但人们无法控制自己睡着时动作的幅度。为解决这一问题，你们可以分别盖两条毯子，这样不老实的一方就不会扯走另一方的毯子。你们还可以睡大床或铺大号床垫，把一方的动作范围限制在床的一侧，防止出现"运动传递"。

- 就寝时间的差异。狼型和海豚型睡眠者就不该在午夜或凌晨 1 点前看向他们的床铺，而狮型和熊型睡眠者都应该在晚上 10 点或 11 点上床睡觉。那些睡觉时间不同步的夫妻没办法在床上享受睡前的拥抱，但他们可以在晚上早些时候在沙发上抱一抱。早睡的一方就寝时，晚睡的一方可以在卧室里放一把舒适的椅子，坐在黑暗中和对方说点儿"枕边话"，直到对方慢慢睡去。之后，晚睡的人可以悄悄离开卧室做点儿自己的事，等到该睡觉时再溜进被窝。注意，要悄无声息地溜进去，以免打扰熟睡的伴侣。早上，早起的一方起床时，也要同样保持安静，不打扰另一方的休息。即使不同起同卧，夫妻双方对彼此睡眠关心，也可以增进夫妻间的亲密关系，维持彼此感情。

- 拥抱的差异。你和你的爱人可能有一方不抱着就睡不着，另一方却需要空间才能入睡。我们建议这样的夫妻互让一步：要明白，每个人对拥抱的偏好不同，而这与你们之间的感情深度毫无关系。明白了这点之后，设定一个 10 ～ 15 分钟的拥抱时段，让需要亲密接触的一方满意，也让另一方坦然地得到呼吸的空间。

让醒后的大脑充满能量（和脑雾说再见）

虽然我们体内的皮质醇会持续分泌 7 小时，到下午早些时候才突然减少，但有时这还是不足以消除我们早上迷迷糊糊的感觉。如果你是试图早起的狼型或海豚型睡眠者，想必对此更深有体会。大多数人会在凌晨 4 点或 5 点减少褪黑素的分泌。但狼型睡眠者早上 6 点仍会分泌褪黑素，由此抑制皮质醇的分泌。如果身体中的激素要求你待在床上，那你几乎不可能彻底清醒。不仅如此，违背睡眠类型的作息还可能影响激素的波动，延长褪黑素的分泌时间。结果就是虽然你的身体已经起床了，但你的大脑还处于半梦半醒的状态。这种病症称为睡眠惯性，俗称脑雾。

下面介绍几种摆脱脑雾的方法，让你醒后的大脑充满能量。

- 晒晒太阳。20 分钟的阳光直晒会向松果体传递一个信号——"现在是白天，不必再分泌强化体内昼夜节律的褪黑素了。"不仅如此，早上晒太阳还能让你当晚睡个好觉，在清除脑雾的同时阻止脑雾再次出现。这一醒脑妙招非常好操作。你只需醒来后，走到屋外，睁开双眼即可。不过，注意别直视太阳，也别戴墨镜。

- 喝水。我们每晚睡觉时会流失大约 1 升的水，因为每次呼吸都会排出水分；打鼾者和睡眠呼吸暂停综合征患者会流失得更多。大多数人醒来后都需要喝 500 毫升水。脱水和睡眠之间存在一个危险的循环：脱水可能会引起睡眠不足，睡眠不足又会导致脱水。人体内有一种名为抗利尿激素（又称血管升压素）的内分泌激素，会在人睡觉时控制身体的水量平衡。它释放于睡眠周期的后期，睡眠不足会干扰这一释放过程。另有研究表明，80% 患有慢性肾病的参与者都有睡眠问题。脱水和肾病就像睡眠过度和抑郁症一样，是鸡和蛋的关系，我们还不清楚何为因，何为果。不过，身体保持适宜的含水量与改善睡眠有关，因而也可以减少脑雾。

- 冷水淋浴。准备好迎接冰冷的刺激：淋浴过程中的一股冷水会让你瞬间清醒。在高山湖或 7 月的缅因州海岸游过泳的人都知道，一旦浸入冰冷的水流，心脏就会加速跳动，那时的我们和困倦根本八竿子打不着。冷水澡能提高人体含氧量、增强心脏功能、改善血液循环、降低血压、增强免疫力，还能让人释放更多令人愉悦的内啡肽、去甲肾上腺素、多巴胺，释放量最多比平时提高 500%。你可以先从正常水温开始，之后降到你觉得舒适的温度以下，然后冲淋全身 30 秒，记得让头也淋到水，重复这一过程两三次。

- 拉伸运动。起床时做拉伸运动可以改善情绪、增强大脑功能，让人更具能量。根据研究，即便晚上睡得不好，低强度的晨间运动也能提高个体的认知能力；中等强度的运动可以提高短时记忆、注意力和决策能力。晨间做拉伸运动能帮你想起自己到底把车钥匙丢到哪儿了！（详细内容请见下一章。）人们还发现，晨间运动可以减少夜间醒来的次数，也就是说，它能让人的睡眠质量更高、身体电量更饱满、思维更敏捷。

马克杯中的社会时差

下面我们来谈谈咖啡因吧。据美国国家咖啡协会（National Coffee Association）的统计，美国人的咖啡饮用量达到了历史新高。

- 70% 的美国人每周喝咖啡。
- 62% 的美国人每天喝咖啡。
- 美国人平均每天约喝 3 杯咖啡。
- 2 100 万美国人日常要喝至少 6 杯咖啡。
- 美国人喝咖啡的时间贯穿全天，不仅是在早餐期间。

一项针对 2 259 名匈牙利人的睡眠类型及其咖啡因摄入量关系的研究发现，喜欢喝苏打水、能量饮料、咖啡的人都属于夜晚型人群，也就是狼型睡眠者，这些人还患有咖啡因使用障碍（caffeine use disorder，CUD），或在咖啡有损身体健康的情况下，仍然戒不掉咖啡，经常饮用。与之相反，清晨型人群，即狮型睡眠者更喜欢喝茶，活得也更健康。

CUD对狼型睡眠者来说不是什么好事，可能造成严重的后果。在科罗拉多大学一项为期49天的睡眠研究中，参与者被分成两组，一组饮用浓缩咖啡，一组饮用安慰剂，每天睡前在或明亮或昏暗的光线下待3小时。之后，研究人员采集了他们的唾液样本，以检测褪黑素水平。

不出所料，暗光加安慰剂组的参与者昼夜节律没有受到影响，暗光加浓缩咖啡组的参与者褪黑素释放时间延后了40分钟，亮光加安慰剂组的参与者延后了85分钟，亮光加浓缩咖啡组的参与者则延后了105分钟！

因此，如果你在晚上9点来一杯咖啡，又在午夜上网冲浪，那不到凌晨2点你是不会觉得困的。咖啡因和蓝光不仅会阻碍褪黑素的释放，还会让你的昼夜节律错位1小时或更多时间。

听着，我们不是要拿走你的拿铁。要是我们真尝试过夺走狼型、熊型、海豚型睡眠者手中的咖啡，那我们可能早就缺胳膊少腿了。但我们必须提醒你：每天饮用3杯或更多含咖啡因饮料，确实会增加你患睡眠障碍的风险；咖啡、茶、能量饮料、苏打水都属于这类饮料。

好消息是如果你每天都能在正确的时间只饮用1～2杯含咖啡因饮料，那它们就不会对你的睡眠或能量带来任何影响。

- 刚起床时不要喝咖啡。这时你的皮质醇和肾上腺素水平正在上升。在这杯强劲的"晨间激素鸡尾酒"中加入咖啡因，绝不会让你感觉更警觉，反而会让你紧张不安。放下咖啡，喝500毫升水来补充水分和能量吧。
- 午餐或吃点心时可以喝咖啡。下午2点，狼型睡眠者的皮质醇水平会下降，也就是说这时这类群体会有点儿昏昏欲睡。用一杯咖啡与之对抗，就能恢复能量，享受一天中精力最旺盛的时段。

- 下午 3 点后不要喝咖啡。虽然你可能要花 25 分钟才能感受到咖啡因的作用，但你的新陈代谢要花比这长得多的时间才能把咖啡因清出身体。人体代谢一杯饮料中的酒精需要 1 小时，而代谢咖啡因却需要 8 小时。要是下午 3 点后喝咖啡，那直到深夜，你都能感受到那杯咖啡的提神效果，或者说至少你的大脑能感受到。要是在晚餐后喝一杯呢？那你就会在就寝时间过后的一段时间内还能感受到咖啡因的效果。为测试咖啡因带来的影响，韦恩州立大学（Wayne State University）的研究人员分别在睡前、睡前 3 小时、睡前 6 小时让参与者摄入 400 毫克咖啡因。与控制组相比，上述 3 组参与者都出现了严重的睡眠障碍。

睡眠能量黑洞

除了在与你的睡眠类型不匹配的时间睡觉，还有什么会消耗睡眠能量呢？罪魁祸首有二：电子设备发出的蓝光和睡前饮酒。

蓝光指的是光谱中波长较短的光。部分阳光属于蓝光，白天暴露于阳光之下能提高我们的能量和注意力。LED 节能灯泡发出的光是蓝光，这种灯泡非常环保。电子设备发出的光也属于光谱中波长较短的光，而这就是蓝光备受诟病的原因。我们一会儿看平板电脑和手机，一会儿又看电视，在屏幕前待的时间实在太久，因而吸收太多蓝光，超出了内分泌系统的可承受范围。大量研究证实，进入人眼的蓝光会阻碍褪黑素的分泌。因为蓝光，让你想睡觉的激素释放不出来，让你清醒的激素皮质醇反倒开始分泌，结果就是睡眠时间减少、睡眠质量下降，第二天感到筋疲力尽。不仅如此，过多地暴露于蓝光

⚡ **充能小贴士：**

放下电子设备，你就不会在应该放松身心的时候读到那些让你心烦意乱的文章。记住，你入睡时的头脑越平静，梦到的东西就越不会让你感到焦虑。所以不要在晚上刷社交媒体，否则你会做噩梦的。

之中还会增加个体患乳腺癌、前列腺癌、肥胖、糖尿病的风险。

你有几种对策可选，如佩戴防蓝光眼镜。这种眼镜可以调整你的昼夜节律，助你拥有一夜甜美的睡眠。如果你想试试这种眼镜，那请购买琥珀色的镜片，比起透明镜片，它能过滤更多高能可见光（high-energy-visible light，HEV light）。不过你也不是必须买点儿什么才行，只要在睡前1小时关闭所有电子设备，你就能避免蓝光的伤害。关闭电子设备不仅能减少你暴露于蓝光中的时间，还有助于放缓你的精神节奏，在一天的结尾摆脱繁忙的生活。请注意，不要依赖于将手机背景光改为暖色的夜间模式，数据显示，这种模式一点儿用都没有。

睡前饮酒会让身体电池充不满电。这就好像你上床时身体只剩了一格电，醒来时却只充到了两格而非满格。酒精会让人脱水，干燥的身体就是能量沙漠。那么，人在微醺时的睡眠质量如何呢？可以说是烂到家了。我们在前文提到过，出现δ慢波的深睡期是修复作用最大的阶段。近期已有研究发现，睡前饮酒确实有助于个体进入δ慢波睡眠阶段，但也会让频率较快的α波增加。因而你的大脑会同时处在睡着和警觉的状态中，几乎算不上得到了休息。这就是所谓的"累并亢奋着"。

看到这里，每个海豚型睡眠者都会说："欢迎来到我的世界！"

⚡ **充能小贴士：**

你也许认为葡萄酒能让你很快入睡，但它并不能让你保持睡眠状态。所以，请在睡前重新考虑一下要不要喝葡萄酒吧。作为替代，你可以试试有舒缓催眠作用的香蕉茶（详见第97页）或番石榴叶茶。

我们建议任一充能档案类型的人群都不要在睡前3小时内喝酒。如果非要喝酒，那一定要在晚餐时喝下你的葡萄酒、啤酒或鸡尾酒，然后把酒瓶收好。睡前小酌可能让你很快昏睡过去，但当你醒来时，你会感觉自己就跟没睡过一样。

⚡ **睡眠医生迈克尔说**

我自己不怎么喝酒，因为酒精会扰乱睡眠和人体的昼夜节律。当然了，我喜欢在饱餐一顿的时候来上一杯葡萄酒或在炎热的夏日夜晚喝上几瓶啤酒，但我更喜欢按照我的昼夜节律生活。酒精最多可以减少 20% 的褪黑素释放量。酒精还会影响腺苷水平。正常情况下，腺苷会随着你清醒的时间而越积越多。酒精会让腺苷增多，让你在没那么累的时候以为自己非常累，从而干扰大脑中的主时钟。

至少有 1/5 的美国人利用酒精助眠。这我能理解，毕竟一两杯小酒下肚，人就能轻松入睡。但昏睡过去不等于真的睡着了。实际上，包括近期芬兰的一项研究在内，大量研究发现，睡前一杯酒就能损害睡眠质量。他们这样定义饮酒量：

- 低摄入量。男性一天饮用少于 30 毫升酒会使修复性睡眠的质量下降 9.3%，对应女性则为一天饮用少于 15 毫升酒。
- 中等摄入量。男性一天饮用 30 毫升酒会使睡眠质量下降 24%，对应女性则为一天饮用 15 毫升酒。
- 高摄入量。男性一天饮用多于 30 毫升酒会使睡眠质量下降 39.2%，对应女性则为一天饮用多于 15 毫升酒。

酒精的镇静作用会随着时间的推移而减弱，所以要想拥有昏昏欲睡、醉醺醺的感觉，你就得多喝点儿。

睡前饮酒会引发脱水、消耗能量、让人打鼾、扰乱另一半的睡眠、加大梦游的风险、加重睡眠呼吸暂停症状，还可能导致失眠。

饮酒的时间也非常重要。熊型睡眠者能有效代谢傍晚时分在酒吧畅饮的鸡尾酒，他们的睡眠不一定受到影响。但早午餐时喝的含羞草鸡尾酒呢？这种酒会给你的身体带来重创，扰乱你一整天的昼夜节律功能。而在深夜喝酒是最不利于睡眠的。这么做会破坏你的睡眠结构，影响由各个睡眠阶段组成的稳定的睡眠进程。在你饮酒当晚的前两个 90 分钟睡眠周期中，REM 睡眠阶段将严重缩短，而大脑正是在这一阶段清除破坏性蛋白，也就是垃圾的。当你第二天醒来时，你会因为低质量睡眠而依然十分疲惫。你会觉得那一天脑子不够用是有原因的。

小　睡！

唔，看看你的睡痕、口水和乱发，你一定很爱小睡，特别是在周六午后看高尔夫球比赛的时候（看高尔夫球比赛是迈克尔的最爱）。小睡实在太香了，而且好处多多！小睡10分钟，你便能重启大脑，让自己变得更专注、更富创造力，同时，压力随之变小，体能随之提高，体内电量随之回升……但前提是你的睡法正确。

海豚型和狼型睡眠者都很清楚，对部分人来说，小睡就是一种陷阱，白天闭眼1小时，脑雾和失眠便分别在下午和晚上不请自来。对海豚型睡眠者来说，小睡只会适得其反。这类人需要尽可能在白天积攒睡眠压力。因为小睡而释放的一丁点儿压力都会让这类人在晚上难以入睡。不管有多困，海豚们不要小睡，永远不要。

狼型睡眠者可以小睡，但要控制在极短的时间内——10～20分钟，不要超过20分钟。熊型和狮型睡眠者则有多种小睡模式可选：

- 领导层。为了做出明智的决定并提高注意力，你可以在午餐后小睡25分钟。
- 小睡拿铁。如果你在长途旅行或学习时感到睡眠压力越来越大，但休息时间有限，那这种模式是个不错的选择。找个能打瞌睡的安静地方，快速喝下一杯200～250毫升的黑咖啡，再设个20分钟的闹钟，然后躺倒、打盹儿，以缓解你的睡眠压力。当你的闹钟响起时，正是咖啡因开始起作用的时候，你会感觉神清气爽、精神饱满。注意：如果你对咖啡因比较敏感，那就不要在白天较晚的时候使用这个方法。
- 午休。意大利、西班牙、中国、哥斯达黎加和世界上许多其他地方都有一项伟大的传统，那就是在午餐后躺下，进入休息和消化模式。我们也希望看到午后小睡能在美国扎根，成为传统。下午 2 点的休息时间正好与皮质醇下降和午餐后血糖下降的时间吻合。小孩子管这种模式叫"JAMS"，也就是"刚吃完，必须睡"（just ate, must sleep）。45 分钟到 1 小时的时间足够让血糖回归正常水平。

- 空中飞人。我们两人都是经常乘飞机的人，多少次不得不从机场直奔会场。飞行中的小睡可以消除疲劳，也无数次挽救了迈克尔的演讲。跨时区旅行时，小睡一两小时可以让倒时差变得没那么痛苦，弥补夜间睡眠不足的问题。此类小睡的诀窍是按照目的地的时间休息。按照出发城市的时间休息只会拖慢倒时差的进度。即便只在飞机上小睡20 分钟，也能帮你熬过最初几天需要倒时差的日子，并且不会影响你按当地时间就寝。

- 迪斯科小睡。这种经典的小睡模式可以追溯到 1978 年。如果你计划在俱乐部或图书馆待到深夜，那可以用这种模式增加能量。晚上出门前，你可以在晚上 8 点左右小睡 90 分钟。注意：这种模式会破坏你夜间的休息，所以请只在打算熬通宵的时候使用。无论你熬到多晚或多早，都请在平常的时间起床。这么做虽然会让你迎来漫长、疲惫又糟糕的一天，但只要按时起床，你就不至于一整周都失去节奏。

睡眠 + 运动：超级小睡

睡眠和运动是一对好朋友，两者相辅相成，齐头并进。正因如此，运动是充能方案的重要组成部分。近期有研究发现，运动后小睡能提高记忆力。研究人员先将 115 名 20 多岁的健康参与者分为两组，一组为骑车 40 分钟的运动者，一组为不运动者，并要求两组人都记住一组图片。然后，运动组再被分成两组，一组小睡 1 小时，另一组则一直醒着。不运动组按照相同的指令也被分成两组。接下来，所有参与者都接受了有关他们之前所记图片的测试。4 组中，既运动又小睡的那一组记忆是最准确的。至于如何在现实生活中运用这一技巧，你可以选择在考试或做演示之前激活你的记忆力。比如，在需要激活记忆力的 2 小时前先快走半小时，然后看看你的笔记，再小睡半小时，之后就满怀自信和能量地步入考场或会场吧。你可以的！

　　狮型睡眠者即便在白天小睡 90 分钟，也能在晚上睡着。熊型睡眠者除非外出旅行或要熬夜，否则应该避免小睡超过 20 分钟。按照《小睡一觉！》（*Take a Nap!*）作者萨拉·梅德尼克（Sara Mednick）博士的话来说，要想为你的身体电池充电，把小睡时间安排在早起清醒的 7 小时之后最佳。用这个公式一算，每种睡眠类型人群理想的小睡时间如下：

- 狮型：下午 1 点
- 熊型：下午 2 点
- 狼型和海豚型：不建议小睡。你需要在白天尽可能积攒睡眠压力；如果想晚上安然入睡，用小睡释放睡眠压力将适得其反。

⚡ 斯泰茜需要小睡！

　　在 SoulCycle 的每节课上，大概有 70 双眼睛盯着我，将我视为人类能量的来源。我和每个人之间都由一根看不见的绳子相连，他们在精神或无形中牵扯着这根绳子。那是一种不可思议的连接感。它经常让我充满能量，因为我的学员确实给我反馈了正能量。但如果有消极的学员正深陷痛苦之中或产生了心理或精神层面的问题，那我的能量就会消耗殆尽。有时候，下了课我只想躺倒。累到透支时，我就小睡 90 分钟。等我醒来，我会吃一顿健康的饭菜或来点儿点心，这样身体就充电完成，可以继续战斗了。

　　一句话，关键是要接受并理解身体告诉我的需求。要是我无视那个"躺会儿吧！"的声音，造成的后果将无益于任何人，特别是无益于我自己。

休息与恢复

静息能量不仅与无意识睡眠有关。它更关乎休息、放松、休假，让你的身体和大脑有机会从运动与日常生活的压力中恢复。在激烈的运动中，你的肌肉已经耗尽了糖原（糖）。补充肌肉燃料需要 24 ～ 48 小时。在恢复前锻炼不会增加肌肉的质量或力量；糖原的缺乏反而会逼迫身体消耗肌肉来为锻炼提供能量。不给自己恢复的时间会带来适得其反的结果，浪费你的能量、汗水和时间。同样，如果你在生病时、病愈后或在经历了一段时间的紧张情绪和脑力劳动后，仍然不放慢脚步，那也会造成浪费。为休息做好准备吧，别不把休息当回事！

休息能让你的身体康复得更快，精神恢复得更好。这道理对脑震荡等严重的损伤和对普通感冒等小毛病同样适用。边际效益递减规律则适用于健身过度的人。这些人一个劲儿地勉强自己，感冒了也来上健身课，靠运动扛过艰难时日，只是因为他们相信锻炼能让人心情愉悦，得到的结果却是体力衰竭，挣扎数周才能恢复到原来的状态。他们还总是好了伤疤忘了疼，殊不知这种筋疲力尽的锻炼方式是需要避免的！

充分休息有个鲜为人知的好处，那就是让人在锻炼、加班、分手、生病、受伤之后产生自我同情。如果你休息好了，你就会对自己更好。

⚡ 充能小贴士：

你休息得越好，就越能管住心中那个总是在贬低你的声音。

你对自己越温柔，你的压力就越小。你的压力越小，你就感觉越好、睡得越香，处理问题也越得心应手。能量的车轮始终在转动。问题是，你是在踩着它，还是在被它碾压？

如果你是那种发誓"我这辈子一定要跑一次马拉松！"的人，而且因坚持训练和自我批评让自己筋疲力尽，那请注意：跑马拉松对多数人来说不是一个合适的梦想，然而许多人却为没能实现这个梦想而自责。

根据充能档案类型行动，为的就是让你的梦想适合你自己。

睡眠医生迈克尔说

我因为焦虑而出现了一系列心脏问题，为了缓解焦虑，我最近一直在解决消极自我对话的问题。过去，我脑子里的音频工程师常常告诉我不要理会筋疲力尽的感觉，"乘下一班飞机，继续你连续15周的周末加班吧"或"再跑个5千米吧"，即便当时的我已非常痛苦。我在自己的脑子里发动了一场战争。

有些时候，你应该听从内心"再逼自己一下"的声音；但也有些时候，你需要的是停止逼迫自己，好好休息一下。我一直在仔细观察为什么有些人就是不休息。我发现，这和反刍思维有很大关系。他们没办法停止思考，无法消除脑子里的消极声音。

怎么才能摆脱消极的想法好好休息呢？

除非你用饮料、视频网站、疯狂工作、零食来转移注意力，否则对付这些想法总要消耗一些能量。为提升能量而阅读本书的你要学会接受自己，接受自己天生所属的睡眠类型和体型。如果你能做到这点，你就会感觉更加自信，不会再为希望成为别人而浪费能量。瞧着吧，这样生活一两周后，你就会感觉身心都健康多了。

做自己是一回事，享受自己是另一回事。有些人可能会说："好吧，我天生就是个工作狂。"优秀的人可能很难理解休息的益处，但你的身体才不在乎你的脑子是否以每天工作16小时为荣。努力寻找工作与休息的平衡吧！

承认你也是人，包括狮型睡眠者在内的所有人都需要休息，这就是自我接纳的另一面。我们为你提供了如何充分休息的指南，但只有你自行判断并承认你确实需要这样做，然后问心无愧地照做下去，休息才会把能量带给你。

睡眠处方

让身体充满能量、以最佳水平运转十分重要。为此，我们可能需要来点儿营养补给。当然了，别买你不需要的营养品，毕竟金钱也是不应浪费的宝贵资源。下次看医生时，记得验验血，检查一下体内主要维生素和矿物质的水平。

镁：几乎人人都缺镁，而镁对睡眠周期有很大影响。镁能镇静中枢神经系统；研究发现，500 毫克镁即可缓解抑郁和焦虑症状，对睡眠大有好处。镁有助于调节褪黑素、皮质醇及有镇静大脑作用的神经递质 γ-氨基丁酸的水平，而这些化学物质都与入睡和睡眠质量有关。对成人而言，镁的推荐每日膳食供给量为 350 毫克。你可以通过绿叶蔬菜、种子、坚果摄入这些镁，但这可能很难做到。饮食的事可以问问健身教练，营养品的事可以问问医生。

> ⚡ **充能小贴士：**
>
> 在身体压力或情绪压力之下，你会变得尤为脆弱。静息能量对于帮助你从任何种类的压力、疼痛、抑郁情绪中恢复过来都至关重要。生活的关键就是保持休息与运动之间的平衡。

维生素 D：维生素 D 的缺乏会对睡眠时长和质量带来负面影响。因为阳光和黑暗引领着人体的昼夜节律，阳光又是维生素 D 的最佳来源，所以说维生素 D 维持着人体内部时钟的运转也不足为奇。多数美国人需要补充维生素 D。美国国家卫生研究院推荐每天摄入 600 单位 ① 的维生素 D，但迈克尔每天摄入 5 000 单位。或者你也可以在户外让太阳直射 20 分钟。

维生素 B₆：摄入更多的维生素 B₆ 可能会让你的梦境更清晰，甚至让你记住自己做过的梦。维生素 B₆ 缺乏则可能导致失眠和抑郁，因为这种维生素有助于褪黑素和血清素的产生。摄入过量的维生素 B₆ 可能引起中毒，所以请用牛奶、鸡蛋、奶酪、鱼、全谷物等天然食物来提高你的维生素 B₆ 水平。

---

① 维生素的单位有两种表示方式，一是国际单位，二是克。此处以国际单位表示，不同的维生素 1 国际单位对应不同的剂量，如 1 国际单位维生素 D 等于 0.025 毫克。——编者注

安眠药

安眠药可以有效打破失眠的恶性循环或在旅行时助你入眠。如果你和你的医生都认为你可以服用安眠药，我们尊重、理解并同意这一决定。市场上有一些非常可靠的安眠药，许多人能安全有效地使用它们。

不过，多数人希望自己不要依赖安眠药。2019 年，美国食品药品监督管理局（Food and Drug Administration，FDA）要求药品鲁尼斯塔（Lunesta）[①]、索纳塔（Sonata）[②]、安必恩（Ambien）[③]需标注最严重的黑框警告[④]，即在包装上用大号字提醒使用者注意用药风险，特别是女性使用者。女性的生理系统在"清除"这些药物方面存在问题，因此 FDA 建议女性只按低剂量服用。这些药物可能引发的风险很少，但很严重，包括意外过量服药，跌倒、烧伤、溺水、车祸、体温过低、二氧化碳中毒等可预防性损伤，自杀企图等可预防性自伤。

关于用药者梦游、梦中购物、梦中吃东西、梦中发信息的报道并不少见。谁也不想一觉醒来就收到十几封商家发来的邮件，提醒自己在夜里买了记忆中根本没买过的东西；听室友说自己夜里钻进了他的被窝或和谁打了一架；发现自己在睡梦中开过车或打开炉灶、做过饭（迈克尔有位患者就在睡梦中做过炒蛋，还忘了关火！）。研究人员尚未完全查清这些危险行为的发生机制，但在许多病例中，患者都在服安眠药时喝了酒，这么做真的非常糟糕。理论上，这些药物会让人在不完全睡眠中进入一种异常的唤醒状态。药效逐渐消失后，人会醒来，并对自己在"睡着"时做过什么毫无印象。意识不是一种单一的状态，它可以是混合的，就像油电混合动力汽车一样。当大脑中的某些部分罢工时，其他部分可能会活跃起来。

---

① 通用名为艾司佐匹克隆。——译者注

② 通用名为扎莱普隆。——译者注

③ 通用名为唑吡坦。——译者注

④ FDA 对药品采取的最严重警告形式，用于提示用药风险。——译者注

除了以上危险行为，这些药物还会引发可怕的副作用，如头晕、头痛、恶心、腹泻、抑郁等，此外还有记忆力和活动表现问题、依赖性问题。2018 年，一篇对 36 项研究的综述发现：服用安眠药的人死亡风险更高，而且这些人的用药量并没有多大。根据另一项研究，仅在一年内服用 18 次催眠药物就能将死亡风险提高到原来的 3 倍，用药者比不用药者患癌的概率高 35%。

那服用非处方安眠药呢？其实，这些药不是那么有效，而且弊大于利。2017 年，美国睡眠医学学会（American Academy of Sleep Medicine）的研究综述建议人们不要用非处方安眠药来治疗失眠。这些药一般都是抗组胺药（用于缓解过敏）和镇痛药（用于缓解疼痛），虽然它们确实能阻断"醒着的"大脑受体，但药效会持续 12 小时。除非你想整个半天都感觉昏昏欲睡，否则没必要服用这些药。不仅如此，安眠药可能加大个体患痴呆的风险。在加利福尼亚大学旧金山分校的一项研究中，研究人员询问了 3 068 名没有痴呆症状的老年人多久服用一次安眠药，之后持续追踪了 15 年。与不服用安眠药的老年人相比，那些表示"经常"或"几乎总是"服用安眠药的老年人患痴呆的概率高了 43%。

⚡ 睡眠医生迈克尔说

老实说，在与患者的医生合作治疗时，我更喜欢把安眠药当成最终手段。实际上，渐进式肌肉放松法和认知行为疗法等纯天然的入睡方法比药物更有效，而且没有任何风险。和为你开处方的医生聊聊安全用药和替代疗法吧。

如何逐渐停用安眠药？

4% 的美国人正在服用安眠药。如果你也在服用，但是想停药，那请不要冲动之下就把药片都冲进马桶！突然停药可能引发戒断症状，如焦虑、头晕、头痛、反跳性失眠、疲劳、恶心、呕吐、虚弱、疼痛、出汗等。

　　你必须和医生一起制订计划，有条不紊地、慢慢地减少安眠药的服用量。多数医生会建议每周减少 10% ～ 25% 的用药量。戒掉安眠药并不容易，它需要时间。但如果坚持下去，你就几乎可以摆脱对安眠药的依赖了。询问你的医生："我要戒掉安眠药的话，最安全的方法是什么？需要花多长时间？有哪些风险因素？我们今天可以订个计划吗？"

◎ 本章要点

- 可以将你的身体视为一块可充电电池，睡眠就是用来让身体恢复到 100% 电量的电源。

- 高质量睡眠分为几个阶段，先是修复身体的浅睡眠和深睡眠阶段，然后是巩固记忆、清除脑内垃圾的 REM 睡眠阶段。

- 头脑休息好了，你会更聪明，有能量做出更明智的决定。

- 身体休息好了，你会更强壮，让免疫系统充满能量。

- 狮型和熊型睡眠者每晚至少要睡 7.5 小时，可启用夜间睡眠加白天小睡的组合。狼型睡眠者应避免小睡，每晚至少睡 7 小时。海豚型睡眠者应睡 7 小时，但 6 小时可能也够。

- 固定的起床时间是让人更加强壮、健康的最重要因素，不仅对失眠患者如此，对任何睡眠类型的人亦然。尤其要注意保持周末的起床时间。

- 如果你每晚睡 9 个多小时还是感觉很累，那你可能健康状况出了问题或抑郁了。赶紧给你的医生打个电话吧！

- 睡眠惯性是指身体已开始正常工作，但大脑却还处于半梦半醒的脑雾状态。用晒太阳、喝水、洗冷水澡、做拉伸运动和有醒脑作用的呼吸法来击退脑雾吧。

- 为防止失眠，请在睡前一两小时关闭会发出蓝光的电子设备，并避免饮酒。

- 小睡可以用来补充夜间不足的睡眠，为你加强下午的能量。但海豚型和狼型睡眠者不要尝试小睡。

- 锻炼后休息能增强健身效果，不休息则会减弱健身效果。

- 记得让你的大脑也休息一下。停止消极的自我对话，让你的情绪平静下来。

- 一定量的营养补给可以改善睡眠质量。关于如何补充镁、维生素 D、维生素 B_6，请咨询你的医生。

现在就行动！

1. 列出让你夜里睡不好觉的所有睡眠习惯。

2. 思考你可以做出哪些改变来改善你的睡眠，并让你和你的伴侣在睡觉时和睦协调。

3. 和你的医生谈谈你可能缺乏哪些维生素和矿物质。接受检查，囤一些你确实需要的营养补给品。

4. 为了尽可能多地增加能量，锻炼后花些时间减压吧！

第 4 章

运动能量：每天 5×5 运动计划让能量翻倍

要想做事不再磨蹭，你必须先主动避免这种状况，然后动起来。我们都知道，也都听说过所谓的"久坐就是新的吸烟方式"这一说法，都清楚久坐对健康造成的损害。然而，我们一天中的大部分时间仍然是坐着的。问题在于，我们经常意识不到自己到底坐了多久。当我们在用电子设备时，几小时不知不觉就过去了。我们的大脑很活跃，所以我们会感觉自己忙着干了好多事；与此同时，我们的身体和椅子已经合为一体。这种大脑与身体的脱节状态正在损害我们的健康，消耗我们的能量。你是否曾经让眼睛离开屏幕，看看时间，然后对自己说"等等，距离我上次站起来过了几小时？这可不行"？智能手表只会无数次提醒你该起身活动了，但你得真的起来才行！

华盛顿大学医学院（Washington University School of Medicine）的研究人员在近期一项研究中，分析了 2001—2016 年有关电视等电子屏幕的使用数据；此外，他们在 2007—2016 年间，对 52 000 名所有年龄段的美国人进行了"久坐行为"调查。结果显示，与 10 年前相比，所有年龄段人群的电子屏幕使用时间或坐姿时间都增加了 10% 以上。在 12 岁及以下年龄的儿童中，有 62% 的人每天要在电子屏幕前待 2 小时，看电视、打游戏或刷视频；在青少年和成人中，该项占比分别为

59% 和 65%。

你可能在想，才 2 小时？我一整天都盯着电脑或手机呢！如果算上与工作相关的久坐时间，那美国人几乎一整天都是坐着的，而且一坐就是好几小时。极少有人在办公室用站立式办公桌、跑步机办公桌或瑜伽球椅。如果你用了，那你就离抗击疲劳又近了一步。

如果久坐对你的健康没有影响，那更不用考虑它对能量的影响，也不会有人因此提出警告了。但久坐确实会影响健康。在一篇针对 8 项研究和 12 000 名参与者的综述中，加拿大的研究人员发现，对"久坐行为"而非"运动行为"的偏好正切实地危害着我们的生命。低强度的身体运动，如散步，就可以降低成人的全因死亡率（因任一原因死亡的概率）和患肥胖症、心脏病的概率。研究人员得出的结论：如今所有的公共健康指南中，都应提示贯穿全天的身体活动时间段。

2020 年 11 月，世界卫生组织（World Health Organization，WHO）发布了关于身体活动的建议：为了预防疾病和死亡，你的运动要贯穿全天。具体来说，WHO 建议所有 18～64 岁的成人每周运动 150～300 分钟，可任意搭配中等强度和剧烈的有氧运动，少坐或用低强度运动代替久坐。如果你按照我们教的做，你就能达到这些标准。

你个性化的充能方案中每天有 5 个 5 分钟的运动时段，其中不包含中间休息的时间，这就是"每天 5×5 运动"。一旦你习惯了每天 5×5 运动，你就会惊讶于自己竟然还有这么多能量。

我们的制订计划针对的是你的全身和全天。在你的整个生命周期，你都可以执行并享受它所带来的变化。每天 5×5 运动计划旨在根据你的睡眠类型和体型的组合来增加能量、改善健康。通过一天又一天贯穿全天的运动，你将获得所有人都需要的柔韧性、耐力、力量、平衡能力，感觉充满活力，身体与大脑也不再脱节。

一开始，你可能感觉每天 5×5 运动既奇怪又难以坚持。但我们会帮你将它融入生活，并向你保证，随着时间的推移，你就会觉得它再正常不过了。这些运动既简单又让人上瘾，运动的时段也十分分散而简短，在心理层面完全消除了想方设法挤出 1 小时锻炼的压力。不管你有多忙，都能腾出 5 分钟来运动。坚持下去，你就会感到精力充沛，还能做更多。

⚡ 健身教练斯泰茜说

我不相信有人抽不出运动的时间。有的时候，我可能不是特别活跃，但我永远都在运动。因为我永远都在运动，所以说明我有能量保持运动。人就好像惯性轮，只需要短暂的爆发力就有能量维持推进的势头。相信我，你将自然而然地养成渴望运动的习惯。

常有学员担心每天 5 个 5 分钟的运动量根本不够。"这对我不可能有用。"听着，实际上，如果你能坚持每天运动多次，你就不需要为获得力量和耐力费多大力气。我这一生都在当运动员，而我只能一口气做 10 ~ 20 个俯卧撑，从来没超过 20 个。2020 年夏天，我每周二和周四都在 Instagram[①] 上发布线上免费健身课程视频，每则视频只有 10 分钟，分别在上午 10 点、下午 1 点、下午 4 点发布。我发现，每周跟做 3 节小课程两遍就让我强壮到了前所未有的程度。现在我一次差不多能做 100 个俯卧撑了！我的体力之所以变好了，不是因为做了什么高强度的力量训练，而是因为完成了那些简短的线上课程。我和其他人一样，对改变身体仅需这么一点儿付出感到震惊。我必须告诉你，在 53 岁的年纪，我感觉棒极了。

我把我的故事告诉别人后，他们说："但我不想显得很壮啊。"我推荐的所有运动都属于体力增强训练，也就是需要短暂爆发力、

---

① 一款移动端社交应用，让用户能随时随地分享抓拍的图片。——译者注

仅利用自身体重的锻炼，除非你家里有个缩小版的你，能爬到你的背上。引体向上、仰卧起坐、俯卧撑、纵跳等基础的体力增强训练都能增加肌肉质量，但这只会让你达到看上去很自然、适合你身体的程度，根本不会让你显得壮。如果你变壮了，那就要观察一下自己都吃过什么，那可能才是原因所在。更多情况下，你身体的工作效率会变得比以往更高，最终让你成为更强大的自己。

健身又会如何？

如果你已经有健身的习惯了，那只有你自己才能评估健身是否消耗了你的总体能量：是让身体倍感压力，还是真的增强了体力；别忘了把生活需要的能量考虑在内。如果你把自己逼得太紧，那获得的能量回报可能就会越来越少。好的锻炼方式不该耗尽你的能量，让你整天躺在沙发上动弹不得。

有证据表明，早上健身能让体重降低，如果你想减重，那不妨一试。在 2019 年的一项研究中，北卡罗来纳州立大学教堂山分校（The University of North Carolina at Chapel Hill）的研究人员招募了 100 名超重又不爱运动的成人，让他们承诺每周运动 5 次，坚持 10 个月。他们可以选择在早上 7 点或晚上 7 点运动。尽管所有参与者每次运动都燃烧 600 卡的能量，但相较于晚上运动的人，早上运动的人体重明显降得更多。仔细观察他们的结果后，研究人员发现，相较于晚上运动的人，早上运动的人一天内吃得更少、动得更多。我们敢打赌，晚上运动的人因为能量低常吃零食！

但如果你的目标是让身体的运动表现更好，那你应该在晚上锻炼。根据 2019 年以色列的一项研究，晚上的代谢效率和运动效率更高。研究人员在两个不同的时间把夜行性老鼠放到跑步机上，一个时间是它们刚醒的时候，一个时间是它们要睡的时候。与早上跑的老鼠相比，晚上跑的老鼠在运动强度和速度方面整体表现要好 50%。不仅如此，研究人员还发现晚上跑的老鼠产生的代谢物更多，也就是由代谢而来的化学终产物更多，这意味着这些老鼠为获取能量燃烧了更多的糖和体内脂肪。由此可见，有效的新陈代谢能带来更多能量，提升运动能力。人体试验的结果与老鼠的一致。相较于早上运动的人，晚上运动的人运动效率更高。

如果除了做每天 5×5 运动，你还想保持健身计划，那请注意每种睡眠类型的最佳运动时间：

- 狮型：在你的肾上腺素开始分泌的早上 6 点运动，也可以等到下午 5 点再运动，那时你能跑得更快、练得更猛，而且更不容易受伤。
- 熊型：多数熊型在午餐或晚餐前运动能燃烧更多卡路里，并防止自己餐后吃零食。
- 狼型：对晚睡的狼型睡眠者来说，傍晚 6 点运动效率最高。这类人应该在晚餐前做一些力量训练或瑜伽。
- 海豚型：睡觉轻的你可以在早上 7 点半用运动让自己更清醒。为了延长并加深你短而轻的睡眠，你可以试试下午 5 点锻炼或晚上 10 点做修复性瑜伽。

⚡ **充能小贴士：**

在睡前 1 小时内进行剧烈运动可能会影响你的睡眠，但能够边说话边完成的中等强度运动不会坏了你的好觉。

⚡ ENERGIZE!

睡眠医生迈克尔说

睡眠和运动相辅相成，齐头并进，因此每个人的最佳运动时间是经过一晚上 7 ～ 8 小时的高质量睡眠之后。

高质量睡眠如何有利于运动？高质量睡眠能加快两次运动之间身体恢复的速度，增强耐力和体力，提高速度和精度，降低受伤的风险。

运动如何提高睡眠质量？运动能缩短入睡时间，延长睡眠时间，加长用于身体修复的深睡眠阶段的时间。

了解这些知识后，我走上了一条特别的运动之路。过去我每周要跑 3 次步，一般都在适合狼型睡眠者运动的晚餐前时段。但我的运动量根本不够，尤其是我出差的时候。我发现自己经常几小时都坐在飞机上或车里，然后就窝在酒店的房间里。除了跑步的时候，我经常久坐不动。

我开始意识到每天进行贯穿全天的运动要比每周 3 次高强度运动更有利于我的健康。斯泰茜说过许多次我需要改进我的运动方式，但奇怪的是我从没听进去过。后来，我听了托尼·霍顿（Tony Horton）为我所在的男性团体 METAL 国际做的演讲。托尼既是健身教练，也是 P90X 训练计划 ① 的创始人。他当时 60 岁了，但看上去也就 30 岁，身材真的棒极了。

团体里有人发问："托尼，你一周运动几天？"

他回答："我经常被问到这个问题。那让我问问你，如果你一周节食 3 天，你的体重会轻多少？"

这句话仿佛一吨砖头一样击中了我。人如果想改变，那就要每天都活在改变之中。就像斯泰茜一直告诉我的那样："别饿'死'自己，要'活'在其中。"

当我减少跑步量，并且全天专注于特定的运动时，我的体重开始下降，压力也明显得到了缓解，而且我感觉充满能量，甚至基本戒掉了咖啡（我不是刻意戒的，只不过不再需要它了）。

如果你想让自己的身体系统以最佳状态运行，那就按照我们说的，坚持每天 5×5 运动吧，它将让你的能量翻倍。

---

① 美国著名的高强度运动计划。——译者注

动起来

你每天总共只需运动 25 分钟，几乎不占什么时间。如果你不相信自己能腾出这么多时间，那就查查你的手机使用数据吧。你花了多长时间刷社交媒体？近期有研究建议人们每天使用社交媒体的时间不要超过 30 分钟。如果你每天花 1 小时刷社交媒体，那就把这段时间减半，用节余的时间来运动，这样就能实现既获得娱乐又让自己充满能量的双赢。大量研究显示，缩短使用社交媒体的时间能减轻抑郁症状和孤独感（两者都非常耗能），并增强自尊心（让人获得能量）。

前文说过，这 25 分钟的低强度运动不是一次性完成的。你要做的只是偶尔让能量爆发一下。

为了评估你的能量水平，你已经用手机在一天中的 5 个关键时间点设了闹钟，这 5 个关键时间点分别是：起床时、上午的中段时间、下午的中段时间、晚上、临睡前。无独有偶，这些时间也是你每天要运动的时间（是的，我们之前就考虑到这个了）。如果你不能在闹钟响起的时候放下一切动起来，那就在 20 分钟内找一个合适的时机运动。

所有能量类型都要进行 5 种不同的运动：

- 拉伸运动——增强柔韧性。
- 摇摆运动——克服久坐危害的良方。
- 跳跃运动——提供瞬时能量。
- 增肌运动——增加肌肉，更快燃烧卡路里。
- 平衡运动——增强身体的协调能力。

至于什么时候做哪种运动，那就取决于你的充能档案类型了。所有人都要在一天开始的时候进行拉伸运动，结束的时候进行平衡运动。剩下的摇摆、跳跃、增肌运动何时做，取决于你的睡眠类型。

狮型睡眠者醒来就要做拉伸运动。他们一天中注意力集中的时间出现得较早，所以需要在上午的中段时间进行摇摆运动，下午进行增肌运动。他们的能量会在晚上出现断崖式下降，所以要靠跳跃运动在他们最需要能量的时候帮助他们重振精神，最后在上床前的睡前准备时段[①]进行平衡运动。

熊型睡眠者的一天从拉伸运动开始。他们要在上午的中段时间做摇摆运动，下午做跳跃运动以重振精神，晚上做增肌运动，在身体还未开始充电的睡前 1 小时准备时段做平衡运动。这是大多数人一天的基本流程。

狼型睡眠者醒来先做拉伸运动。到上午的中段时间，他们要用跳跃运动清走迟迟不散的脑雾。他们在下午精神集中，常常忘记时间的流逝，这时需要做摇摆运动。之后，在晚上感觉自己能量最充足的时候做增肌运动。最后，在上床前的睡前准备时段做平衡运动，让活跃的大脑平静下来。

海豚型睡眠者经历一晚上断断续续的睡眠之后，需要做的第一件事就是做拉伸运动。之后在上午的中段时间进行跳跃运动，让还在昏睡的那一半大脑清醒过来。他们的能量峰值出现在下午，这是增肌的好时机。他们要在神经最为紧绷的晚上做摇摆运动，在上床前的睡前准备时段做平衡运动。

说到体型，慢型人群需要平衡有氧运动和力量训练，上述 5 种运动将满足这一需求。在慢型人群的充能方案中，我们建议增加一节跳跃运动，以加速新陈代谢。

中型人群可能会发现自己偏好某种运动，但我们强烈建议将 5 种运动全都做完。你现在可能不习惯做拉伸和平衡运动的动作，但会逐渐爱上它们的。

快型人群也将从整套运动中获益良多。在你的充能方案中，我们建议增加一

---

① 睡前准备时段（Power-Down Hour）是本书作者迈克尔·布劳斯提出的概念，指睡前 1 小时的前 20 分钟应完成手头的工作，为第二天做好准备；中间 20 分钟洗漱；最后 20 分钟安静休息。——译者注

节增肌运动，以保持你的肌肉质量。

表 4-1 是每天 5×5 运动的基础时间表：

表 4-1　每天 5×5 运动时间表

	起床时	上午的中段时间	下午的中段时间	晚上	临睡前
中型熊	拉伸	摇摆	跳跃	增肌	平衡
慢型熊	拉伸	摇摆	跳跃	增肌	平衡
中型狼	拉伸	跳跃	摇摆	增肌	平衡
慢型狼	拉伸	跳跃	摇摆	增肌	平衡
快型或中型狮	拉伸	摇摆	增肌	跳跃	平衡
慢型狮	拉伸	摇摆	增肌	跳跃	平衡
快型或中型海豚	拉伸	跳跃	增肌	摇摆	平衡
慢型海豚	拉伸	跳跃	增肌	摇摆	平衡

让你充满能量的每天 5×5 运动指南

以下是对 5 种运动的动作说明。在接下来为每种充能档案类型特设的章节中，我们将更加详细地介绍为期 4 周的运动计划中，每类群体应该做哪些运动。

免责声明：在你开始按照包括本计划在内的任何健身计划行动前，最好咨询一下你的医生。如果你因为任何身体方面的障碍无法完成这些运动，千万不要勉强进行！如果你在做这些运动时有任何疼痛的感觉，立刻停止运动！

拉伸运动

灵活机敏、充满能量的一天，从为你的脊柱热身开始。

为什么要做拉伸运动？是为了增强背部的柔韧性。更灵活的脊柱，可以加大你的动作范围、防止受伤、减少疼痛、缓解肌肉紧张、改善姿势和平衡、加强核心肌群。身体内的所有神经末梢都与脊髓相连，拉伸脊柱可以增加椎骨之间的空间，让神经不那么受挤压。

在哪儿做拉伸运动？可以在床上或床边的地板上。如果地板上什么也没有，那就铺上瑜伽垫。穿宽松的睡衣或只穿内衣做这些动作，裸着做也行！

做多久拉伸运动？5分钟。我们建议一开始先熟悉每个动作，一次只专心做一两个动作。熟悉后你可以每分钟做一个动作。

做多大难度的拉伸运动？从简单的动作开始，根据自己的舒适程度逐步增加难度。

要点：做拉伸运动时，深吸气，慢慢呼气，保持乐观积极的心态。为每个动作分配一定时间，在这段时间内坚持或重复这一动作。

1. 婴儿式

简单：跪坐在地板或床上，脚趾并拢，两膝张开。上半身放松，前倾下落，使腹部贴近大腿，胸部落在两膝之间。双臂向前伸展，呈 Y 形，前额贴在地板或床上，让自己就像陷在了这个姿势中。

中级：与简单的婴儿式姿势类似，不同的是双臂不要向前方伸展，而是置于身体两侧靠近身体的位置，手掌掌心向上，前额贴在地板或床上。

高级：先完成简单的婴儿式姿势，然后慢慢向右移动双手，拉伸左侧躯体，动作轻缓柔和。保持这个姿势呼吸 5 次，然后将双手移到中间位置。接着，向左移动双手，拉伸右侧躯体。不要着急，慢慢做。

2. 猫牛式

简单：双手撑在地板或床上，双膝跪地。吸气时，腰腹向下，躯体向前，使心脏的位置超过两手手腕。这是牛式，可搭配发出"哞哞"声。呼气时，弓起背，低下头，呈猫式，可选择发出"喵喵"声。保持脚背下压。吸气时，回到牛式；呼气时，回到猫式。随着呼吸的节奏反复做 10 次，动作幅度逐渐加大。

中级：完成 10 次简单的猫牛式动作后，回到双手撑地、双膝跪地的起始姿势，使脊柱呈自然弯曲状态。抬高左臂，努力向天花板伸展。这个姿势有助于缓解肩部和脊柱的紧张。保持住，呼吸 5 次。然后收回左手并撑地，回到脊柱呈自然弯曲状态的起始姿势，再抬高右臂，重复之前左侧的动作。

高级：完成 10 次简单的猫牛式动作，并向两侧扭转脊柱后，回到脊柱呈自然弯曲状态的起始姿势。脚趾踩地，膝盖离地，臀部向上抬起，呈下犬式。保持膝盖略微弯。头向下垂后上下点头，再左右摇头。

3. 斯芬克斯式

简单：以腹部为支点着地，两手掌向下置于头的两侧。上半身向上撑起，手肘着地，慢慢挺起背部。目视前方，眼神肃穆，想象自己是埃及的狮身人面像斯芬克斯。保持这个姿势，呼吸 5 次，上半身放松，回落到垫子上时呼吸 1 次。

中级：完成简单的斯芬克斯式动作，然后夹紧双腿，唤醒肌肉。保持这个姿势，呼吸 5 次，上半身放松，回落到垫子上时呼吸 1 次。

高级：完成简单的斯芬克斯式动作后，双腿着地支撑，慢慢用双手撑起上半身，直至伸直双臂，呈海豹式，使背部后弯得更深。在感觉舒适的范围内尽可能撑起上半身，保持这个姿势，呼吸 5 次。

4. 蜻蜓式

简单：平躺，双臂和双腿略抬起，离开地板或床面并用力伸展，想象通过伸展四肢来拉伸身体。保持这个姿势，缓慢呼吸 5 次，之后放松。

中级：翻身，腹部朝下，像在做简单姿势时一样进行全身拉伸，缓缓抬起双手双脚用力伸展。保持这个姿势，缓慢呼吸5次，之后放松。

高级：以腹部为支点俯卧，抬起双臂双腿，尽量抬高上半身，只有髋关节和腹部着地，呈超人式。保持这个姿势，缓慢呼吸5次，之后放松身体。

5. 炮弹式

简单：背部着地仰卧，弯曲膝盖，双腿向胸前靠近。如果可以的话，用双臂抱住小腿，用力向上拉。保持这个姿势，呼吸5次，之后放松。

中级：将膝盖置于胸前，让双腿倒向右侧，同时双肩不要离开地面。弯曲手肘，双手向上举，像仙人掌的分枝一样，头向左转，感受脊柱的扭转。保持这个姿势，呼吸5次。膝盖回到中间的位置，换边重复动作。

高级：将膝盖贴近胸前，脚底朝向天花板。双手抓住双脚外侧，使双腿张开、膝盖弯曲，呈快乐婴儿式。一次伸直一条腿，左右摇晃，使腰背部得到按摩。

摇摆运动

抖掉因久坐积聚的灰尘。

为什么要做摇摆运动？是为了放松僵硬的关节。坐的时间超过1小时，体液的流动速度就会减慢，可导致淋巴堵塞、血流减缓。摇摆能将血液和氧气运送到你的臀部、肩膀、脖子、腰背部。摇摆运动就好像给因长期处在同一位置而非常紧绷的肌肉和关节涂润滑油。这些动作不仅可以促进血液循环，还能消除紧张、减轻压力。

在哪儿做摇摆运动？桌边。

做多久摇摆运动？5分钟。我们建议你一开始先熟悉每个动作，一次只专心做一两个动作。熟悉后你可以每分钟做一个动作。

做多大难度的摇摆运动？从简单的动作开始，根据自己的舒适程度逐步增加难度。

要点：慢慢深呼吸。保持腹肌参与其中！在分配的时间结束前，重复每个动作。

1. 放松脖颈

简单：起身站立。双脚与肩同宽，一手扶桌，目视前方，下巴与地面平行，头部居中。在没有不适感的前提下，视线尽量向左移。之后让视线回到正中间，再尽量向右移。

中级：起身站立，肩膀向后舒展，头部居中。将两根手指放在下巴上，向后移动下巴和头部，用拉丁语数到 5（开玩笑）。之后放松头部，抬高下巴至水平位置，肩膀维持向下向后舒展的姿势。收紧下巴可以拉长颈椎，帮你重新调整姿势。

高级：起身站立，保持脊柱直立，向侧面伸展右臂，掌心向上。将右臂举过头顶，让右手停在左耳的位置。用右手轻缓地向右拉头，使脖颈向右弯曲，用日语数到 5（开玩笑）。之后使头部回到正中位置，放下右手。换边再做一遍。

2. 胳膊画圈

简单：为了活动肩关节，你要起身站立，向两侧伸展双臂，使身体呈 T 形，掌心向下。用双臂画小圈，圈的直径约 20 厘米。先顺时针画 10 圈，再逆时针画 10 圈。

中级：加大圈的直径，画直径约 30 厘米的圈。先顺时针画 20 圈，再逆时针画 20 圈。

高级：让圈的直径再大一些，画直径约 40 厘米的圈。先顺时针，再逆时针各画 30 圈。

3. 摆腿

简单：起身站立，双脚与肩同宽，用双手扶桌，保持平衡。把重心放在右腿上，像钟摆一样前后摆动左腿。之后换腿重复动作。

中级：起身站立，用双手扶桌，保持平衡，进行双腿的左右横向摆动。将右腿抬起，伸到身前。脚距离地面 15 厘米，以结实的股四头肌和强大的核心肌群为支持，左右摆动右腿，活动髋关节。之后换腿重复动作。

高级：起身站立，用双手扶桌，保持平衡。将右腿抬起，伸到身前，脚距离地面 15 厘米。用脚尖画小圈，顺时针 25 圈，逆时针 25 圈。之后换腿重复动作。

4. 新月弯腰

简单：起身站立，双臂向上举过头顶，向天空伸展，手指交叉。向上拉伸全身，缓慢呼吸 5 次。然后使双臂向右侧倾斜，臀部向左移，使身体呈新月形。保持这个姿势，数到 5。然后身体回到正中位置，再向左侧倾斜使身体呈新月形，保持这个姿势，数到 5。之后回到正中位置，放下双臂，置于身体两侧。

中级：双手再次伸向天空，身体向两侧倾斜，完成简单的新月弯腰姿势后，回到正中位置。膝盖微弯，向下弯腰摸脚趾。缓慢呼吸，慢慢尝试伸直双腿。保持这个姿势，数到 5。之后回归站立姿势。

高级：双手伸向天空，完成简单的新月弯腰姿势。双臂后移，慢慢前推髋，向后弯腰，双手够向身后的墙壁。保持这个姿势，数到 5。回归垂直站立姿势，然后双臂前移，向前折叠身体。之后恢复站立姿势，放下双臂。

5. 扭转躯干

简单：双脚与肩同宽站立，双臂侧平举，弯曲双肘，前臂像仙人掌的分枝一样向上抬起。之后左右转动上半身，保持双臂与肩膀处在一个水平面上。

中级：站立，双臂向前伸展，肘部微弯，身体向左扭转，右臂向左侧对着空气水平出拳。身体向右扭转，左臂出拳。

高级：这次不用保持双腿伸直，而是在每次扭转时微蹲一下。在扭转和出拳时弯曲膝盖，当身体回归正中位置时伸直双腿，之后向另一边扭转和出拳时再次弯曲膝盖。

跳跃运动

让心跳加速。

为什么要做跳跃运动？是为了瞬间增加能量。跳跃会释放令人愉悦的多巴胺、血清素和让人充满能量的肾上腺素。在你最需要能量的时候，跳跃比浓缩咖啡和糖分更能为你快速补充能量。跳跃能提高心率、加快血液流动，让身体充满新鲜的氧气，像野火一样燃烧卡路里，提高身体的协调性，增强骨骼，降低受伤的风险。近期有研究显示，每天跳跃 10 分钟为心脏带来的好处和慢跑 30 分钟一样。对想减重的慢型和中型人群来说，跳跃能提高运动后的过量氧耗，也就是说它让你在停止跳跃后还能继续消耗一会儿卡路里，提高了燃烧卡路里的能力。这就好像让你的收益翻倍了一样。

在哪儿做跳跃运动？可以在户外找一个能补充维生素 D 的地方，不然找一块 3 米乘 3 米大小的空地也行。

做多久跳跃运动？ 5 分钟。我们强烈建议你先熟悉每个动作，5 分钟内只完成一两个动作即可。当你认为适应后，可以选两个动作，每个动作做 2 分钟，中间休息 1 分钟。

做多大难度的跳跃运动？从简单的动作开始，根据自己的舒适程度逐步增加难度。

要点：在分配的时间结束前，重复每个动作。保持核心肌群收紧，令腹肌参与其中！

1. 开合跳

简单：双脚并拢站立，双臂置于身体两侧。跳跃时分开双脚，与肩同宽，同时抬高双臂，举过头顶，让身体呈海星状。再次跳跃，两腿并拢，同时双臂落下，放在身体两侧。如果胸部大幅晃动令你不适，可将双臂交叉放在胸前完成此动作。

中级：在简单的开合跳基础上，当你以直立姿势落地要再次起跳时，增加一个向左或向右扭转躯干的动作。

高级：在简单的开合跳基础上，当你跳跃分开双腿时，先下蹲，再跳回直立姿势。

2. 波比跳

简单：简单的波比跳就已经颇具挑战性了！等你习惯这个动作后，会感觉容易一些。先站直，然后屈膝弯腰，用双手手掌撑地。双脚后撤跳跃，使身体像平板一样，然后双脚向前跳回原位。起身再做个纵跳。

中级：依次完成站立、屈膝弯腰、后撤跳后，做一个俯卧撑。再回到站立姿势，做一个纵跳。做俯卧撑时可以保持双腿伸直，也可以双膝着地。

高级：高级波比跳又称大猩猩波比跳，即俯卧撑波比跳之后加一个深蹲。先站立，屈膝弯腰，手掌撑地，双脚后撤跳，使身体像平板一样，然后做俯卧撑，再让身体抬起至深蹲姿态，之后跳跃，恢复站立。光是想想就觉得很累。如果没有强健的核心肌群和较强的心肺功能，你很难完成这个动作。

3. 滑冰跳

简单：站立，上身前倾。双臂置于身后，双手放在骶骨上。抬高右腿，横向向右跳跃，以右脚着地。之后横向向左跳跃，以左脚着地。

中级：向右跳时，右臂向后摆动，左臂向前摆动；向左跳时，左臂向后摆动，右臂向前摆动。着地时，保持平衡一两秒，以提高核心稳定性。

高级：在完成中级滑冰跳的动作时，加上摸脚趾的动作。当右脚着地时，左手向下摸右脚趾；当左脚着地时，右手向下摸左脚趾。瞬间完成跳跃动作和保持平衡的动作！

4. 欢呼跳

简单：站直，弯曲膝盖，向空中猛地跳起。如果可以的话，给自己录个视频，看看你能跳多高。5 厘米？8 厘米？试着一次比一次跳得更高吧！

中级：站在楼梯底部，跳上第一级台阶。跳回楼梯底部，再跳上第一级台阶。

高级：跳上楼梯的第二级台阶，也可以跳到一个非常稳固的长凳或箱子上，然后小心地跳下来！

5. 蹦跳

简单：唤醒你内心那个 8 岁的小孩，开心地在房间里蹦蹦跳跳绕圈圈。

中级：加快蹦跳的速度，就好像你内心的小孩刚在庙会上吃到棉花糖！

高级：充能蹦跳。这次看看你每次能跳多高，摆动手臂以助力，膝盖向上抬起以加强跳跃。注意跳跃的幅度。

增肌运动

增强肌肉，让自己感受到能量。

为什么要做增肌运动？是为了练出肌肉并留住肌肉。我们去任何地方、做任何事情都需要肌肉的帮助，除非我们能留住已经练成的肌肉，否则随着时间的流逝，肌肉也会逐渐消失。从30岁开始，人体肌肉质量每10年就减少3%～8%。肌肉越少，人体就越容易受伤，患肥胖症、胰岛素抵抗、骨质疏松症、心脏病、关节僵硬的概率也就越高，就连身高都可能缩水。对慢型人群来说，增肌是提高身体运行效率的关键。如果这是你追求的目标，那不妨一试。在近期一项研究中，研究人员将参与者分成3组，分别是完全不运动的人、每周运动4次且只做有氧运动的人、每周运动4次且只做力量训练的人。18个月后，每周运动4次且只做力量训练的人轻了8千克，是3组中减重最多的一组。增肌和跳跃一样，在停止运动后依然能让身体继续燃烧卡路里。增肌的美妙之处在于，肌肉燃烧热量的能力会变得更强。也就是说，当你窝在沙发上沉浸于电视剧剧情的时候，你的肌肉也会默默地帮你消耗热量。

在哪儿做增肌运动？可以在任何有沙发或椅子的地方。

做多久增肌运动？5分钟。我们建议你一开始先熟悉每个动作，一次只专心做一两个动作。熟悉后，你可以每分钟做一个动作。

做多大难度的增肌运动？从简单的动作开始，根据自己的舒适程度逐步增加难度。

要点：在分配的时间结束前，重复每个动作。你说想练腹肌？让腹肌参与进来！

1. 蹲起

简单：一手扶着沙发背或椅背，想象那是芭蕾舞演员用的把杆。双脚打开，与臀部同宽，向下半蹲，之后回到开始的姿势。

中级：站在沙发或椅子前面，让你的小腿后侧距离沙发或椅子 10 厘米远。屈膝直至臀部刚好碰到沙发坐垫，之后迅速起身，恢复站立姿势。

高级：你一定会有离开沙发去方便的时候。方便之后，让臀部在马桶上悬停一会儿。卫生间也可以成为你的私人健身房，利用每时每刻增肌，让自己充满能量吧！

2. 仰卧起坐

简单：平躺在地面上，膝盖弯曲，双脚着地。手指交叉，双手置于脑后。在天花板上找到一个与你胸部对齐的点，温柔地注视它。深吸气，利用你的核心肌群，在呼气时向前上方抬起头、脖子、肩膀，之后缓缓吸气的同时放松身体，上半身回到地面。一边这样做一边听播客，你会得到前所未有的收获。

中级：平躺在地面上，手指交叉，双手置于脑后。双腿抬起，膝盖弯曲，小腿与地面平行。进行仰卧起坐时用左肘去碰右膝，之后扭转身体用右肘去碰左膝，再躺回地面。为了让动作更慢、让你更专注于自己的动作，试着在做每一侧的仰卧起坐时都保持两秒，再放松躺回地面。

高级：平躺在地面上，双臂、双腿向外伸展，使身体呈 X 形。用你的右手去触碰左脚，之后用左手去触碰右脚，保持头、脖子、双肩抬离地面。

3. 臂屈伸

简单：坐在沙发或椅子边缘，双脚放平。将手掌平放在臀部旁边的沙发或椅子边缘，手指朝外。现在向前移动臀部，使其离开沙发，用双手双脚支撑你的身体。慢慢降低臀部，直至距离地面 15 厘米的位置。手掌向下按压，利用你的肱三头肌抬起身体。

中级：面向沙发，站在沙发前方有些距离的位置。将双手放在沙发边缘。保持身体在同一平面上，仅用双臂支撑，下落、撑起你的身体，完成站立式俯卧撑。注意沙发的稳定性，做的过程中如果滑动，很容易受伤。

高级：在做上述站立式俯卧撑时，在身体下落的同时向后抬起右腿，仅用左脚支撑身体。做完一组后换腿重复动作。

4. 踢腿

简单：左侧卧位躺在地板或床上，右腿伸直，绷紧右脚，脚尖朝下，上下抬放右腿 50 次。之后翻身抬放左腿。再翻身重复动作。

中级：平躺在地面上。双腿并拢，利用核心肌群抬高双腿，离地 15 厘米左右。之后想象自己在仰泳，双腿像拍打水面一样抬放。

高级：面向地面双手撑地，双膝跪地，抬起右腿，使脚跟指向天花板，向后踹，就好像你要踹飞谁一样！确保你用脚跟向后踹时，始终保持脚底朝向天花板，同时收紧核心肌群。

5. 靠墙蹲

简单：走到墙边，背部靠墙下蹲，使双腿呈倒 L 形，大腿与地面平行，坚持 10 秒。恢复站立姿势后重复这一动作。也许你的大腿会哆哆嗦嗦！但尽量坚持吧。

中级：在完成简单的靠墙蹲动作后，不再保持不动，而是轮流抬起左右腿，就像你在行进中一样。

高级：在完成简单的靠墙蹲动作后，轮流向前踢左右腿。记得收紧核心肌群，让腹肌参与其中。

平衡运动

以身体为中心，平静你的大脑。

为什么要做平衡运动？一是为了提高身体协调性，随着年龄的增长，你需要这方面的练习；二是为了让身心平静下来。你一天中的大部分时间在为自己的身体和头脑充能。睡前，把你对生活的担忧都放在虚拟的书架上吧，这样才能让你的身体电池重新充满电，为第二天做好准备。在本计划中，所有充能档案类型的人群都应在睡前准备时段开始时，关闭电子产品、洗个澡、读读书、聊一些轻松的话题，在精神上松弛下来，让身体和头脑从清醒状态进入困倦状态。在这 1 小时内完成的平衡运动要胜过任何安眠药。当你单脚站立、专注于不要跌倒时，你将避免自己陷入反刍思维。反刍思维不仅推迟你的入睡时间，而且会让你陷入焦虑不安的梦境。

平衡运动配合呼吸练习还能使镇静效果倍增。肺也需要运动！练习腹式呼吸。吸气入腹，吸气时数 4 下，屏息保持时数 4 下，呼气时再数 4 下，这样就能刺激从颈部延伸到肠道的迷走神经。受到刺激时，迷走神经会关闭负责格斗 - 逃跑反应的交感神经系统，打开负责休息和消化的副交感神经系统。腹式呼吸会让身体停止分泌让人感到压力的皮质醇，同时加量释放有镇静作用的血清素，以此来加强褪黑素的睡眠诱导作用。

在哪儿做平衡运动？任何你能独处的安静之处，如浴室、卧室、步入式衣帽间等都可以。

做多久平衡运动？5 分钟。我们建议你一开始先熟悉每个动作，一次只专心做一两个动作。之后可以选择整整 5 分钟只做一个动作，也可以多做几个动作。

做多大难度的平衡运动？从简单的动作开始，根据自己的舒适程度逐步增加难度。

要点：你能想到吗？这些动作全都是为了训练腹肌，简直应该给腹肌戴上戒指订个婚。记得慢慢进行深呼吸！在分配的时间结束前，保持动作标准。

注意：如果你有平衡方面的问题，请用一只手扶支撑物（如墙壁或家具）来保持稳定。

1. 树式

简单：站立时，将重心移到左脚上。把右脚放到左脚踝或左膝盖以上的大腿内侧。双手放在胸前合十，呈祈祷状，看向前方一个固定的点。如果你失去平衡，那再试一次，之后换腿。

中级：在简单树式动作的基础上，双臂抬高，举过头顶，身体像树杈一样呈Y形。保持这个姿势有节奏地呼吸，之后换腿重复动作。

高级：完成以右腿为重心的树式动作后，向前抬高左腿，能抬多高就抬多高，试着使左腿与地面平行。尽可能长时间保持这个姿势，之后换腿重复动作。

2. 数字 4 姿势

简单：站立，抬起右腿，将右脚踝置于左膝处，使身体呈数字4的形状。双手放在胸前合十，呈祈祷状，看向前方一个固定的点。保持这个姿势的同时进行腹式呼吸，之后换腿重复动作。

中级：在简单的数字4姿势基础上，稍稍弯曲支撑腿，身体向前倾，使上半身与地面呈45度角。这时，你会感到臀部受到轻微拉伸。目视前方，不要往下看！保持这个姿势的同时进行腹式呼吸，之后换腿重复动作。

高级：高级的数字4姿势就是瑜伽的脚趾站立姿势，这是一种马戏团成员才会做的动作，所以就算你做不到也不要在意。先完成简单的数字4姿势，之后弯曲支撑腿，身体向前倾，直到双手能触碰到地面。继续向前弯曲支撑腿，直到你能用前脚掌找到平衡。之后，慢慢抬起上半身，双手放在胸前合十，呈祈祷状。这个动作很难，非常具有挑战性。尝试完成吧！

3. 踮脚尖

简单：站立，双眼看向前方一个固定的点。双手置于胸前合十，呈祈祷状，踮起脚尖。这个姿势叫作手掌式。保持这个姿势并有节奏地呼吸。

中级：在手掌式的基础上，双臂抬高，举过头顶，使身体呈 Y 形。保持这个姿势并有节奏地呼吸。

高级：即便是手掌式这样简单的平衡动作也能变得极具挑战性——只要你闭上双眼。再做一次手掌式，不过这一次，当你以祈祷状保持稳定后，请闭上双眼。你会失去平衡，不过没关系！再试一次。

4. 鹰式

简单：站立，弯曲膝盖。抬起左腿，用左腿从前向后缠绕右腿。如果可以的话，试着把左脚绕到右小腿后侧。如果你觉得做不到这个姿势，那保持左腿缠绕右腿的姿势就好。尽可能长时间地保持平衡，之后换腿重复动作。

中级：这次加上手臂动作。无论你的左脚能不能绕到右腿后侧，在以左腿缠绕右腿的姿势保持平衡后，将左臂放到右臂下方，并将右肘放在左臂的臂弯处。试着双手手心相对，十指交叉，然后抬高缠绕的双臂，让双手与脸齐平。保持这个动作直到失去平衡，之后换腿重复动作。

高级：先完成双腿、双臂缠绕的鹰式动作，之后大幅弯曲支撑腿的膝盖，臀部后移，上身前倾，同时收紧核心肌群，目视前方。保持这个姿势，之后换腿重复动作。

5. 舞者式

简单：站立时，向后抬起左脚并弯曲左膝，使左脚跟靠近左臀。用左手抓住身后的左脚。以右脚为支撑保持平衡，直到跌倒，之后换腿重复动作。

中级：先完成简单的舞者式动作。以右腿为支撑，弯曲左腿，用左手抓住身后的左脚并向着天花板抬高右臂。身体慢慢前倾，右臂随之缓慢下落。左手越用力将左脚拉近臀部，前倾时就越能保持平衡。保持这个姿势，之后换腿重复动作。

高级：在中级舞者式动作的基础上，保持身体前倾，直到与地板呈 45 度角。持续用手握住脚，并慢慢抬脚，直到脚的高度与头齐平。这个动作非常困难，需要力量、柔韧性、平衡能力，以及大量的练习。但当你掌握了这种平衡后，就会感到非常自豪，这个动作会令你充满成就感。记住，你是在练习瑜伽，不是要表演完美的瑜伽。多尝试，别放弃。

每天 5 × 5 运动处方

这些能让你白天充满能量、晚上睡个好觉的小刺激，可实现拉伸脊柱、放松僵硬的关节、提高心率、锻炼肌肉、关注身心的效果。为了将它们更好地融入你的生活，以下是我们的一些建议：

- 万事俱备。完成每天 5 × 5 运动不需要特殊的装备。如果你碰巧有瑜伽柱，可以在做拉伸运动时用上它；便宜又容易买到的迷你蹦床能减轻跳跃运动对关节的影响；如果你有普拉提弹力带，可以在做摇摆运动时用它加强动作效果。

- 根据自身情况，决定运动难度。你在做每个动作时都可以自己选择完成简单、中级或高级的版本。无论处于哪个健身水平，每个人都可以完成任一难度的动作。但有时候你可能只想做简单的动作，有时候又想挑战高级的动作。你会逐渐熟悉每个动作，先从简单的开始，然后感受一下你的身体想做何种难度的动作，愿意的话就升级到中级和高级的动作。

- 你不会汗流浃背。不用担心自己需要在工作时间洗澡或换衣服。这些动作会在短时间内让你的能量爆发，快速向懒散的肌肉供氧，同时，为了让你的身体充满能量、大脑清醒，这些动作会将你的心率提高到合适的程度，但不会让你大汗淋漓。如果说这些动作会给你带来什么改变的话，那就是会让你染上点儿红晕，皮肤有点儿亮晶晶的。把它想成自然的妆容就好。

- 补水！每次运动结束后，喝一整杯水。不过做完平衡运动后别喝，因为你不会想在睡前胀满膀胱。不补水，就脱水！如果你想让能量流动起来，那就让水充满你的身体吧。

- 尽力而为，保持开心。如果你每次做不了 5 分钟，那就做 2 分钟。如果你一天做不了 5 次运动，那就做两次。你每运动 1 分钟，就代表少坐 1 分钟，而这一定会为你带来好处。几小时后，你总要进行下一次运动，那便是让你能量爆发的又一次机会。

◎ **本章要点**

- 一切证据都表明，如今我们使用电子设备的时间长得前所未有，运动的时间却短得前所未见。
- 久坐对我们的健康危害极大，会增加罹患致命疾病的风险。
- WHO 的新建议敦促人们多运动，高强度和中等强度的运动都要做。
- 多运动会让你睡得更香，从而获得更多能量，能做更多运动……逐渐形成良性循环。
- 每天 5×5 运动能增加你的能量，加速新陈代谢。
- 为了让你的整个身体一整天都充满能量，你需要用拉伸运动增强柔韧性，用摇摆运动活动僵硬的肌肉和关节，用跳跃运动提高心率，用增肌运动锻炼肌肉，用平衡运动提高协调能力。
- 根据不同人群一整天的能量需求，我们为每种充能档案类型的人群定制了特别的每天 5×5 运动计划。
- 一旦你养成运动习惯，就再也不会想停下来了。

✊ **现在就行动！**

　　熟悉每个动作吧。你不必着急尝试，可以先读读说明。好吧，如果你迫不及待，那就试着做几个。这些动作都挺有趣的，我们已经坚持好多年了！

第 5 章

进食能量：何时吃比吃什么更重要

能量不是无穷无尽的。这一点众所周知，因为人人都曾有过累得几乎睁不开眼的时候。能量消耗需要不断得到补充。我们的身体就像汽车、手机或其他任何靠汽油、电池、电力等燃料运行的科技产品。如同太阳能电板需要阳光，风力涡轮机需要风，我们也需要不断为自己的供给线注入燃料，否则就会被迫在生活中滑行前进，直到油箱见底、彻底罢工。下面几点至关重要，需要牢记：

睡眠可以给身体电池充满电。

运动可以使身体电池变得更强劲。

燃料，也就是我们吃下去的东西，则可以维持身体电池的电量。

燃料的质量就像汽车汽油的等级，决定了人体系统的运转情况。高质量的燃料可以保持发动机的清洁，防止出现故障。我们向注册功能性营养教练萨拉·雷格（Sarah Wragge）咨询了适用于所有充能档案类型的宽泛准则。她与斯泰茜共同主持着一档播客节目《道》（*The Way*）。以下是她的建议：

- 补水。大多数人对自己的脱水程度没有意识，运动狂尤其如此。当身体缺水时，我们可能会将口渴信号误认为是饥饿，并因此进食，并没有给身体补充它真正需要的东西。在睡眠期间，我们会因呼气而失去多达 1 升的水，所以每天早起后，我们要补充 500 毫升水，以此开启新的一天。每次运动后，再补充 250 毫升水（再强调一遍，平衡运动后除外）。全天都要时不时地喝水，但不要在吃饭的时候喝，因为水会稀释消化酶。睡前 1 小时也要停止喝水，以免起夜。一天内，我们需要喝 2 升水。凉茶也算，但含咖啡因的饮料不算。

- 控制酸性食物的摄入。你必须保持身体的酸碱平衡。偏酸性的食物包括酒、咖啡、肉类、谷物、糖、口感较甜的水果、糖浆等。摄入酸性食物后，你的身体会被迫努力调节，以恢复中性状态——这是能量的浪费。更重要的是，酸性体质会让你想要摄入更多酸性食物，这就是所谓的"糖招糖，酒招酒"。如果你多吃能使身体 pH 值偏向碱性的食物，如绿叶蔬菜、十字花科蔬菜、鳄梨、小扁豆、豆角，那么你的身体就更容易保持酸碱平衡，也不会再馋糖。这才是终极的饮食自由。

- 避免摄入添加糖。大多数人没有意识到像速溶燕麦片、能量棒、低脂酸奶等食物中含有多少糖分。如今，糖被添加到一切食物中。即便查看食品标签，你可能也看不出食品公司使用的那些"代号"里有哪些就是糖，如有机甘蔗等。要避免摄入添加糖，最简单的方法就是完全避开加工食品。人们至少不会在菠菜、苹果里添加糖分。

- 摄入更多纤维。膳食纤维可以延缓人体对碳水化合物的吸收并减少胰岛素的分泌，让人有饱腹感。高纤维食物包括芹菜、菜花等蔬菜，苹果、梨等硬水果，大多数坚果，以及亚麻籽、奇亚籽等种子。

- 吃水果有讲究。如果你想减肥或担心患上糖尿病，那就避免吃高糖水果，如香蕉、核果、柑橘、甜瓜和葡萄，它们会使胰岛素和血糖水平升高。像浆果这样的低糖水果不失为更好的选择。务必在空腹时吃水果，不要与淀粉、蛋白质混着吃，否则它们会在肠道中发酵，产生气体，导致腹胀。为了减缓胰岛素的分泌，请将水果与脂肪搭配食用，苹果配有机杏仁奶油就是很棒的组合。

- 控制动物蛋白的摄入。你不需要每餐都吃动物蛋白，如萨拉的饮食搭配为 80% 的植物蛋白和 20% 的动物蛋白（精肉）。关注你吃的肉来自生长在什么环境的动物。如果条件允许，尽量选择本地、有机、基本或完全草饲、散养的动物。因为这些动物吃过的东西最终都会转化为自身的一部分，进入你的口中，所以它们的食物来源也很重要。

- 控制谷物的摄入。谷物是酸性的，容易引发炎症，不利于人体免疫系统。藜麦、粟、荞麦等复合碳水化合物不易消化吸收且富含纤维。它们是种子，不是谷物。请选择藜麦，而不是意大利面。如果你一定要吃面包，请选择更容易消化的酸面团或发芽谷物面包。建议成人每天摄入谷物 200 ～ 300 克。

- 别吃乳制品。先说句抱歉。如果你非要摄入乳制品，请确保它是全脂、有机、来自草饲动物的。请选择山羊或绵羊奶酪，如希腊羊奶奶酪、西班牙曼彻格奶酪，而不是牛奶制品。可以尝试用燕麦奶、杏仁奶、椰奶等代替纯牛奶，用印度酥油 ① 代替黄油。

- 多吃蔬菜。绿叶蔬菜、十字花科蔬菜……农贸市场里几乎所有蔬菜都是你可以放开吃的食物。但薯类的每日摄入量建议控制在 50 ～ 100 克。

- 选择坚果。选择未加工的坚果，最好是本地的有机坚果。不吃所有烤过的、盐渍过的、有糖衣的坚果。腰果和花生容易受到霉菌的侵染，并且会引起炎症，所以也别选。

睡眠医生迈克尔说

我想补充一点儿关于糖和睡眠的信息。根据近期发表在《临床睡眠医学杂志》（*The Journal of Clinical Sleep Medicine*）上的一项

---

① 印度酥油也叫澄清黄油，是从黄油中提取出来的纯油，去除了黄油中的乳糖、酪蛋白和水。

研究，高糖分摄入与较轻且修复性较差的睡眠有关。而且你吃的糖越多，你就越想吃糖，夜间尤其如此。这会进一步干扰你的休息。另外，因为睡眠不足会使体内的饥饿激素——胃促生长素增多，所以第二天醒来时你会饥肠辘辘。这是贪婪的恶性循环。

促进睡眠的食物包括高纤维蔬菜，它们既美味，又能加强昼夜节律。色氨酸是一种有助于调节褪黑素的化学物质，羽衣甘蓝和西兰花是色氨酸的重要来源。蘑菇富含维生素 D、维生素 B_2 和维生素 B_3，它们都是加强昼夜节律的重要物质。南瓜是 α-胡萝卜素的天然来源，这种营养素已被发现可减轻入睡障碍性失眠的症状。

γ-氨基丁酸是一种能改善睡眠质量的神经递质，而富含镁的食物有助于让人体内的 γ-氨基丁酸保持在健康水平。人体不会自然产生镁，必须通过含镁的食物进行补充，如黑巧克力（每日摄入量控制在 30 克以内）、绿叶蔬菜、多脂鱼（如鲑鱼和鲭鱼）、藜麦、荞麦、亚麻籽、奇亚籽、南瓜子、豆类、坚果和鳄梨。

香蕉是高糖水果，萨拉把它列在了禁食清单上。不过香蕉皮的镁含量是果肉的 3 倍。想要获取镁的同时避免摄入糖，你可以试试我拿手的香蕉茶配方。睡前 1 小时，来一杯香蕉茶，你就能放松下来；压力很大的时候也可以用它来解压。做法如下：

1. 彻底清洗香蕉，去除污垢、细菌和杀虫剂。最好选用有机香蕉。
2. 将香蕉的头、尾部各切掉 5 毫米左右。
3. 不剥皮，将香蕉水平切成两半。
4. 将两片香蕉放入装有 3 杯开水的锅中，煮沸 3 分钟，直到香蕉呈褐色。
5. 将香蕉水过滤，倒入杯中。
6. 如果有需要，饮用时可以加少许蜂蜜或肉桂。

我们已拥有让我们发光发亮的一切能量

脂肪是我们体内质量最佳的能量来源。

如果你点燃一勺猪油，相比点燃等量的糖，它要烧得更久、更慢。大多数人很幸运，自身已经携带丰富充足的脂肪。这些脂肪就等着有朝一日派上用场，为我们高效、稳定、持续地供给能量。你现在可能很讨厌肚子上或大腿上的脂肪，但它的存在是有意义的——这团湿软黏糊、难以把控的物质为你准备好了能量，它是你在这个星球上的最佳能量来源！

在英语文化中，人们将身上发胖的部位称为 spare tire（意为"备胎"）或 saddlebag（意为"鞍囊"）。这个形容实在精准，因为这些部位的确就是我们储存备用能量的地方。另一个迷人的表述是 historical fat（意为"历史脂肪"）。

不过，历史脂肪不一定会为你所用。如果你想调动身体使用这些脂肪，你只需要在某些时段进食，而在另一些时段停止进食。这种方法叫作间歇性禁食法，它可以帮你把已有几十年历史的脂肪细胞榨干，并利用这种优质的能量来源为你的美好人生提供燃料。

科学家已经发现了个体利用体内脂肪最简单也最快速的方法，而这一切都与时机有关。大量的新研究发现，什么时候吃比吃什么、吃多少更重要。

进食窗口期通常是持续的 8、10 或 12 小时。这期间，你的身体会利用其摄入的碳水化合物，为自身要完成的一切提供能量，如消化食物、保持血液流动、增长肌肉、再生细胞、在办公桌前打字、让大脑运转。

禁食窗口期通常是持续的 12、14 或 16 小时。这期间，你的身体会消耗完剩余的所有碳水化合物，然后就会因为没有新的燃料而启用脂肪来作为能量来源。人体在多长时间后能切换到脂肪燃烧模式，由个体自身的代谢速度和体重决定。肥胖者需要的时间比瘦子要长得多。

慢型的人读到这里可能会想："所以，即使我和快型的人禁食一样长的时间，我燃烧掉的脂肪也不会和他们一样多。这不公平啊！"

你是对的。这是不公平，但现实就是如此。接受现实，然后把关于你的身体如何运转的知识转化为鼓舞和激励自己的能量吧！

少即是多

"吃得少，能量多"这一概念似乎有悖常理，毕竟我们有生以来听到的都是食物会给人以能量。不错，我们的确需要食物来维持身体机能，但间歇性禁食的目的不是让自己挨饿。你可以摄入和平时等量的卡路里，只是要把吃的行为控制在一个更短的特定时段内。

接受"连续 12 ~ 16 小时一口都不吃"的概念，会给你带来一种精神上的转变（补充一句，这其中有 6 ~ 8 小时是睡眠时间）。相对地，如果你坚持一日三餐，睡前还常常吃夜宵，那么所有这些食物会给你的身体提供过剩的碳水化合物。这些碳水化合物就会转化成脂肪，被装进"鞍囊"里。这可不妙，因为你没有在使用身体储存的脂肪，而是在增加它。

当然，这不是你的错。人的身体已经进化到尽量储存脂肪的阶段。早在穴居时代，我们的祖先经常几天都吃不上东西，但他们体内储存的脂肪能保障他们不会饿死。如果没有这种储备专属紧急备用燃料的天赋，人类这个物种不可能延续到今日。问题是在现代，食物丰富充足，导致人体只会徒增脂肪储存量。人体增重的能力相当了得。如果我们不停地吃，我们就会越来越胖，直到严重超标的体重将我们杀死。

就算你长时间只吃水果、蔬菜、精肉和全谷物食品，身体的新陈代谢模式也是通过分解碳水化合物而非脂肪来获取能量。只有当碳水化合物用完后，你才会切换到燃烧脂肪的模式，而达到这一模式的唯一方法就是长时间禁食。请提醒你自己：禁食不是挨饿，而是为你的身体创造机会，让它可以使用你吃下的食物！

间歇性禁食和燃烧脂肪的益处都已经得到证实。更少的进食时间意味着：

更多的酮体。 也许你听说过高蛋白、高脂肪的饮食法，如生酮饮食法和旧石器饮食法。这些方法对饮食的限制很多，目的是将身体的新陈代谢模式从以葡萄糖（糖）为基础转变为以酮为基础。酮体是肝脏通过代谢脂肪来获取能量时产生的分解产物。根据 2019 年《新英格兰医学杂志》（*New England Journal of Medicine*）上发表的一项研究，当你实行 12 小时或更长时间的间歇性禁食计划时，无论你吃什么，你的身体都会以酮为基础代谢。所以，如果采用这种饮食法，你可以继续吃面包或水果，只是要给身体留出足够的时间来燃烧掉所有碳水化合物，从而把体内脂肪作为燃料释放出来。

更健康的细胞。 研究发现，间歇性禁食能提高人体的抗压能力、延长寿命，并降低癌症和肥胖症的发病率。为什么间歇性禁食有助于预防癌症呢？除了释放脂肪为身体提供燃料，间歇性禁食还能激活神经细胞自噬这一自然机制。神经细胞自噬就是清理老化、受损的细胞（或者说自由基），并再生出崭新的细胞。"自噬"是一个有趣的词，在这里是指全身的修复和细胞的再生。通过间歇性禁食，你就可以进入这种治愈状态。

更快的新陈代谢。 间歇性禁食会把你的身体机能调到更高的挡位。在澳大利亚近期的一项研究中，超重的女性参与者被要求进行 8 周的间歇性禁食和高脂肪饮食。研究结束时，她们的能量消耗值增加了（该研究中，能量消耗值指的是用于维持身体功能的卡路里值，不算运动消耗的部分）。难怪参与者的体重下降了，但她们做的不过是在生活中燃烧更多脂肪罢了。

强化的昼夜节律。 授时因子指任何促使身体昼夜节律发挥作用的外部或内部因子。例如，黑暗这种授时因子会触发褪黑素的释放，让人感到困倦。当我们的生活节奏与体内的昼夜节律同步时，我们的身体运转就会如丝般顺滑。近期有研究发现，间歇性禁食就是一个强大的授时因子。在一项研究中，科学家将实验小鼠分为两组。一组随意进食，另一组间歇性禁食。尽管所有小鼠消耗的卡路里都一样，但随意进食组的体重增加了，而间歇性禁食组的体重没有增加。而且后者的酮代谢量明显上升，促使昼夜节律基因表达增强。在这些生化作用下，间歇性禁食组小鼠在清醒的时候更有活力，在休息的时候更容易入睡。每天都在同一时间进食与每天都在同一时间起床一样，有助于强化身体的昼夜节律。保持一致性是其中的关键。当你的昼夜节律变得可预测后，它就会更有效率地运转，并带给你更多能量。

更健康的选择。当一个人在深夜嘴馋时，他可不会伸手去拿胡萝卜和芹菜。英国国民饮食和营养调查（United Kingdom's National Diet and Nutrition Survey）的研究人员收集了 1 177 名成年人 6 年间的饮食数据，包括他们一天中吃了什么、在什么时候吃的。研究人员发现，平均而言，参与者一天中 40% 的卡路里是在傍晚 6 点以后摄入的，而更早停止进食的参与者摄入的卡路里相对少很多。根据所有参与者的食物日记，傍晚 6 点以后摄入的食物质量最差，这些食物高盐、高糖且不含碳水化合物。

更多的好脂肪。我们都知道好胆固醇和坏胆固醇之间的区别。高密度脂蛋白（high-density lipoprotein，HDL）是好的，它会把胆固醇带给肝脏，以过滤出体外；低密度脂蛋白（low-density lipoprotein，LDL）是坏的，它会黏附在动脉上，堵塞血流，导致心脏病。

脂肪也分两种。白色脂肪组织（white adipose tissue，WAT）是晃动的历史脂肪。每个人都有历史脂肪，需要用它们来隔热保温，并在食物匮乏时避免被饿死。如果体重达到肥胖的程度，WAT 就会变成坏脂肪，增加人体患糖尿病、某些癌症、心脏病等相关疾病的风险。

另一种脂肪被称为褐色脂肪组织（brown adipose tissue，BAT）。BAT 存在于婴儿、冬眠动物，以及成年人的肌肉、肩膀、背部和胸部中，其颜色来自密集且富含营养的线粒体。这些线粒体在燃烧脂肪以提供能量时会产生热量，这一过程就是所谓的产热。

WAT 是一种优良的燃料来源，比葡萄糖更好。而 BAT 是我们体内燃料中

"辛烷值"最高的。BAT 燃烧时会从内部加热身体，并释放微量营养物质、增加能量消耗、降低体重。年轻时，BAT 随用随取。但随着年龄的增长，身体拥有的好东西就越来越少了，而 WAT 的积存量却超过了正常的需要。

在前文提到的澳大利亚研究中，超重女性参与者在 8 周的间歇性禁食期间，经历了一个脂肪褐变的过程，该过程称为招募（recruitment）。其间，她们体内的一些 WAT 变成了 BAT。这意味着：就身体脂肪成分和脂肪燃烧能力而言，参与者在短短两个月内就变得"更年轻，也更热辣了"。

关于间歇性禁食的好处，我们还需要再多说什么吗？

你的充能方案中的一切——为高质量睡眠调整作息、贯穿全天的运动、间歇性禁食，都能促进 BAT 的招募。

遵循充能方案，你的身体就会由内而外发生改变。

间歇性禁食会让你的脂肪细胞带着使命冲入全身血液，为肌肉、大脑和其他器官提供充足的能量，协助它们顺利完成工作。利用你的脂肪去大大促进细胞的修复和再生过程，增加皮肤中的胶原蛋白，赋予你的身体更强的自愈力。通过将 WAT 转化为 BAT，你的身体将成为一把"人类火炬"，把多余的体重融化送走。

⚡ 充能小贴士：

只要在当天的早些时候停止进食，并在第二天的晚些时候开始进食，每个人都可以让自己全身充满能量。

对大众而言，"禁食"这个词听起来就很劝退，让人联想到吃完主餐后饿到半死的极端体验。但是，你完全可以放宽心。禁食不等于饥荒，你也不会感到痛苦。研究发现，禁食会提高人体内瘦素的水平。瘦素能带给人饱腹感，所以也被称为饱腹激素。禁食后，经过大约两天的短暂适应期，饥饿激素胃促生长素就会停止抱怨，而能量消耗模式的转变则会开始发挥作用——加速新陈代谢、稳定血糖水平、降低食欲、改善大脑功能、增强免疫系统。你会感到精神抖擞，随时可以出发、行动，与此同时，饥饿感已被消灭得一干二净。

ENERGIZE！

迈克尔的间歇性禁食实验

我是中型体型，但进入 40 岁后，我的体重逐渐增加。

我决定对自己进行间歇性禁食实验，试试它在减肥、睡眠和能量方面会带来多大效果（最后一点是我最在意的）。众所周知，吃到撑得慌会让人变得迟钝拖沓。暴饮暴食是能量黑洞，那么每天只在 8 小时的窗口期进食就会增加能量了吗？

我的第一个实验比较简单，禁食 16 小时，进食窗口期为 8 小时，即"16:8 计划"。这看起来并不难，因为至少有 6 小时的禁食时间是在睡眠中度过的。一开始，我对具体的时间安排也没有多考虑，只是想自己一般会在下午 2 点左右感到饿，所以就从那个点开始吃，晚上 10 点停止就好。

第一周，我的体重就下降了。我的卡路里摄入量如预期的那样减少了。而且，我还注意到，虽然我吃得少了，但我也没有以前那么饿了。以前，我一直习惯性地每隔 3 小时进食一次。但是，当我停止这种吃法后，我的身体在几天内就适应了，而我脑中那些提醒"你现在该吃点儿东西了"的习惯性警报也不再响起。

3 周后，我对食物选择进行了实验。我想看看如果在间歇性禁食期间吃垃圾食品，还能不能减肥。连续 30 天，我每晚都会把整整 500 毫升的冰激凌吃光（请别学我）。这么大量的糖分和乳制品让我腹胀难受。第二天早上，拜气胀痛和拉肚子所赐，我并没有能量满满，不过前一晚吃冰激凌的时候，我的确很享受！一个月后，我上秤了。结果是我的体重没有丝毫减少，但也没有丝毫增加。

通过亲身实验，我发现我的最佳进食时间在下午 4 点到晚上 10 点。这比我推荐给大多数人的时间要晚，这是因为天黑后，我还需要吃东西。不过，我直到午夜 12 点或凌晨 1 点才睡，所以即便吃得晚一点儿，还是可以空腹上床休息。空腹睡眠可以改善睡眠质量，还会降低胃酸反流和其他消化问题的风险。照这个时间表作息，我的身材变好了——我减掉了 9 千克。

哪种饮食方式最适合你呢？我们会根据你的睡眠类型和体型给你提供一个大概的时间表。通过反复实验，并将能量管理看作你对自己进行的有趣实验，你可以微调这个时间表，然后获得令你难以置信的结果。

间歇性禁食新规则

一直以来，我们大家都被灌输了一些关于饮食和能量的规则，并且从小就按照这些规则生活。间歇性禁食证明了其中一些规则是错的，或者虽然做法是对的，但另有其他原因。

老规则：早餐是一天中最重要的一餐。

新规则：早吃对身体能量有好处。

除了能享受吐司煎鸡蛋的美味，早餐还有很多好处。在英国一项为期 6 周、针对 21 ～ 60 岁成年人的实验中，一半参与者被要求每天吃丰盛的早餐，另一半参与者则被要求禁食到中午。研究人员用以下 3 个指标评估了参与者的能量平衡情况：（1）静息代谢率，即人在静态下维持生命所消耗的卡路里值；（2）身体活动产热量，即运动时消耗的能量；（3）能量摄入量，即摄入的食物量。

该研究的特别发现：（1）对于较瘦的参与者，吃早餐会导致运动产热量上升，这意味着快型和中型的人在早餐后，能通过身体活动燃烧更多的卡路里；（2）就下午和晚上的血糖水平而言，吃早餐的人比不吃早餐的人更稳定，这对于有胰岛素抵抗遗传倾向的慢型人群来说可是一个能救命的发现。如果你担心罹患糖尿病，每天吃早餐可能是个好主意。①

老规则：晚餐应该是一天中最丰盛的一餐。

新规则：晚吃会招来问题。

许多美国人在成长过程中，早餐吃一碗麦片，午餐吃一份三明治，晚餐吃一大盘丰盛的食物外加甜点。用餐量每天从少到多。其实，反其道而行之会让人更健康、更有能量，至少能避免患上夜食症，在天黑后吃下占全天卡路里摄入量25%及以上的食物。在以色列的一项研究中，研究人员将超重和肥胖的女性参与者分成两组，并对她们的卡路里摄入量进行监测。在为期12周的研究中，第一组每天吃大份的早餐、中份的午餐和小份的晚餐；第二组每天吃小份的早餐、中份的午餐和大份的晚餐。两组参与者的体重都减轻了，腰围也缩小了。但早上吃得多的人减得更多，并且她们的血糖、胰岛素、甘油三酯和胃促生长素水平也较低，而晚上吃得多的人甘油三酯水平上升了14%。就每一项健康指标及食欲控制情况而言，早上吃得多的人都要更好。

如果你希望只改变一个饮食习惯就获得巨大的能量增益，那就请在每天的最后一餐之后，不要再吃零食。

老规则：为了获得更多能量，全天每隔3小时吃一次。

新规则：在固定的时间，每天吃两顿饭和一份零食。

还记得"嘴不停"的吃法一度盛行吗？当时的饮食潮流认为摄入食物会促进人体新陈代谢，因此倡导人们每天吃6顿甚至更多的小餐。但事实恰恰相反。人在吃东西的时候，新陈代谢水平会停留在空挡的状态。实际上，健康的吃法是将每天的进餐频率减少到两餐，或两餐中间外加一顿过渡的零食，并在第二餐（较晚的一餐，无论是在传统的午餐时间，还是在传统的晚餐时间摄入的）和第一餐

---

① 如果你患有糖尿病，我们不推荐你采取间歇性禁食计划。在对你的营养和饮食计划进行任何改变之前，请咨询内分泌科医生。

（较早的一餐，无论是在传统的早餐时间，还是在传统的午餐时间摄入的）之间保证一段较长的禁食时间。这么做可以减少炎症（癌症、糖尿病、心脏病的致病因子），改善昼夜节律（晚上拥有更好的睡眠，白天获得更充足的能量），促进细胞修复和再生（预防疾病、抵抗衰老），并加强肠道菌群的功能（减少腹胀和胀气，更好地吸收营养）。

慢型代谢和胰岛素

对慢型人群来说，碳水化合物会对他们的能量和健康造成破坏。如果你属于慢型，请注意：你吃的每一口碳水化合物都会转化为糖。你的胰腺会对这些由膳食带来的糖产生反应——释放胰岛素。然后，胰岛素会与细胞膜上特异的受体结合，让葡萄糖进入细胞，成为你的能量来源。除了调节血糖，胰岛素也在脂肪代谢中发挥着作用。如果你长期摄入过多的糖，胰腺就会释放更多的胰岛素来控制血糖水平，但协助将糖运送到细胞的受体也会因此无法正常工作。它们会对胰岛素不再那么敏感，最终甚至产生胰岛素抵抗。膳食中的糖分无法进入血细胞后，就会转化为脂肪，长期驻扎在你的腹部和臀部。你摄入的糖越多，胰岛素抵抗就越强，你积累的脂肪也就越多……这列火车的下一站是糖尿病、癌症、不孕症、高血压和心脏病。你的身体渴望摄入最能伤害你的东西，这的确没天理，但这就是你要面对的不幸现实。你最好尽早了解这些情况，接受事实，然后采取一些简单易行的步骤来避免最坏的结果。

仅上文提到的这一个原因，慢型就比快型和中型更受益于间歇性禁食。我们建议慢型的你每天禁食 16 小时，这么做会限制胰岛素的释放，让你的身体对它更敏感。换句话说，如果你让你的胰腺好好休息 16 小时，再摄入碳水化合物，你的身体就会对胰岛素做出应有的反应——将糖分运送到细胞中以获取能量，加速脂肪代谢，预防糖尿病，而且你也不会觉得那么容易饿了。

你的昼夜节律对应何种禁食计划

以下三个步骤，可以计算出适合你的时间表，了解你的充能目标。

1. **咨询你的医生**。间歇性禁食计划并非适合所有人。如果你患有进食障碍（包括暴饮暴食问题）或糖尿病，如果你正在使用胰岛素或服用其他一些药物，那么都不能进行间歇性禁食。在改变任何饮食模式之前，请咨询你的医生。如果得到了医生的许可，请继续下一步。

2. **以入睡时间减去 3 ~ 4 小时，得到"最后一口"的时间**。饱腹状态下睡觉会导致消化问题、干扰睡眠，并对睡眠质量产生负面影响。

- 狮型：入睡时间是晚上 10 点，"最后一口"不应该晚于晚上 7 点。
- 熊型：入睡时间是夜里 11 点，"最后一口"不应该晚于晚上 8 点。
- 狼型：入睡时间是午夜 12 点半，"最后一口"不应该晚于晚上 8 点半。但越早停止进食，对你的健康越好。
- 海豚型：入睡时间是午夜 12 点，"最后一口"不应该晚于晚上 8 点。不过，正如你将在表 5-1 中所看到的，我们建议这类群体更早停止进食。

在约翰斯·霍普金斯大学的一项新研究中，男性和女性参与者被分为两组。两组都佩戴活动追踪器，并通过体脂扫描和血液检测接受了严格的评估。一组在晚上 10 点吃晚餐，另一组在傍晚 6 点吃晚餐，而两组都在夜里 11 点上床睡觉。两周后，与早食者相比，晚食者不仅体重增加了，血糖水平也升高了 20%，脂肪燃烧能力则降低了 10%。

第一组中，习惯早起的狮型被迫在自己的自然入睡时间后进食。这一群体在整个研究中的表现最差。习惯晚起的狼型没有受到晚上 10 点才吃晚餐的影响，因为他们原本就习惯比熊型和狮型更晚进食、消化和代谢。可以长期在晚上 9 点以后进食的只有中型狼、快型海豚、中型海豚，其他群体都容易因此血糖飙升，并增加罹患致命疾病的风险。

3. 从"最后一口"的时间点算起，加上适当的小时数，得到"第一口"的时间。

禁食的时间长短取决于新陈代谢的速度。

快型：我们建议你采用"12：12 计划"（12 小时禁食，12 小时进食窗口期），以加强你的昼夜节律，并给自己多多创造进一步加速身体代谢的机会。

中型：我们建议你采用"14：10 计划"（14 小时禁食，10 小时进食窗口期）。你的禁食时间越长，释放的体内脂肪就越多。

慢型：我们建议你采用"16：8 计划"（16 小时禁食，8 小时进食窗口期），以释放体内大量脂肪、调节食欲、降低血糖和胆固醇水平、增强胰岛素的敏感性。

表 5-1　建议每种充能档案类型采纳的进食窗口期

中型熊	上午 9 点到晚上 7 点
慢型熊	上午 10 点到傍晚 6 点
中型狼	上午 10 点半到晚上 8 点半
慢型狼	中午 12 点到晚上 8 点
快型狮和中型狮	早上 7 点到晚上 7 点
慢型狮	上午 10 点到傍晚 6 点
快型海豚和中型海豚	上午 9 点到晚上 7 点
慢型海豚	上午 10 点到傍晚 6 点

你的进食窗口期是＿＿＿＿＿＿＿＿＿＿＿＿。

斯泰茜的间歇性禁食生活方式

从小我就不喜欢在早上吃大餐。我是那种爱吃士力架、早餐麦片或麦圈的孩子。我还记得母亲会在清晨的餐桌上摆放切得完美无瑕的苹果和鸡蛋，而我只会在她的手提包底部搜刮零钱，好在早上7点开课前从公交车站的自动售货机上买点儿吃的。

饥饿感对我来说是可控的。说实话，我很享受身体不消化食物时的轻盈感。我觉得我挺幸运的——从未患上过贪食症等进食障碍，对自己的身体也没有扭曲的观念。我一直都有运动基础，所以到了50多岁，我的身体状态还是很不错。

当我意识到，间歇性禁食是我一直在玩的一项"食物运动"时，我自造了一个词"IFing"①。说起"IFing"，我其实一开始并没有刻意去践行什么禁食法，就是在机缘巧合下养成了习惯。我记得那段时间因为口腔溃疡严重，我吃得少了，而且只在上午11点半左右教完动感单车课后，甚至到下午1点时才有胃口。如果我前一天的晚餐时间在傍晚6点左右，那就意味着我在不知不觉中已经禁食接近16～18小时了。但我喜欢这种用餐规律带给我的感觉，而且我的腹肌也变明显了。

我把这事告诉了我的好友兼播客伙伴——营养大师萨拉·雷格。她听完说："你，我的好朋友，正在进行'16：8间歇性禁食计划'，这就是为什么你的肌肉线条看起来无比分明！"好吧，那我就继续禁食下去吧！

间歇性禁食对我有用，但不一定对你也有用。如果你饿的时候会超级烦躁，要你等到饭点才能吃东西，你就想撞墙或把手机直接扔到水沟里，那么我也许会修改一下计划再推荐给你。

如今，间歇性禁食已经成为我生活方式的一部分，但它不是我的主人。我会选择做或不做：大部分时间我做，偶尔不做。度假的

---

① IFing 为 intermitten fasting（间歇性禁食）的首字母缩写 IF 加第二个单词的后缀 ing。——译者注

时候，我很可能就会把它抛到一边，或者隔天进行一次。我过着属于我的生活，间歇性禁食并不掌控我的食物选择。90% 的时间，我吃得很健康；10% 的时间，我会给自己来一个美味的甜甜圈、一杯可乐、一份薯条和一根热狗（不是同时吃！）。答应我，如果你选择禁食，你要保持对自己吃什么的控制权，并且在禁食的时候也不会变成一个脾气暴躁的混蛋。

禁食路上的生活

一旦你习惯了禁食和它带给你的能量增益，你就会爱上禁食计划。在你开始禁食计划之前，下面这些对我们有用的金玉良言或许也能帮你平稳过渡到新的饮食生活中。

- **当你开灯时，进食时间就结束了。** 白天是进食的时间；夜晚是禁食的时间。即便是像迈克尔这样，一天中最后一餐吃得比其他群体都要晚的狼型，也可以试着限制日落后的进食行为。
- **补水。** 一般来讲，水分充足意味着每天摄入 2 000 毫升水或凉茶。喝水会减弱人全天而不仅仅是禁食期间的饥饿感，并且改善睡眠质量、延长睡眠持续时间。但千万别在睡前 1 小时内灌下 500 毫升的液体，不然你绝对会起夜。
- **每一口都很重要。** 我们送你这句话，不是想劝你少吃糖，也不是想要求你多吃植物性食物。我们关心的是，你摄入的食物及你的进食时间从能量层面来说让你感觉如何。关于这点，你需要经常问自己一个问题："如果我现在吃下这种食物，我会有什么感觉？"用可能会让你感觉很糟的食物试一试，牢记你的体验。

进食兼容性

　　我们应该制作一款 T 恤，印上"禁食路上的生活"，以免你在禁食时间段和他人相约在餐厅或咖啡馆碰面时面露难色。

　　如果你的伴侣或朋友习惯于晚间用餐，而你"最后一口"的时间是傍晚 6 点，那么你们在饮食方面就有兼容性问题。与人共餐既是一种享受，也是全世界通行的一种交流方式，有助于建立情感纽带。你的禁食时间表不应该影响你和别人一起吃饭。以下是应对当今晚食社会的一些变通办法。

- 在当天早些时候，一起吃一餐。在参加我们充能档案类型调查的人中，有一对慢型熊与中型狼夫妻。两人的晚餐时间不同，但早餐时间一致。他们调整了以往传统大多数人的做法，不再安排晚上共进大餐，而是改为每天上午 10 点半一起用餐。新的饮食计划让他们得到了和以前一样多的亲密交流时间，只是时间变了而已。
- 坐下，点茶。并不是在场的每个人都做完全相同的事，才算他们拥有共同的经历。你享用你的花草茶或无咖啡因咖啡（不要加牛奶和糖，否则就破戒了），他们享用他们的美食，就这么聊聊彼此的近况，也未尝不可。在一起才是目的。
- 强调健康。间歇性禁食是为了你的健康！如果你对某种食物过敏，没人会因为你不吃这种食物而为难你。如果有人因为你在某个特定时间不吃东西就对你翻白眼，那你只需说"我的血糖和胆固醇指标不太好，这个饮食计划是我的疗法之一"或"我的体重有问题，按计划饮食能让我更健康"，仅此而已。

◎ 本章要点

　　高质量的燃料可以保持发动机的清洁，防止故障。对人体来说，高质量的燃料即植物性食物（水果、蔬菜、坚果、全谷物）和瘦肉蛋白（是的，肉也算）。糖类和谷物会堵塞我们的身体机器，削弱我们的能量系统。

- "辛烷值"最高的燃料是已经储存在体内的脂肪。
- 限制每天的进食时间，可以让体内脂肪变为能量，这种方法称为间歇性禁食法。
- 间歇性禁食已被证明可以减轻炎症、加速新陈代谢、降低罹患癌症和肥胖症的风险、改善睡眠、让人做出更健康的选择、削弱饥饿感，并将"坏脂肪"转化为"好脂肪"。
- 吃得越早，越有利于健康，越能增强对疾病的抵抗力。
- 如果医生允许你尝试间歇性禁食，那你可以从一个新的进食时间表着手，立刻开始从内到外改变你的身体。根据你个人的充能档案类型，尝试禁食 12、14 或 16 小时吧。

✊ 现在就行动！

1. 审视自己的食物选择。想一想有哪些方法可以让你减少糖、乳制品和碳水化合物的日常摄入量。开始有意识地做出改变，选择更多的精益蛋白质食物和植物性食物。
2. 开始计算自己每天的饮水量，并试着减少苏打水和能量饮料的摄入量。
3. 注意自己每天卡路里摄入量的平衡情况。你在天黑后摄入的卡路里占全天总量的几成？想一想怎么做可以把这个占比降下去。
4. 进一步探究间歇性禁食计划。

第 6 章

情绪能量：积极情感让能量快速上涨

当快乐在你心头油然而生的时候，它会带给你巨大的能量。但是，迈克尔在攻读临床心理学博士学位期间认识到，当一个人过度重视幸福时，他有可能因为自身心理状态未达到预期的幸福程度而失望、沮丧、愤怒。尝试获得某种感受或对自己"应该"如何感受寄予很高的期望，会严重消耗一个人的能量。每个人都想要得到幸福，但规定自己必须幸福却可能适得其反，并让自己筋疲力尽。

幸福不可强求，不要把精力浪费在追求幸福上。

不过，为获得积极情感而努力是值得的。

↑积极情感是一个心理学术语，指个体对自己做出的有关自身、生活、人际交往的决定感觉良好。注重睡眠、坚持运动、建立饮食计划是获得积极情感的最好方法。让已知的正能量来源充实你的生活，会让你的身心都变得更好、更强壮。留意你的健康和能量状态，就如同把自己直接连上了一个原子反应堆。你能确确实实地感受到身体电量在噌噌上涨。

↓消极情感指个体对自己在生活中做出的决定感觉糟糕。这种情绪会让人变得无精打采，只想躺平。我们都体验过这种感觉：当我们与伴侣或同事发生冲突、感觉自己是个失败者或犯了令自己追悔莫及的错误时，我们就会自责，受到消极情感带来的伤害。但在消极情感方面也有积极的消息——科学发现，只有当个体与消极情感做斗争时，能量才会被消耗。

情商是理解和回应自己与他人感受的能力。波兰的一项研究考查了这种能力和睡眠类型之间的关系。不出所料，研究人员发现，习惯早起的人在上午更有精神（感觉良好），而习惯晚睡的人则在天黑后到达能量高峰。面对一天能量的起起伏伏，情商较高的参与者会顺势而为。当他们高兴、亢奋时，他们就去做事；当他们沮丧、低迷时，他们就去休息。而情商较低的参与者则会在消沉时试图强撑过去，并因此承受更大压力、消耗更多能量。

研究人员总结道："这些结果表明，情绪昼夜变化的个体差异受多种因素影响，包括能量的内源性（内部）节律、全天社交活动的分布，以及人们对自身能量水平的认识。"

只要意识到你的情绪和能量在一天中会起伏不定，你就可以通过增强积极情感，提升能量水平，改善自身体验。

保持积极情感的秘诀，就是把情绪看作激素，接受其存在自然的起伏状况。情绪起伏本就是我们与生俱来的，没有人可以一直保持沉着冷静。情绪永远平稳实际上也不健康，变化很重要。如果我们允许自己有情绪，就不会浪费精神能量去对抗它们、否定它们。从化学层面来说，情绪能量是生理性的。当身体释放多巴胺和血清素（让人快乐、愉悦的激素）时，你会感觉良好，变得愉悦，能量也随之提升。而当身体释放皮质醇等应激激素时，你就会感到紧张和烦躁。

当然了，情绪不仅与激素有关。当一件事发生时，我们也会产生相应的感受。虽然我们无法控制事情的发生，也无法控制随之而来的情绪反应，但我们可以选择接纳自己的感受，而不是试图改变现实，徒然耗费能量。

当我们顺应自己的感受，并遵循身体的昼夜节律时，我们就会获得能量和信心，相信自己可以驾驭生活抛来的任何事情。人最大的能量来源就是忠于自我，即便紧张、生气或难过。从这点来看，你内心的声音既可以平复你，也可以摧毁你。因此，你需要留心自我对话对你感受的影响。

幸福的悖论就是：比起试图只感受一种情绪，允许自己去感受所有情绪可以给人更多能量，也更容易做到！这听起来绝对属于能量增益。

情绪兼容性

每种睡眠类型都以某些可能造成人际冲突的习惯、人格特质和情绪特征（见表 6-1）而闻名，而冲突本身就是一种情绪黑洞。但这并不是说，你不该与其他睡眠类型的人做朋友或成为恋人。人际交往的背后有许许多多的心理因素在发挥作用，如果有人能满足你的情感需求，那就太好了！不同睡眠类型的人，如神经质的海豚型和叛逆的狼型能否一同找到爱和友谊，仅取决于一个因素，那就是两人感情的深浅。任何组合都可以通过努力而变得协调匹配。换句话说，在一段关系中，两个人都要尽可能地深入了解彼此。对方有什么人格特质，在一天中的哪个时段感觉很好，哪个时段又偏好独处——有了这些信息，你就可以更好地接受对方原本的模样，就像你希望对方接受原原本本的自己一样。知识就是力量，力量就是能量。

表 6-1　每种睡眠类型的特点及欢乐与低迷时段

睡眠类型	特点	欢乐时段	低迷时段
狮型	认真、上进、内向、乐观	早上 6 点到下午 3 点	晚上 8 点到晚上 10 点
熊型	冷静、友好、外向、灵活	中午 12 点到晚上 7 点	早上 7 点到上午 11 点
狼型	容易激动、叛逆、喜欢冒险、喜怒无常	晚上 8 点到中午 12 点	早上 8 点到下午 3 点
海豚型	神经质、聪慧、忠诚、偏执	下午 4 点到晚上 8 点	早上 6 点半到下午 2 点

情绪能量增益

除接纳我们的情绪，以及欢乐时段和低迷时段的存在以外，积极的行动也会增强积极情感。遵循科学的睡眠、运动、饮食时间表，是采取积极行动的一个范例。此外，还有一些行动也能帮你提升情绪能量，可以随时为你的身体增加一两格电。下面就是我们推荐的行动，你可以在情绪低迷时或任何需要给自己打气的时候尝试它们。

欢 笑

笑是最好的良药，也是强大的能量来源。它可以增强免疫系统，让身体更轻松地运转，而不至于在与疾病的斗争中过劳。它会刺激身体释放多巴胺、内啡肽和血清素，从而提高能量，同时又会抑制应激激素皮质醇和肾上腺素的释放。诚然，应激激素会在瞬间让你能量大增，助你逃离如老虎一样危险的存在，但一旦能量高峰过去，你就会筋疲力尽。永远敞开心扉，让自己如实地感受生活，但不要长久地陷在任何一种情绪中。否则，你会踏上一条通往奇怪人生的道路。

观看喜剧《办公室》（*The Office*）或永不过时的《超级名模》（*Zoolander*），大笑一场，可以提升情绪，而好的情绪又有益于其他能量来源，如睡眠。在印度一项针对养老院里老年失眠症患者的研究中，研究人员将参与者分成了两组，一组接受笑声疗法，另一组接受渐进式肌肉放松疗法，对比哪种疗法更有助于睡眠。结果证明，笑声疗法比渐进式肌肉放松疗法更有效，也更有趣。说起来，《谐星乘车买咖啡》（*Comedians in Cars Getting Coffee*），有人看过吗？

我们无意给你一堆相关研究的信息，但下面这个研究真的把我们逗乐了，必须分享给你。在日本的一项研究中，研究人员将正在哺乳 6 个月以内婴儿的母亲分成两组，要求一组在晚上 8 点观看查理·卓别林的经典喜剧《摩登时代》（*Modern Times*），另一组则收看一档极其无聊、时长为 1.5 小时的天气节目。研究人员每 2 小时收集一次参与者的母乳，直到第二天早上 6 点，然后检测了这些样本中的褪黑素水平。

⚡ 充能小贴士：

睡前笑一笑，除可以促进分泌带给人能量的激素、提升情绪以外，也能让人睡得更香，第二天更有精神。

结果发现，观看卓别林电影的参与者母乳中的褪黑素水平有所升高。如果这些参与者没有整晚哺乳，她们会更快入睡，也会睡得更久。

听音乐

音乐可以给大脑的愉快中枢直接注入一剂多巴胺，并减少皮质醇的分泌。与他人一起聆听音乐，如在音乐会上或集体治疗中听音乐，可以缓解抑郁症状，并让人更加自信、积极。当老年人聆听欢快的音乐时，即便那段音乐只是背景音乐，他们的认知能力也会得到增强——处理信息的速度更快，记忆力也更敏锐。

当你需要快速提振精神时，你可以有策略地利用音乐来提升自己的能量。也许，你在不知不觉中已经这么做了。例如，如果你是熊型，你可能边收听 20 世纪 80 年代的流行歌曲广播，边做饭，而这恰恰给了你歇口气、缓一缓的时间。如果你是狼型，你可能会在早上通勤时听经典摇滚乐，以摆脱残留的睡意造成的脑雾。

⚡ 健身教练斯泰茜说

我超爱把不同时代的音乐组合成一个个播放列表！我为我生活中的每一项活动和我的 SoulCycle 课程都专门制作了音乐播放列表。我的学员只想从我这里获得最好的体验。当他们步入动感单车课的教室，听到欢快的旋律时，虽然他们的身体还没有踏上由我为他们创建的旅程，但他们的大脑已经因为音乐而进入了状态。在之后 45 分钟的旅程中，他们的情绪会持续地释放出来。音乐是我团体健身课的隐形魔法，它让人们的头脑在短时间内就从过去的记忆中挣脱出来，直抵未来。

即使你因为抑郁或疾病而变得情绪低落、行动迟缓，听一听你最喜欢的音乐（或者准确地说，任何音乐），也会让你感觉好一些。在近期巴西的一项研究中，研究人员让在放射科治疗的患有乳腺癌或妇科癌症的中年女性参加了 10 次音乐治疗。尽管疾病缠身，但参与者报告说她们的疲劳感和抑郁症状有所缓解，并且总体生活质量有所提高（积极情感）。如果音乐都能为癌症患者带来能量，那它能给你带来什么？尽情展开想象吧！

做个善良人

善待一切，尤其善待自己，是一种能给人注入能量的生活态度，它不仅可以提升情绪、消除紧张心理，还能改善睡眠。根据一篇针对 17 项研究的综述，具有较强自我同情心（能接受自身错误、原谅自身失败、避免自我批评思维）的参与者报告的睡眠问题较少；而"对自己冷酷"（冷酷到令人颤抖）的参与者更难入睡，更难在夜间保持睡眠状态。

对他人的同情也会给我们带来积极的影响。在德国和瑞士近期的一项合作研究中，研究人员将参与者连接到功能性磁共振成像（functional magnetic resonance imaging，fMRI）仪上，并让他们在观看一系列展现他人身陷困境的视频后，描述自己的感受。这项任务激活了他们大脑中与移情性痛苦相关的区域。之后，这些参与者参加了为期一天的慈悲冥想训练课程，在课上学习了冥想技巧，以及如何对所有人产生仁爱之心。课后，他们的消极情感得到了抑制，而与积极情感相关的大脑区域被激活了。他们观看了相同的视频，但由于有了更好的视角，他们的大脑反应与之前不同了。

一个小小的善举就足以改变情绪并产生能量。即便只是对一个看起来很沮丧的人报以微笑，也能为你的灵魂注入活力。付出看似消耗能量，而非增加能量，但也许打开心扉帮助他人比紧闭心门更有助于减少能量消耗。我们没有这方面的研究数据，这只是我们个人的理论。

⚡ 健身教练斯泰茜说

ENERGIZE！

嗜酒者互诫协会鼓励协会成员保持忙碌，因为当他们无所事事时，酒瘾就会发作。他们有个信条，叫服务于人，指通过帮助别人让自己忙起来。当你帮助别人时，你会把自己的个人情绪抛诸脑后，也不会沉浸于往昔美好的回忆之中。你的身体还会在瞬间分泌大量多巴胺和血清素，产生一种可能会帮助你摆脱酒精的强烈快感。

尽己所能为他人提供帮助是一种非常有效的充能方法。这是我做慈善工作的一个主要原因。我喜欢帮助他人，喜欢为有意义的事业筹集资金。而我也知道，我的付出会换回更多收获。

我相信，目标的存在对一个人的能量状态至关重要。对我来说，我的人生目标之一就是帮助他人，而这个目标提升了我的能量，让我感觉很棒——是爱释放了"爱情激素"催产素。无论我做什么，我都会奉献自己，当教练的时候尤其如此。我引导人们达到他们能量最高的状态，而对于我，为他人这么做就是这世上最强大的能量泵。

沐浴自然光

我们在社交媒体上对数百人进行了一项调查，询问："在关键时刻，是什么给了你能量？"大多数回答涉及共同的主题，比如，锻炼、给朋友打电话、和宠物一起玩、烘焙、观看英国广播公司（British Broadcasting Corporation，BBC）的悬疑片、冥想、做瑜伽、读书、跳舞、做首饰。

名列榜首的回答是在森林、海滩、城市公园或河边，听着音乐、有声读物或者什么也不听地散步或远足。

你的祖母可能常把一句话挂在嘴边："去院子里玩玩，你就会好受些了。"其实，这话是有科学依据的。户外是最可靠也最容易获取情绪能量的来源。在发表于《生态心理学》（*Ecopsychology*）杂志上的一项研究中，研究人员将 181 名参与者分成了 4 组：室内锻炼组、室内休息组、户外锻炼组、户外休息组。他们的目的是测试参与者在步行与静坐时、在户外（真实的自然环境中）与室内（模拟的环境中）的心境、能量、疲劳感和注意力的变化。哪个变量最能消除疲劳感？是运动，还是环境？事实证明，身在户外是最重要的因素。获得最大积极情感的参与者是户外锻炼者。

如果你有 15 分钟的空闲时间，并且急需按下重置键，将自己身体和情绪的状态由负转正，那么对你而言，在街区散步远胜于在室内放松。

加强运动

我们想再次强调，运动是适用于所有人的情绪助推器。

在 2019 年的一项研究中，波兰华沙大学（University of Warsaw）的研究人员调查了近 100 名 30 多岁的 CrossFit 锻炼者，分析他们在情绪、锻炼时间和睡眠类型层面的交叉点。研究发现，无论何时锻炼，所有睡眠类型的参与者都报告了以下 3 个情绪指标的显著改善：能量唤醒（感觉精神）、快乐情调（感觉良好）、紧张唤醒（感觉烦躁和糟糕）。无论属于何种睡眠类型，所有早上 6 点半进行锻炼的参与者都在锻炼后的访谈中报告了显著的情绪改善（抱歉了，狼型朋友们）。只凭锻炼，就帮他们克服了对一大早就要保持清醒的自然厌恶感，而且让其他类型的人也变得像狮型那样激情四射。总而言之，无论何时运动，即便累人，你也会因此而兴奋不已。

运动和健身让所有能量类型人群的状态都趋于积极。在澳大利亚近期的一项研究中，研究人员对 900 多名锻炼者和 900 多名非锻炼者进行了调查，并分析了健康状况、睡眠类型和"积极的人格特质"之间的关系。研究测试的人格特质分别是希望、乐观、毅力、韧性、自我效能感和情商。结果证明，比起睡眠类型，锻炼情况更能反映一个人积极的人格特质。

享受"性"福！

性生活可以成为两性幸福和愉悦的优质源泉。睡眠剥夺会抑制两性身体分泌欲望激素睾酮，并减弱女性的性欲和性反应能力。如果你因为太累而缺乏性致，那就意味着你将错过与伴侣加深关系的机会，错过沉浸于亲密联系的美好时光并由此获得能量的机会，错过能为你注入巨大活力的一剂催产素！

那么，什么时间进行性生活最具有充能效果呢？让我们来看看科学怎么说。在波兰近期的一项研究中，研究人员对 565 名 18 ~ 57 岁的参与者进行了调查，以确定人们在什么时候最需要性，什么时候又会处于性活跃的状态（见表 6-2）。

不管睡眠类型如何，女性参与者都报告说，傍晚 6 点到午夜 12 点是她们性需求最大的时段。其中狮型女性表示，她们的第二选择是早上 6 点到上午 9 点。

而对于男性参与者，如果必须从"做"和"不做"中二选一，那么即便在能量最低的时候，他们也会选择前者。对于偏好的时段，狼型男性选择了傍晚 6 点到凌晨 3 点，但在上午 9 点到中午 12 点也会有精力和性致；熊型选择了傍晚 6 点到午夜，以及早上 6 点到上午 9 点；狮型选择了早上 6 点到中午 12 点，但如果只有午夜才可能与伴侣亲密缠绵，他们也愿意熬夜。

至于参与者实际的性生活时间，在所有睡眠类型与性别的群体中，最常见的时段都是傍晚 6 点到午夜 12 点，也就是女性参与者报告她们性需求最大的时候。

为了帮助读者提高性生活的频率，我们制作了表 6-2。但你完全不必拘泥于这些条条框框，请自由随意地享受与伴侣之间的亲密时光——不管是为了获得更多的能量，还是出于其他任何理由。

表 6-2　不同睡眠类型与性别的群体偏好的性生活时间

异性伴侣	海豚型男性	狮型男性	熊型男性	狼型男性
海豚型女性	晚上 8:00/ 早上 8:00	晚上 8:00/ 早上 7:00	晚上 10:00/ 早上 8:00	晚上 8:00/ 上午 9:00
狮型女性	晚上 7:00/ 早上 7:00	傍晚 6:00/ 早上 6:00	晚上 8:00/ 早上 7:00	晚上 7:00/ 早上 8:00
熊型女性	晚上 8:00/ 早上 7:30	晚上 9:00/ 早上 7:30	晚上 10:00/ 早上 7:30	晚上 10:30/ 早上 8:00
狼型女性	晚上 9:00/ 上午 9:00	晚上 9:00/ 上午 9:00	晚上 10:00/ 上午 9:00	夜里 11:00/ 凌晨 1:00

你的情绪充能项

列一份情绪充能清单，写出当你情绪低落、行动迟缓时绝对能让你能量大增的事物。一定要具体！众所周知，笑一笑、听听音乐、心怀善意、出去走走都会让身体油箱充满积极情感的燃料。但什么能把你逗得开怀大笑？哪些类型的音乐会让你想舞动身体？你可以怎样帮助别人？你最喜欢漫步其间的绿地在哪里？请清楚地写下来！

什么会让你能量激增？你的能量水平完全在你掌控之中。然而要对自己的能量水平负起责任，你必须先知道可以依赖的情绪充能选项有哪些。也许你喜欢随着杜兰杜兰乐队（Duran Duran）[①] 的音乐摇摆，和你的狗狗玩拔河比赛，在下午时段享受亲密缠绵……把它们写下来，然后不断扩充这份清单。也许你会觉得，在手机上打开笔记程序并输入"赋予我活力的事物"这种做法有些尴尬，但这是你了解自己独一无二的充能档案类型的重要一环。谁会介意能给你带来能量的事物是否难登大雅之堂？做个能量充足的人总比做个能量不足的人感觉好得多。试一试吧！

---

① 20 世纪 80 年代红遍大西洋两岸的超级乐团，1978 年成立于英国伯明翰。——译者注

↑迈克尔的情绪充能项

- 冰激凌
- 很棒的交流
- 小狗的呼吸
- 大满贯
- 拥抱我的孩子
- 驾驶敞篷车疾驰
- 20 世纪八九十年代的摇滚乐
- 赚钱

- 帮人改善睡眠
- 孩子的笑容
- 婴儿打哈欠
- 黑马逆袭
- 教导我的孩子
- 非常精彩的电影
- 我的爱犬
- 获胜

↑斯泰茜的情绪充能项

- 在大海中徜徉
- 让别人露出微笑
- 锻炼
- 用手机拍照
- 跳舞
- 为家人和朋友下厨
- 远足
- 慈善工作
- 与心爱的人共赴一场精心策划的约会

- 圆满完成工作
- 与人相拥
- 挑选及照料植物
- 及时支付账单
- 购买时尚且独特的衣服
- 观看 20 世纪 80 年代的电影
- 帮朋友解困
- 与家人共度时光
- 和朋友一起玩

情绪能量的黑洞

我们每个人都容易因为某些负面的人、事、物而心累、沮丧、败兴或充满其他消极情感，它们会刺穿我们的能量气球。其中有一样窃取了大量能量，也破坏了个人情绪，那就是有违个人昼夜节律的生活节奏。与之不相上下的是失望。当事情不顺心时，我们的能量就会转移，而快乐也会消失。如果对自己的这种脆弱性有所认识，我们就能减轻情绪恶化造成的负面影响。

- 狮型往往性格内向，在社交场合久留会让他们筋疲力尽。为了给自己的身体充电，他们需要留出充分的独处时间。
- 熊型与狮型相反，他们会从社交中获得能量。熊型群体需要每周安排至少 3 次社交活动，以满足他们的充能需求；太多的独处时间会对他们的积极情感造成暴击。
- 狼型容易患焦虑症、抑郁症等消耗能量的心境障碍，也容易发展出滥用药物等适应不良性行为。
- 海豚型也有患焦虑症和抑郁症的风险。

虽然充能方案并不一定能治愈脑部疾病，但是积极锻炼、充分休息可以让人感觉更好，并为患者提供控制自身病情所需的能量。

↓迈克尔的情绪杀手

- 融化的冰激凌
- 我的孩子在承受痛苦
- 焦虑
- 愚昧
- 寒冷的天气

- 生理或心理上的痛苦
- 钱财损失
- 输掉一场比赛
- 恶心想吐

↓斯泰茜的情绪杀手

- 恶劣的态度
- 脾气暴躁、粗鲁野蛮、自私自利、多管闲事、欺软怕硬、心狠手辣、自认无所不知、对别人评头论足的人
- 度假时的坏天气
- 交通问题

- 不干净的汽车、住宅或公寓
- 被动攻击性的评论
- 按喇叭、不让人并线的司机
- 毁掉电视节目和电影的剧透党
- 因过度教育而把孩子弄哭的家长
- 不准自己买新运动鞋

前面我们请你留意了能让你心情舒畅的人、事、物。同理，你也需要了解什么会在身体和情绪上拖累你，让你觉得沮丧。这两件事一样重要。一个消耗性的习惯也许会引发连锁反应，导致慢性疲劳、动力下降，比如，晚上 10 点吃冰激凌，或者心情不好的时候和母亲说话？请制作一个名为"夺走我活力的事物"清单，并及时更新内容。单是写下会消耗你能量的事物，就能帮助你有意识地避开它们。

睡眠剥夺如何损害人际关系

和谐的人际关系是积极情感的重要组成，能让人心情开朗、精神振奋。而睡眠剥夺是造成人际关系不和谐的一大原因。

一切让我们感到与他人心心相连并充满能量的东西，都会因疲劳而受到损害。在疲劳状态下，人们沟通交流的能力、理性反应的能力、换位思考的能力都会减弱。当你疲惫不堪、压力巨大，无法耐心倾听他人并理解对方想法的时候，会出现什么呢？愤怒、内疚、羞耻、怨恨等所有负面情绪。与对方产生不快的冲突，就像把积极情感的能量冲进马桶。

因为筋疲力尽，我们会在人际关系中失去：

- 控制情绪的能力。在近期一项研究中，研究人员有意抑制了 42 名参与者的 REM 睡眠阶段，并通过 fMRI 观察他们的大脑活动。研究人员发现，第二天早上，参与者的杏仁核像保龄球馆一样亮堂堂的（该脑区负责表达恐惧等激发格斗 - 逃跑反应的情绪）。换言之，如果你被剥夺了 REM 睡眠阶段，你的暴躁指数就会飙升。你的处境也许并没有发生变化，但你会感觉生活变得恐怖且冷酷。并且，一个小小的刺激就会引起你过度的情绪反应。面对同样的小麻烦，睡得好时，你完全不会把它放在心上；睡得不好时，你就可能为它大动肝火。你筋疲力尽、充满恐惧的大脑无法深思熟虑、做出明智决定，只会冲动行事，做出让你后悔不已，不得不花更多精力来补救的事情。

- 情商。睡眠不足会让人的情商下降。我们理解他人面部表情的能力会遭到削弱，同理心也无法正常发挥作用。我们会无法准确地解读来自朋友、家人和同事的情绪线索，而这可能导致争吵、返工和痛苦，进一步损耗我们的能量。

- 乐观。疲劳会让大脑聚焦在消极面上。我们越是筋疲力尽，就越难阻止预期焦虑的泛滥（预期焦虑是指对未来可能发生的坏事感到恐惧）。"天哪，我们注定要失败！"这种心态会被睡眠剥夺放大，而在期望建立一段长期关系的人眼中，悲观可不是什么魅力十足的品质。

- 幸福感。在土耳其近期一项研究中，研究人员调查了 702 名大学生的活动水平、睡眠质量和幸福感之间的关系。首先，他们评估了参与者的活动水平，23% 的参与者经常运动，57% 的参与者时不时运动，20% 的参与者总是久坐。然后，他们发现了一个并不意外的事实——失眠的参与者（占总数的 2/3）更有可能自述幸福感较低，也更有可能出现情绪问题或家庭不和。而经常运动的参与者幸福感指数最高，家庭关系最和睦，失眠率最低。活动水平、睡眠质量、积极的人际关系之中，谁是因？谁是果？这重要吗？它们就是相辅相成的。你可能在其中一项上表现好，其他两项上表现差。但如果你既经常锻炼，又睡得好，还拥有良好的人际关系，那么你就拥有了一切。

> ⚡ **充能小贴士：**
>
> 为了让你的能量储蓄箱里充满好心情和安宁感，为了获得亲密且快乐的人际关系，多睡一会儿吧。

健身教练斯泰茜说

我爱社交——只要它不影响我早睡。我很喜欢我的朋友。但在我生命中的某段时期，过多的聚会导致我染上了酒瘾。对我来说，成瘾是最可怕、最具破坏性的情绪耗能项。

我在成瘾这方面经历了很多。每个成瘾的人都有各自的曲折，严重程度不一，具体遭遇也不一。但无论如何，其中都不存在好的一面，无论瘾大瘾小、事大事小，都会对一个人的能量水平和幸福感造成极大的损害。

一个人要成功地从成瘾状态中走出，需要几项重要因素同时发挥作用。对有的人来说，康复中心或支持型团体（如嗜酒者互诫协会）是关键因素。我很幸运，从来没有严重到需要进康复中心。我搬了家，两年内就彻底扭转了我的生活［你可以在《从零开始的两次转折》（*Two Turns from Zero*）中读到我的这段经历］。这世上黑暗的道路一条又一条，但我选择了另一条路——我承认自己有瘾的事实，并用尽一切办法来改变我的能量状态，进而戒瘾。

◎ **本章要点**

- 没有什么比强迫自己呈现某种情绪耗能更快的了。与其浪费能量，不如顺应内心自然又不可避免的情绪起伏。
- 接纳自己和他人的情绪波动，有助于你从人际关系中获得能量，而不是在人际冲突中消耗能量。
- 为了快速充能，你可以做一些提振情绪的活动——笑一笑、听听音乐、善待自己和他人、外出活动、享受和伴侣的亲密时光。
- 当心情绪黑洞，如睡眠剥夺和药物滥用。

👊 **现在就行动！**

1. 列一份充能活动清单。留意你的日常生活，把能让你心情舒畅的事都写进去。
2. 列一份耗能活动清单，注意，会损耗你能量的人际互动也要写进去，然后有意识地避免这些活动。

读到这里的你，已经掌握了大量有关能量和筋疲力尽的基础知识，并且非常清楚怎么做可以增加能量增益、减少能量黑洞。在第二部分，每种充能档案类型的人都会获得一份充能方案，其中详细说明了如何将科学应用到实践中。为了你自己，读一读属于你的那一章吧！为了你关心的人，读一读关于他们的那几章吧。你会更加了解他们的能量问题，帮助他们也变得和你一样充满能量！

ENERGIZE!

第二部分

找到你的充能方案

按我说的做

1. 在继续阅读之前，请先为本周一的日程加上一个条目：充能之旅的第一天！

2. 为你充能方案的每一步都设定好定期重复的闹钟。比如，在手机的闹钟界面点击加号，选择时间（如早上 7 点 15 分），点击"重复"，勾选每一天。在"标签"中输入要完成的内容和步骤，如起床、做拉伸运动、喝水等。选择一个铃声，关闭稍后提醒功能。这是有点儿麻烦，但花上几分钟，你就万事俱备只欠充能了。

成功都要经历一段旅程。接下来本书要介绍的 4 周启动计划将助你踏上这段旅程，帮你养成充能的习惯。每一周，你都会往工具箱里添加新的工具。计划结束时，你将拥有让生活充满能量所需的一切。你不必急着马上做完所有事，慢慢来，放轻松。我们的目标是让你获得更多能量，而不是把你逼疯，也不会因为你没能马上用正确的方式做好每件事，就让你深陷绝望。追求完美会令人倍感压力，走向失败。

每份充能方案都是根据基因所属的睡眠类型和代谢速度类型而创建的。在这段旅程中，最重要的是理解你的成功是基于接纳和自爱。既然你不能改变自己，那为什么还要改变？如果你根据自己 DNA 所属的睡眠类型来安排睡眠、运动、饮食的时间，那你就能获得更多能量，变得更有自信、更具活力。我们会把克服能量黑洞、提高能量增益的方法教给你。遵循你的基因行事，你就能实现自己的能量目标。

出发吧！

第 1 章
中型熊的充能方案

尼娜今年 55 岁，在纽约工作，是一名偶尔健身的主厨。[①] 半年来，尼娜都没怎么锻炼身体。"我是做私人餐饮服务的，每天买菜、烹饪、送餐已经够我忙得团团转了，哪儿有 2 小时的空闲去健身房上课、洗澡，再回厨房？"她说，"我也试过在家做瑜伽，但总是能找到不运动的借口。"白天，尼娜为了工作东奔西走，但晚上一回到家，她就彻底瘫在沙发上。

大学以来，尼娜一直保持着苗条的身材，从没为体重发愁过。但近来，她注意到自己的身体状况有所改变。"太突然了，我腿上出现了皮下脂肪团，胳膊上还起了奇怪的褶皱，肌肉也松弛了。以前，就算我好久不运动，腿看上去也是美美的。但现在，要是我几周不锻炼，整个身子就软得像面糊。"

尼娜的朋友和同事大多在餐厅工作，从事餐饮服务，因此她的社交生活也围绕着食物。尼娜经常与他人在餐厅聚餐，也经常参加或举办宴会。就连在家时，她也从早到晚停不了嘴。"我爱美食和红酒，家里的冰箱和冷柜里总是备着超多

---

① 本书案例均取自真人真事，为保护隐私，个人信息有所调整，人名均为化名。部分案例综合了多人的经历。

的食物。"她说，"我的朋友都知道我的爱好，每次来我家都会留个千层面或西葫芦面包之类的东西。"尼娜并不暴饮暴食，但一天下来，她吃了不少小餐。

尼娜认为自己最近之所以筋疲力尽，是因为停止了锻炼，而她平时睡眠不好，就更是火上浇油。"这几年我养成了一个坏习惯。晚上，我会在9点左右来杯红酒，然后在沙发上看选秀节目，看着看着就打瞌睡了，醒来已经是1小时以后。这时我感觉累得不行，没力气从沙发上起来去床上，所以我又会睡过去。等到1小时后，我又醒了。这次，我会硬爬到床上，心里想着'这可不好'。第二天，我会在7点半左右自然醒，上午还算有些精神，但到中午，我就垮了。"

尼娜害怕她的能量再也回不来了。"我现在每天都觉得疲惫不堪、精疲力竭，背也疼，脚也疼。我得调动自己的能量，让自己感觉未来10年、20年的生活还有盼头。我不喜欢这种没有最糟只有更糟，而我只能得过且过的感觉。"她说。

尼娜的能量目标：

- 一整天都充满能量，到了晚上也不会在沙发上睡着。
- 恢复身材，让自己感觉更有力、更强壮。
- 不再把能量浪费在焦虑未来上。

中型熊要警惕的能量黑洞

尼娜的很多行为在消耗她的能量。

↓能量黑洞："嘴不停"适合牛，不适合人类

整天一直吃，多餐多零食，这种饮食方式就叫"嘴不停"。如果你从早餐后到上床睡觉为止，每隔两三小时都要吃点什么，那你的身体就会一直处于"进食模式"，无法切换到"燃脂模式"。

晚上进食会让你的血糖在该降的时候不降反升，改变你的生物钟。在这种情况下，一方面，你脑中的主时钟知道外面已经天黑，通知你应该放松下来了；另一方面，进入体内的糖分和随之而来的胰岛素又告诉你这一天还没有结束，你该醒着。这种矛盾会引起睡眠紊乱，导致睡眠不足，而睡眠不足又会反过来让人产生食欲。你睡得越少，身体就越渴望摄入高脂

⚡ 充能小贴士：

属于熊型的你，天生生物钟就与太阳同步。当太阳东升时，你的身体会分泌大量具有唤醒作用的激素，如皮质醇和肾上腺素。此时你的血糖、体温、心率都会升高。当太阳西沉时，你的身体则会释放更多褪黑素、血清素等具有放松作用的激素，血糖、体温、心率都会下降。

肪、高糖分的食物。而你摄入的高脂肪、高糖分的食物越多，血糖就越高，胰岛素反应就越大，又会进一步加重你的饥饿感。关于这种危险的联系，迈克尔在其著作《睡眠医生的饮食计划》（*The Sleep Doctor's Diet Plan*）中曾提到过，而营养学家萨拉·雷格将其提炼成了 3 个字——"糖招糖"。睡眠不良和夜宵让尼娜一天嘴不停，并因此陷入筋疲力尽的恶性循环之中。

↑能量增益：一次性让你的授时因子翻倍

坚持我们推荐的间歇性禁食计划，与你的睡眠 - 觉醒节律、饥饿 - 饱腹节律同步生活吧。作为中型熊，你的进食窗口期为早上 9 点到晚上 7 点之间。你需要在晚上 7 点前吃完最后一口食物、喝完除水和

⚡ 充能小贴士：

为了让自己能轻轻松松地睡得更香、吃得更健康，请不要在晚上 7 点以后吃东西、喝除水或脱咖啡因茶之外的任何饮品。

脱咖啡因茶以外的任何饮品。只有这样，你的消化系统才能在 4 小时后的就寝时间到来前消化完最后吃下的那些碳水化合物。禁食期间，你的血糖会降低，向大脑中的主时钟发出信号，告诉它可以继续释放让身体放松的褪黑素了。当你的身体在夜里进入燃脂模式，你的消化节律就会和睡眠节律保持一致，你就不会再渴望吃那些会让饥饿变身贪婪怪兽的食物了。

↓能量黑洞：因运动不足产生的罪恶感

我们在中型熊中发现了这样一种现象：他们一度很活跃，努力保持健身习惯，但如果没有达到预想的锻炼频次或没有达到他们眼中朋友的锻炼频次，他们就容易泄气，产生罪恶感。如果他们责备自己比同龄人"懒惰"，那就是在损害自己的健康和生命。

在斯坦福大学的一项研究中，研究人员向61 000名参与者提出了一个关键问题：与你的同龄人相比，你运动得更多还是更少，还是和他们差不多？研究发现令人震惊：相较于认为自己的运动频次和同龄人差不多或比他们更高的参与者，那些回答自己比同龄人运动得更少的参与者寿命更短。其实，在这个自认为运动得较少的组中，部分参与者的运动量已经足够。但那种"做得还不够"的感觉还是缩短了他们的寿命，无论他们实际的运动情况如何。

↑能量增益："做得不错"，用自我对话把罪恶感丢进垃圾桶

⚡ **充能小贴士：**

下次感到不顺心时，别再用"应该"来告诫自己，试试用"很好"来鼓励自己吧。仅仅在自我对话方面做出改变就能为你带来更多能量，产生积极效果。

为了抵御负面想法，请开始用正面、激励性的语言与自我对话吧。只是对自己说一句"你做得很棒！"就能减轻筋疲力尽的感觉，增加自己的能量。近期有一项有趣的研究，名为"用自我对话摆脱筋疲力尽"，研究人员要求参与者先骑车骑到累。在之后的两周里，参与者被分成两组，一组每天要对自己说一些加油打气的话，另一组不说。两周后，参与者再骑一次车。与控制组相比，对自己说激励性话语的一组感觉费力的程度下降了50%，在感到累之前的骑行时间则大幅增加。仅仅是告诉自己"做得不错"就能让他们运动得更久，还不觉得费了多大力气。

↓能量黑洞：酒精会助你入睡还是会偷走你的睡眠？

喝酒是一种享受，而熊型睡眠者热衷于享受！享用成人饮品无可厚非——只要别在你的进食窗口期之外享用就好。除了之前说过的禁食问题，睡前 1 小时喝酒还会让身体来不及代谢掉酒精，从而扰乱睡眠。

尼娜的习惯之一是窝在沙发上喝酒，喝到昏昏入睡，1 小时后醒来，之后又会打盹儿。睡前饮酒也可能导致人在入睡后不得不醒来几次，跑几趟厕所，不断重启自己的睡眠周期，无法进入之后的身体修复阶段。这就好像给手机充了几小时的电，才发现插头没插好一样。你完全没补充到能量，只有时间在徒然流逝。

↑能量增益：为新的饮酒时间干杯！

请把饮酒次数限制在每周两三次，绝不要在睡前 3 小时内或在间歇性禁食计划的允许范围外饮酒。一杯白葡萄酒可能只有 100 卡的能量，但已足够打乱禁食计划。限制饮酒可能是你不太乐意做出的重大改变，但这种抵触仅限于一开始。1 ～ 2 周后，你会发现你的睡眠时长在稳步提升，睡眠质量在慢慢向好。因为喝酒少了，你的体重也会下降，而从你醒来的那一刻到晚上休息的时间，你的能量会一直增加。

🕐 让你时时刻刻充满能量的全新日程安排

在手机上设定好以下这些关键时间点的闹钟：

早上 7:00	起床。做拉伸运动，外加喝水
上午 9:00	开启进食窗口
上午 11:30	做摇摆运动，外加喝水
下午 2:00	充能小睡，20 分钟或更短时间（可选项）

下午 3:00	做跳跃运动，外加喝水
下午 5:00	运动（可选项）
晚上 7:00	关闭进食窗口
晚上 8:00	做增肌运动，外加喝水
晚上 10:00	开启睡前准备时段；关闭所有电子设备
晚上 10:55	做平衡运动（不喝水）
夜里 11:00	睡觉

第 1 周

从周一做起，任何一个周一都可以，不如就这个周一吧！

睡眠能量要点：元气满满地起床

请设置固定的起床时间和睡觉时间。这么做的目的是训练你的大脑遵循良好的睡眠节律，帮助你快速入睡，并获得高质量的充足睡眠。熊型睡眠者需要彻夜安睡，否则第二天醒来时就会昏昏沉沉、心情烦躁。为了养成有益身心的睡眠习惯，你要做的第一步就是每天都在同一时间起床，这也是最重要的一步。

- 每天早上 7 点醒来。
- 不要打开闹钟的稍后提醒功能。重复一遍，不要打开闹钟的稍后提醒功能！
- 晒晒太阳。出门晒晒太阳，也可以把头伸出窗外，让阳光照一照。阳光的直接照射会通过视神经向位于大脑的主时钟发送信号，告诉你："该起床了，打起精神来吧！"

每天 5×5 运动要点：做跳跃和增肌运动

因为中型熊的体型天生就具备一定的运动员潜质，所以作为中型熊的你如果将有氧运动和力量训练结合起来，很快就会感觉充满能量，效果几乎立竿见影。到第 4 周结束时，你就会习惯每天做 5 次运动了。不过第一周，我们先从跳开始。下午 3 点进行跳跃运动吧！这能让你的心跳加速，帮你摆脱午后昏昏欲睡的状态。晚上 8 点进行增肌运动，让你感觉更强壮、更有力量（运动动作见第一部分的第 4 章）。

- 跳跃运动。下午 3 点，做 2 分钟开合跳，休息 1 分钟，再做 2 分钟欢呼跳。
- 增肌运动。晚上 8 点，蹲起、仰卧起坐、臂屈伸、靠墙蹲动作各做 1 分钟，各动作之间休息 20 秒。

禁食能量要点：建立间歇性禁食的习惯

对于熊型的你，我们建议将早上 9 点到晚上 7 点的时段作为进食窗口期。这 10 小时内，你可以随意进食，只要记得遵照第 5 章的营养指南就行。习惯嘴不停的你，要养成一天定时两餐的饮食习惯，中间可以吃点儿零食，以强化体内的昼夜节律。切记，第一口不能早于早上 9 点，最后一口不能晚于晚上 7 点。

尼娜第 1 周的能量分数：3

"我发现自己很难坚持饮食和运动的时间表，按计划完成这些就让我非常累了。"尼娜说，"但我不想让自己失望。我决心按照新的起床习惯生活，绝不允许自己使用稍后提醒功能。这让我感觉自己付出了巨大的努力，但到了周末，我发现自己不再需要稍后提醒了。在保证了三四天充足的夜间睡眠后，我的能量水平明显有了提升。真高兴我坚持下来了。"

第 2 周

睡眠能量要点：开启睡前准备时段

你的褪黑素会在晚上 10 点左右开始分泌。到那时，请遵循新的入睡时间表，让交感神经系统平静下来，这样你就能在 11 点前后渐渐入睡。我们将这段时间称为"睡前准备时段"。这个时段的关键就是要放松下来，避免受电子设备的蓝光影响，让大脑放松，使自己不至于在尝试入睡时陷入胡思乱想。你的挑战是坚持这一习惯，也就是要离开沙发，在 11 点时上床睡觉（而不是刷手机）。睡满大概 5 个 90 分钟的睡眠周期，这样你就会在第二天充满能量。

- 晚上 10 点，把手机放在一旁充电，关闭电视或调低电视亮度，保证距离屏幕有 3 米远，同时关闭电脑。
- 比起盯着屏幕看，不如听听有声读物或播客，读读传记或轻小说。如果你使用电子阅读器，那就把亮度调到最低或戴上防蓝光眼镜。可以和你的家人聊聊天，不过他们要是"能量吸血鬼"的话就算了。可以做点儿笔头工作或完成一些线下的非工作计划。
- 在熄灯前的 1 ～ 1.5 小时，可以用薰衣草与泻盐泡个澡。
- 如果多出的新能量让你变得精力充沛，那就享受睡前准备时段的性生活吧。沉浸在性高潮后分泌的催产素中，让它在正能量的云朵中温柔地包裹你。但记得按计划行事，早点儿上床，这样你才能在 11 点准备好入睡。

每天 5×5 运动要点：做拉伸和摇摆运动

本周，你将开始在起床后做拉伸运动，让脊柱变得柔软。之后在上午的中段时间做摇摆运动，将富含氧气的血液送到久坐后僵硬的各个关节。然后继续做跳跃和增肌运动。

- 拉伸运动。早上 7 点，做 1 分钟婴儿式、1 分钟猫牛式、1 分钟斯芬克斯式、1 分钟蜻蜓式、1 分钟炮弹式。这 5 种动作将成为你每天早上的日常训练。
- 摇摆运动。上午 11 点半，做一整套摇摆运动，让血液流动起来。放松脖颈、胳膊画圈、摆腿、新月弯腰、扭转躯干动作各做 1 分钟，各动作之间休息几秒。这将成为你每天上午中段时间的日常安排。
- 跳跃运动。为了让能量在下午 3 点激增，做两组 2 分钟的台阶蹦跳，中间行走 1 分钟。如果你只能在室内完成，那就找个合适的位置做蹦跳。
- 增肌运动。晚上 8 点完成一套蹲起、仰卧起坐、臂屈伸、靠墙蹲，每种动作各做 1 分钟，各动作之间休息几秒，之后加 1 分钟踢腿。

禁食能量要点：留意你吃零食的习惯

熊型睡眠者喜欢时不时就吃点儿什么，经常因为无聊、习惯或凑巧就吃上一点儿，如一盘曲奇饼干就在眼前，不妨来上几块。其实多数他们吃的时候并不觉得饿。但这一周，请留意你真的感觉饿时会吃多少食物。在遵循间歇性禁食计划的同时，要记得：

- 当你第一次感到饥饿时，先喝一杯水，然后等待 20 分钟。如果你是真的饿了，那饥饿感就不会消失。
- 听从胃里发出的"吃饱了"的信号。瘦素是人有饱腹感时分泌的激素，而嘴不停的吃法会降低身体对这一信号的敏感度。当你改为按照新的进餐计划，不再吃吃吃时，这一信号会被逐渐放大。听从"吃饱了"的指示，别再吃了。你将因此少吃很多东西。

尼娜第 2 周的能量分数：4（比前一周 + 1）

"我真的很想在晚上 10 点以后看电视，没办法直接关掉它，所以我把电视亮度调低了，希望这样也能起点儿效果。虽然我一天应该运动 4 次，但我感觉自己也就运动了 2 次。我觉得，既然上午我都是站着的，那就不需要做摇摆运动了。结果，我错了。虽然我的身体是直立的，但还是会僵硬。通过摇摆手臂和双腿，我感觉更有能量了。背部和脖子的摇摆动作缓解了我一直向下看导致的慢性疼痛。现在一整天都不觉得疼，真的让我的能量有很大提升。下周我会再加把劲儿。”

第 3 周

睡眠能量要点：别胡思乱想！

事情一多，中型熊就会焦虑，习惯性地开启反刍思维或思考那些他们不一定能控制的问题，有时甚至深陷其中。对包括熊型睡眠者在内的大多数人来说，睡前思维反刍是失眠的主要原因。为了避免焦虑，你会打开那些虽然能分散注意力，但也会抑制褪黑素分泌的电子设备，如电视。结果因为看到太晚，引发睡眠剥夺。背负睡眠债会让人筋疲力尽，对熊型睡眠者来说尤为严重，因为他们真的需要每晚保证 7 ～ 8 小时的睡眠时间。

我们建议你在睡前准备时段做 2 ～ 3 分钟的腹式呼吸，帮助身体做好入睡准备，在反刍思维到来前就阻断它的来路。你可以按照下面的方法做：

↑初学者的安神用腹式呼吸

1. 坐在一张舒适的椅子上或平躺在地面的垫子上。
2. 一只手放在肋骨下方的腹部，另一只手放在胸骨上。
3. 用鼻子深吸气，吸气入腹部。这时，放在腹部的手位置会抬高，胸部应该全程保持平稳。
4. 保持这个姿势数到 4。
5. 噘起嘴唇呼气，让腹部泄气，手的位置下降，也数到 4。继续呼气，直到呼出所有气体。

6.重复 10 次，过程中保持缓慢而稳定的呼吸。

每天 5×5 运动要点：做平衡运动

作为每天的最后一项运动，晚上 10 点 55 分的平衡运动只不过是让你头脑安静、助你入睡的又一种方法。把平衡运动融入你的睡前准备时段吧。

- 拉伸运动。早上 7 点，做你已经牢记在心的脊柱拉伸运动。
- 摇摆运动。上午 11 点半，完成一整套摇摆动作。
- 跳跃运动。是时候在下午 3 点提升一些难度了，试试更具挑战性的跳跃动作——滑冰跳和波比跳。每种动作做 2 分钟，中间稍微休息一会儿。
- 增肌运动。晚上 8 点是完成一整套蹲起、仰卧起坐、臂屈伸、靠墙蹲和踢腿动作的时间。每种动作做 1 分钟，各动作之间休息几秒。
- 平衡运动。晚上 10 点 55 分，完成 5 分钟的树式动作，每 30 秒换一次支撑脚。

情绪能量要点：别当受气包，好意适可而止

友好的熊型睡眠者经常出现为他人付出，在付出的过程中消耗了自己能量的情况。我们说过，付出的感觉很好，但如果你付出得太多，那可能就没给自己剩下多少了。能量指的是做事的能力。如果付出的一方为索取的一方做得太多，那付出者也要付出代价。

尼娜每周要花大量时间帮助朋友、家人、客户或同事，她已经帮忙帮到筋疲力尽了。在职场上，这种有益于组织，但在组织正式的薪酬体系中尚未得到明确或直接确认的助人行为叫作组织公民行为。一项有 273 名员工参与的研究将这一行为与

⚡ **充能小贴士：**

设置友好的底线。每天帮一两次忙，消耗掉增加的能量，然后等到第二天再帮别的忙。长期付出的人要学会说："对不起，但今天不行。"这样可以提高他们的能量水平。

公民疲劳联系在一起。公民疲劳是指个体频繁参与组织公民行为而产生的精疲力竭、疲惫不堪或厌烦的心理，是因频繁参与职责外工作而产生的体验。

尼娜第 3 周的能量分数：5.2（比前一周 + 1.2）

"好了，我们来说说酒的事吧。这周我减到了两杯酒的量。我想念每晚一两杯的时光，但就像电视一样，我发觉过了几天没酒的生活后，我就不再需要它了。睡得好远比饮酒带来的愉悦感要更有利于我的健康。"

第 4 周

睡眠能量要点：别忘了小睡！

⚡ **充能小贴士：**

最佳的小睡时间是在早上醒来约 7 小时后，所以如果你在早上 7 点醒来，那就在下午 2 点小睡。

中型熊在下午感到疲惫是很正常且自然的事。接受属于自己的昼夜节律本身就是一种充能，顺从昼夜节律是提升能量的关键。所以，在那些昏昏欲睡的日子里，如果光靠跳跃运动不足以让你在午餐后恢复活力的话，那就用小睡充能吧。

对熊型睡眠者来说，不超过 20 分钟的小睡可以让能量和警觉度恢复到早上的水平，使自己度过一个高效的下午。但如果小睡时间超过 20 分钟，那醒来后就会昏昏沉沉的，并在此后 1 小时都无法摆脱这种状态。试试迈克尔说过的"小睡拿铁"（见第 58 页）吧。如果你愿意的话，也可以找一间昏暗的房间做做腹式呼吸或额外多做一次跳跃运动来代替小睡。

每天 5×5 运动要点：再加把劲儿

这一周，提升你的运动强度。

- 尝试。有没有哪些动作是你害怕尝试的，如鹰式、舞者式、大猩猩波比跳？这一周，是时候直面恐惧，尝试这些你之前不敢做的动作吧。
- 提升强度。升级吧！如果你一直依赖简单的动作平稳过渡，那就把难度升到中级吧；如果你一直完成的是中级动作，那就改做高级动作；如果你早已解锁了高级动作，那就加大幅度——跳得更高些、蹦得更快些、蹲得更深些。
- 增加时长。把每天 5×5 运动扩展为每天 5×7 运动。如果你仍有动力，那每次的运动时间再加 2 分钟！
- 提高频率。如果你之前一天只做 3 次运动（谁都难免会这样），那这周一定要努力达到神奇的 5 次。

中型熊如何健身

你是天生的运动员。也许和许多中型熊一样，你在人生的不同时期也有过不错的身材，但无论出于什么原因，总之你没能保持下来。为了恢复你曾经拥有的好身材，你可以在以下两个精准的时间点进行健身活动：

- 早上 7 点半到 8 点做力量训练。做完拉伸运动后，增加 15 ～ 30 分钟的力量训练，目的是增肌减脂。中型熊要想增肌减脂还是比较容易的，但前提是必须进行训练。为此，作为中型熊，你可以做 15 分钟箭步蹲、蹲起、平板支撑、俯卧撑等任何能运动肌纤维的动作。为什么要在早上做？早上运动是为了保证全天能量充足而做的准备运动。如果能在户外做这些运动，晒晒早上的太阳，那你的昼夜节律也将得到加强。
- 为了获得更多的能量，试着光脚在地上完成这些动作，用你的脚趾接触地面。虽然还没有数据能说明"接地气"带来的好处，但我们似乎都为此提升了能量。
- 下午 5 点做有氧运动。熊型睡眠者的体力在下午 5 点处于高峰，这时，肺容量和手眼协调性处于最佳状态。我们建议熊型的你进行集体健身活动，线上线下都可以，因为你能从周围人的热情中汲取能量。试试动感单车、力量训练课程或高强度的间歇性训练课程，也可以和朋友一起慢跑或快走 45 分钟。

- 有氧运动能让中型群体的新陈代谢进入超速状态。只要按照我们建议的充能方案进行，你在工作日结束时就不会感觉筋疲力尽，甚至还能再上一节健身课或去跑个步，这时候运动也不会让你觉得像在一天中的其他时候运动那样痛苦。你在一天中的主观用力程度，也就是你自认为努力的程度在傍晚是最低的。因此，你会更加努力，这对需要无尽动力的内胚层体型者来说是件大好事。

禁食能量要点：计划调整

在间歇性禁食 3 周后，你已经适应了饮食节律的变化，或许也注意到你的裤子有点儿松了，你的肌肉也浮现出了新的轮廓。本周，看看你能不能进一步压缩进食窗口时间，再多禁食 30 分钟。如果不能，那也没关系，但不试试怎么知道呢？

- 上午 9 点 15 分，开启你的进食窗口。
- 傍晚 6 点 45 分，关闭你的进食窗口。

尼娜第 4 周的能量分数：6（比第 1 周 + 3）

尼娜在开始实行充能方案时，脑中设定了几个能量目标：

- 一整天都充满能量，到了晚上也不会在沙发上睡着。"我感觉完成计划后，这个目标实现了。我平均每天做 4 次运动，也就是比以前每天多了 4 次运动！综合来看，更好的睡眠、晚饭后不喝酒、多运动让我的身体和情绪都比以前好多了。我能看到自己前进的方向，这是一条通往充满能量、远离筋疲力尽的道路。"

- 恢复身材，让自己感觉更有力、更强壮。"这个月我没抽出时间健身，但和以前不同的是，我不会为此自责了。我发现自己按日程安排生活之后，在睡眠、饮食、运动方面都有了很大进步，没那么需要锻炼了。既然不锻炼也能充满能量，那何必要在一天中再多塞一件事呢？我不需要压力和罪恶感！我做得已经够多了，我已经受够了。"

- 不再把能量浪费在焦虑未来上。"这一过程从第一天开始就大大增加了我的能量，但它的效果是随时间推移而累积渐增的。你做得越多，你能做的就越多；你按计划走得越远，你的人生就将走得越远。所以如果你因为不能一次性完成所有计划而灰心丧气，那还不如对自己好一点。尽你所能，你会收获回报的。这就是我下一个 30 年的生活态度，它将让我活力满满！"

尼娜的能量分数在一个月内几乎翻了一番，她也为生活各方面的进步激动不已。为了让她在继续执行计划时获得更多能量，她要做的就是时刻关注自己的目标，并对自己好一点儿。

至此，世界上又多了一个充满能量的生命，我们的任务到此圆满完成。

问题排查

作为中型熊，你要注意以下几点：

1. 沮丧。有些动作不经过反复练习的确会让人感觉尴尬，如滑冰跳就很难掌握。但谁在乎你是不是跳得像个傻瓜呢？我们的重点不在于动作是否完美。让你脑子里的奥运会裁判闭嘴，为自己的努力打出最高分吧！

2. 退步。较好地执行了几天或几周计划之后，你可能会认为"我值得奖励，可以休息一下了"。但用暴饮暴食和久坐来让自己筋疲力尽可算不上奖励，那是自我惩罚。"休息"一天又一天，你就会退回到起点。

偷懒是一种自我欺骗。用充满能量的行动来向退步发起反击吧！做一些能让你振作起来的事，如跳舞、和朋友一起做顿美餐等。

🕐 时间表

第 4 周的结束，也是你此后高能量生活的开始。坚持下去，你就能永葆能量。

早上 7:00	起床。做 1 分钟婴儿式；做 1 分钟猫牛式；做 1 分钟斯芬克斯式；做 1 分钟蜻蜓式；做 1 分钟炮弹式；喝 500 毫升水
上午 9:15	开启进食窗口
上午 11:30	升级运动，可选择进行双倍运动。做 1 分钟放松脖颈；休息几秒；做 1 分钟胳膊画圈；休息几秒；做 1 分钟摆腿；休息几秒；做 1 分钟新月弯腰；休息几秒；做 1 分钟扭转躯干；喝 250 毫升水
下午 2:00	充能小睡（可选项）
下午 3:00	做 5 分钟中级或高级跳跃运动；喝 250 毫升水
下午 5:00	运动（可选项）
傍晚 6:45	关闭进食窗口
晚上 8:00	升级运动，可选择进行双倍运动。做 1 分钟蹲起；休息几秒；做 1 分钟仰卧起坐；休息几秒；做 1 分钟靠墙蹲；休息几秒；做 1 分钟臂屈伸；休息几秒；做 1 分钟踢腿；喝 250 毫升水
晚上 10:00	进入睡前准备时段；关闭所有电子设备
晚上 10:55	做 2 分钟舞者式；做 2 分钟鹰式；做 1 分钟数字 4 姿势
夜里 11:00	睡觉

第 2 章

慢型熊的充能方案

朱莉娅是纽约一名 45 岁的管理顾问，也是一位母亲。她读了睡眠医生网站上关于睡眠剥夺和体重上涨之间关系的博客，感觉正中她本人的情况！"我实在太容易变重了。"她说，"有时，我只是想想蛋糕的事，第二天屁股上就能多出一块蛋糕的重量。"她解释道："现在，体重成了我的心头大患，我比 30 岁的时候重了 11 千克。照这个速度增长的话，60 岁的时候我都有 90 千克了，那太不健康了。我照镜子时觉得很糟糕。医生说我的血糖值都快到前驱糖尿病的程度了，坦白说，这太吓人了。如果多睡会儿能帮我减重的话，那可真是天大的好消息。但说起来容易，做起来难。"

她长期久坐、充满压力的生活方式百害而无一利。"要我说，我的生活就是一场持续不断的战斗，我要顾全家人和工作中的一切大小事务。"她说，"我的双胞胎女儿 13 岁了，她们生活的每个细节都依赖我。除了全职工作，我还全权负责家里的购物和维修。我没有时间运动，更没有 8 小时的睡眠时间。我也几乎见不到朋友。我是群居动物，感到孤独时，我就会吃点儿曲奇。别问我上一次切菜做饭是什么时候了，答案实在太丢人了。"

等朱莉娅终于爬上床铺的时候，她会刷刷新闻和社交平台。"这个仪式似乎已经成了我无法打破的习惯。我可能会拿着手机看到后半夜。"她说，"我丈夫会发几句牢骚，让我关掉手机，但要我关掉手机和大脑实在太难了。结果我在工作日每晚只睡 6 小时。我将周日的早上命名为'我的时间'，因为我丈夫会把孩子们带出家门。我总是利用这段时间来补觉，直到中午或下午 1 点才起床。但这么做会让我在周日晚上非常难熬。"

朱莉娅知道，一整天下来更多的睡眠和运动将大大有助于她获得更多能量。"我不是白痴！"她说，"谁都懂这个道理，但我没有能量来改变我的习惯。我感觉被困在了筋疲力尽的陷阱中。"

我们询问了朱莉娅的能量目标，她说："我甚至都没有能量去思考这事。"但她还是说出了她的目标：

- 减重。
- 睡得更香。
- 更多运动。

慢型熊要警惕的能量黑洞

朱莉娅的很多行为在消耗她的能量。

↓能量黑洞：周日起太晚，出现社会时差

正如我们之前说过的那样，周日早上起太晚可能会导致周日晚上失眠，这对于需要 7 ～ 8 小时睡眠时间才能正常生活的熊型睡眠者来说尤其艰难。因此到了周一，他们会在五六小时的睡眠后一脸不悦地醒来，拖拖拉拉，变得非常想吃能让他们快速获得能量的高糖食物，甚至周二和周三也是如此。发生在慢型熊身上的睡眠剥夺可能会令他们体重增加、对生活产生不满，提高他们患心境障碍、肥胖症、糖尿病、心脏病的风险。

↑能量增益：保证工作日的睡眠质量

来做道数学题：如果你在周一到周五只睡 6 小时，那每晚就会欠下 2 小时的睡眠债，乘以 5 晚，等于 10。这 10 小时的睡眠债是不可能在周末还完的。这一数据说明，这种情况下你所做的只不过是让自己的睡眠剥夺越来越严重。我们制定的睡前例行规则将让你整周都获得更多睡眠时间，这样你在周日的"我的时间"段就能做些为自己充能的事了，比如可以和朋友共进早午餐。如果你一定要在周末睡懒觉，那我们送你一个妙招：周末比工作日晚起的时间不要超过 45 分钟。这样你就不至于出现社会时差了。

↓能量黑洞：沙发就是人类磁铁

根据牛顿第一运动定律，我们可以得出这样的结论：（在没有外力的情况下）静止的物体会一直保持静止。慢型熊比其他任何类型的人更喜欢坐着，而且几小时都不想挪窝。如果你很舒服地躺在床上，那可能要按两遍闹钟的稍后提醒按钮才能起床。而你一旦穿好居家服看起奈飞（Netflix）[①]，那就只有见到手榴弹才会从沙发上下来了。一瘫坐在沙发上，你就不想出门了。朱莉娅的生活就是从家到车上，再到单位，然后到家的循环。在家时，她的活动仅限于从厨房走到客厅，再走到卧室。她说："我就像在赛道上绕圈，从沙发到冰箱，来回一圈又一圈。到了晚上，我每小时都要来上一圈。"久坐的生活方式与暴饮暴食密切相关，还会带来朱莉娅十分担心的体重增加和胰岛素敏感性降低等问题。

↑能量增益：排斥无所事事的引力

当慢型熊感受到不运动的吸引力和可预见的久坐警报时，他们的最佳充能方法就是马上出门，吸收能让人充满能量的维生素 D。阳光是一种强大的授时因子。它从眼球进入身体，沿视神经直接进入人体的昼夜节律指挥中心。

---

① 奈飞是一家会员订阅制的流媒体播放平台。——译者注

⚡ **充能小贴士：**

在手机上设闹钟，让自己有时间晒太阳。仅仅是早上 5 分钟的阳光直射，外加下午 2 点皮质醇下降时 15 分钟的阳光直射，就足够为大脑中的主时钟充电，让自己能量激增。注意早上的 5 分钟阳光直射最好在醒来后的 30 分钟内完成。

↓能量黑洞：晚餐后吃零食

朱莉娅最关心的是她持续增加的体重，而夜间进食正是罪魁祸首。慢型熊请注意：你的身体需要 4 ～ 8 小时才能消耗完摄入的卡路里，之后才能转变为燃脂模式。所以如果你不停地吃零食，那就会错过这个转变的机会，进而失去丢掉那些让你不堪重负、能量缺失的脂肪的机会。

↑能量增益：晚餐后不吃东西

到了你的自控能力必须发挥作用的时候了。在执行间歇性禁食计划时，我们建议慢型人群在上午 10 点打开进食窗口，在 8 小时后的傍晚 6 点关闭，之后是 16 小时的禁食时间，这样身体将有 8 ～ 12 小时的时间燃烧脂肪、减缓胰岛素分泌、改善睡眠、增加能量。

请早点儿吃晚餐，之后一口东西都别吃，就这样等第二天进食窗口开启再进食。这对习惯晚上吃零食的人来说属于重大改变，一开始他们会觉得很难做到，胃会咕咕叫，大脑中的情绪控制中心——杏仁核还会大喊："给点儿吃的吧！"

⚡ **充能小贴士：**

深夜饥饿是一种情绪习惯，不是身体需要营养提供能量。如果你在晚餐后觉得饿，那就喝杯水或热茶吧。

但这种痛苦不会持续太久。你大概需要 3 天时间调整。到第 1 周结束时，你会惊讶地发现自己深夜的食欲就这样……消失了。你以肠道为基础的昼夜节律时钟会自行重置。从那之后，晚上吃零食则会让你觉得怪怪的、不舒服。

🕐 让你时时刻刻充满能量的全新日程安排

在手机上设定好以下这些关键时间点的闹钟：

早上 7:00	起床。做拉伸运动，外加喝水
上午 10:00	开启进食窗口
上午 11:30	做摇摆运动，外加喝水
下午 2:00	充能小睡，20 分钟或更短时间（可选项）
下午 3:00	做跳跃运动，外加喝水
下午 5:00	运动（可选项）
傍晚 6:00	关闭进食窗口
晚上 8:00	做增肌运动，外加喝水
晚上 10:00	开启睡前准备时段；关闭所有电子设备
晚上 10:55	做平衡运动（不喝水）
夜里 11:00	睡觉

第 1 周

从周一做起，任何一个周一都可以，不如就这个周一吧！

睡眠能量要点：元气满满地起床

请设置固定的起床时间和睡觉时间。这么做的目的是训练你的大脑遵循良好的睡眠节律，帮助你快速入睡，并获得高质量的充足睡眠。熊型睡眠者需要彻夜安睡，否则第二天醒来时就会昏昏沉沉、心情烦躁。为了养成有益身心的睡眠习惯，你要做的第一步就是每天都在同一时间起床，而这也是最重要的一步。

- 每天早上 7 点醒来。
- 不要打开闹钟的稍后提醒功能。重复一遍，不要打开闹钟的稍后提醒功能！

- 晒晒太阳。出门晒晒太阳，也可以把头伸出窗外，让阳光照一照。阳光的直接照射会通过视神经向位于大脑的主时钟发送信号，告诉你："该起床了，打起精神来吧！"

每天 5×5 运动要点：做跳跃和摇摆运动

对你来说，最大的挑战是全天都要有规律地运动。快型人群总是烦躁不安、静不下来；中型人群会为了炫耀而选择走楼梯、不乘自动扶梯；拥有慢型昼夜节律的人则需要很大动力才能行动起来，但一旦动起来，他们就会倾向于保持动态，到一直想去的那些酷炫有趣的地方转转，如"瘦身圣地"。仅仅是每小时站起来溜达一下就能让头脑更清醒、耐力更持久。只要你坚持贯穿全天的运动，就不难发现身体在迅速发生变化。到第 4 周结束时，你将每天完成 5 次运动。但本周先起步，完成每天的跳跃和摇摆运动吧（运动动作见第一部分的第 4 章）。

- 摇摆运动。上午 11 点半，坐了几小时的你是时候站起来让血液流向痉挛的肌肉和僵硬的关节了。一下子完成 5 个动作，你身体的每一处都将得到放松。分别完成 1 分钟的放松脖颈、胳膊画圈、摆腿、新月弯腰、扭转躯干动作，每种动作中间休息几秒。
- 跳跃运动。下午 3 点，做 2 分钟开合跳，休息 1 分钟，再做 2 分钟欢呼跳。

⚡ 健身教练斯泰茜说

跳跃和摇摆运动不仅能放松关节、增强血液循环、赋予身体能量，还可以缓解紧张情绪。我们已经给出了完成这些动作的最佳时间，也就是上午 11 点半做摇摆运动，下午 3 点做跳跃运动，但你不必拘泥于这个时间限制，只要工作和生活中的重担令你感觉焦虑了，无论何时，你都可以选择动起来，调节心情。如果你在工作时没有合适的空间，那就找一间空的办公室或干脆在卫生间的隔间里运动解压吧（别笑！这些年我可没少在卫生间做欢呼跳！）。这样一来，当你重新开始一天的工作时，你会感到精力充沛、充满能量，仿佛一切问题都能迎刃而解。运动时，请始终记得深呼吸。加布丽埃尔·里斯（Gabrielle Reece）曾告诉我："其实我们只靠呼吸就能变得健康。我们吸入能量和力量，边深呼吸边坚定信念。"

禁食能量要点：建立间歇性禁食的习惯

我们为你推荐的进食窗口期是上午 10 点到傍晚 6 点的 8 小时。你只有这 8 小时能吃东西，不能再多了。嘴不停的你，请习惯自己的昼夜节律，强迫自己每天按时吃两顿饭，中间可以吃点儿零食，只要一天中的第一次进食不发生在上午 10 点前，最后一次进食不发生在傍晚 6 点后就行。

⚡ 健身教练斯泰茜说

ENERGIZE!

有些人可能要问："我晚上 7 点半还有工作晚宴，怎么能赴宴却不吃东西呢？"

解决方案是点健康的菜，跳过开胃菜，只吃几口，剩下的打包回家。让在座的人知道你在坚持完成新的健康计划，就这样直到晚餐结束；如果做不到，那就把你第二天的早餐推迟到午餐时间享用。你对健康负责任的态度将令人印象深刻，但同时也会反映出某些人糟糕的饮食习惯。坚强点儿，对他人的强烈反对做好准备。你才是那个在控制饮食的人，这时候听到别人说什么闲言碎语都不要在意！

朱莉娅第 1 周的能量分数：3.5

"不得不说，这计划就像魔法一样，起效迅速。大约 6 天后，我就不再需要定闹钟了。"朱莉娅说，"我会在同一时间自动醒来。在我的身体适应新的睡眠时间表之前，我每晚大约睡 6 小时，这对我来说并不够。过去的一周我总是以低能量状态开始，但当我按新的时间表入睡后，我的能量等级最终得到了提升。"

第 2 周

睡眠能量要点：开启睡前准备时段

你的褪黑素会在晚上 10 点左右开始分泌。到那时，请遵循新的入睡时间表，让交感神经系统平静下来，这样你就能在 11 点前后渐渐入睡。我们将这段时间称为"睡前准备时段"。这个时段的关键是要放松下来，避免受电子屏幕的蓝光影响，让大脑放松，使自己不至于在尝试入睡时陷入胡思乱想。你的挑战就是要坚持这一习惯，也就是要离开沙发，在 11 点时上床睡觉（而不是刷手机）。睡够大概 5 个 90 分钟的睡眠周期，这样你就会在第二天充满能量。

- 晚上 10 点，把手机放在一旁充电，关闭电视或调低电视亮度，保证距离屏幕有 3 米远，同时关闭电脑。
- 比起盯着屏幕看，不如听听有声读物或播客，读读传记或轻小说。如果你使用电子阅读器，那就把亮度调到最低或戴上防蓝光眼镜。可以和你的家人聊聊天，不过他们要是"能量吸血鬼"的话就算了。可以做点儿笔头工作或完成一些线下的非工作计划。
- 在熄灯前的 1 ～ 1.5 小时，可以用薰衣草与泻盐泡个澡。
- 如果多出的新能量让你变得精力充沛，那就享受睡前准备时段的性生活吧。沉浸在性高潮后分泌的催产素中，让它在正能量的云朵中温柔地包裹你。但记得按计划行事，早点儿上床，这样你才能在 11 点准备好入睡。

每天 5×5 运动要点：做拉伸和平衡运动

本周，除了跳跃和摇摆运动之外，你还将开始练习起床后的拉伸运动和睡前的平衡运动。每天醒来，上过卫生间后，你就要在地板上铺上垫子或直接在地毯上完成一套 5 种姿势的瑜伽动作，这将点燃你日间能量的火种，达到人们常说的"时刻准备着！"的状态。当一天结束时，你会做更多的瑜伽动作，用单脚完成这些瑜伽姿势，可以帮助你集中注意力、提高协调能力。

- 拉伸运动。早上 7 点，做 1 分钟婴儿式、1 分钟猫牛式、1 分钟斯芬克斯式、1 分钟蜻蜓式、1 分钟炮弹式。这 5 种动作将成为你每天早上的日常训练。

- 摇摆运动。放松脖颈、胳膊画圈、摆腿、新月弯腰、扭转躯干动作各做 1 分钟，各动作之间休息几秒。

- 跳跃运动。下午 3 点，做 2 分钟滑冰跳，休息 1 分钟，再做 2 分钟波比跳。

- 平衡运动。晚上 10 点 55 分，保持 5 分钟树式动作，每 30 秒换一次支撑脚。失去平衡也不要紧！再试一次就好。

禁食能量要点：提前加载

在一天中的早些时候摄入大部分卡路里的人，比晚些时候摄入的人 BMI 值更低，即便他们摄入的卡路里值完全相同也会如此。因此，我们建议你第一餐吃得丰盛一些，随着时间的推移逐步减少食物的摄入量，这样你在一天中的最后一餐就会吃得相对少些。

- 在上午 10 点的第一餐中，吃些培根、鸡蛋，喝杯绿色果汁或奶昔。

- 下午 2 点吃零食时，别想太多，选择在办公室或家里最容易吃到的食物，如剩菜、水果、希腊酸奶等。如果这意味着你要吃三明治，那就吃吧，不过只吃底部的那片面包就行。如果你很想吃糖果棒或巧克力曲奇，那就在下午 3 点前喝一杯黑咖啡来抑制你的食欲（3 点之后喝的话会扰乱你的睡眠）。

- 在下午 5 点半开始的第二餐中，来一份沙拉或有瘦肉蛋白的炒时蔬。记住，你不必吃完整盘食物，可以把剩下的留到下一顿再吃。盘子越小，腰围越细！一旦你吃完一天的最后一口，就不要再在第二天早餐前吃东西了。

朱莉娅第 2 周的能量分数：4.5（比前一周 + 1）

"我本来应该每天做 4 次运动，但我平均只做了 2 次。我的闹钟按时响了，但有时我实在太忙了，就错过了运动的时机。早上做拉伸运动很容易，我还请女儿们也加入了运动，这样既有趣，又让我们的关系更亲密。到上午的中段时间，我的压力就上来了，而做摇摆运动真的会让我平静下来。蹦跳既有趣，又能让我充满能量。这项运动真的很吸引我。我有几次忘记做平衡运动了，上床睡觉时就感觉和平时不太一样。于是我又下床做了树式动作，这样才能带着清爽的大脑回到床上。"

第 3 周

睡眠能量要点：别胡思乱想！

事情一多，中型熊就会焦虑，习惯性地开启反刍思维或思考那些他们不一定能控制的问题，有时甚至深陷其中。对包括熊型睡眠者在内的大多数人来说，睡前思维反刍是失眠的主要原因。为了避免焦虑，你会打开那些虽然能分散注意力，但也会抑制褪黑素分泌的电子设备，如电视。结果因为看到太晚，引发睡眠剥夺。背负睡眠债会让人筋疲力尽，对熊型睡眠者来说尤为严重，因为他们真的需要每晚保证 7 ～ 8 小时的睡眠时间。

我们建议你在睡前准备时段做 2 ～ 3 分钟的腹式呼吸，帮助身体做好入睡准备，在反刍思维到来前就阻断它的来路。你可以按照下面的方法做：

↑初学者的安神用腹式呼吸

1. 坐在一张舒适的椅子上或平躺在地面的垫子上。
2. 一只手放在肋骨下方的腹部，另一只手放在胸骨上。
3. 用鼻子深吸气，吸气入腹部。这时，放在腹部的手位置会抬高。胸部应该全程保持平稳。
4. 保持这个姿势数到 4。
5. 噘起嘴唇呼气，让腹部泄气，手的位置下降，也数到 4。继续呼气，直到呼出所有气体。
6. 重复 10 次，过程中保持缓慢而稳定的呼吸。

每天 5×5 运动要点：做增肌运动

是时候在晚上做增肌运动来增加你的肌肉质量、让身体充满能量了，不然这段时间你也无所事事。你属于熊型，不是树懒型！你还将继续进行已经熟悉的拉伸、平衡、摇摆、跳跃运动。

- 拉伸运动。你现在知道该怎么做了。早上 7 点，完成这套可以活动脊柱的运动：做 1 分钟婴儿式、1 分钟猫牛式、1 分钟斯芬克斯式、1 分钟蜻蜓式、1 分钟炮弹式。
- 摇摆运动。上午 11 点半，用这套可以放松关节的动作来加强血液循环吧。放松脖颈、胳膊画圈、摆腿、新月弯腰、扭转躯干动作各做 1 分

⚡ **充能小贴士：**

如果朋友想在晚上 7 点和你共进晚餐，你应该因为那个时间在你的进食窗口期之外而拒绝朋友吗？答案是不！和朋友一起出去吧，玩得开心点儿！但第二天记得回归正轨。如果你大部分时间严格执行间歇性禁食计划，那一个月破例一两次也没有关系，毕竟快乐时获得的情绪提升要大于偶尔在晚些时候进食带来的情绪消耗。

钟，各动作之间休息几秒。

- 跳跃运动。下午 3 点，做 2 分钟蹦跳，步行 1 分钟，再蹦跳 2 分钟。如果你不能在户外做这些动作，那就在室内完成。

- 增肌运动。晚上 8 点，边看电视边增加肌肉质量、燃烧脂肪吧。蹲起、仰卧起坐、臂屈伸、靠墙蹲动作各做 1 分钟，各动作之间休息几秒。

- 平衡运动。晚上 10 点 55 分，试着做 2 分钟踮脚尖、2 分钟数字 4 姿势、1 分钟树式。如果你感觉无法保持平衡，那就用手协助支撑，过程中注意呼吸的节奏！

情绪能量要点：如何在音乐和笑声的陪伴下长期作战

无论何时，只要慢型熊想改善睡眠和情绪、提高能量，都可以用笑声和音乐来达到这个目的。所有熊型睡眠者都喜欢与人相处，所以如果你感到失落，那就联系一下朋友和家人，用人际关系来让自己充满能量。你情绪节律峰值的出现时间与晚餐时间完美重合，所以这一周就和朋友一起吃个饭吧！

我们建议你每周至少进行 3 次社交活动。这个数字可不是随便说说的。斯坦福大学教授兼幸福研究员索尼娅·柳博米尔斯基（Sonja Lyubomirsky）博士在《巴斯尔》（*Bustle*）杂志的采访中说："我们最近做了一项研究，要求参与者在一个月内每周比平时多进行 3 次社交活动。这么做之后，他们感觉自己与他人的联系更紧密了，也更快乐了。"这里说的社交活动可以是十分随意的行为，比如，与朋友的一顿简单午餐、一次视频通话、一起散步等任何能让人更快乐的社会互动。将社交活动与户外健身或运动相结合，你的能量将会倍增。

⚡ **充能小贴士：**

避开那些对你百害而无一利的"情绪吸血鬼"，他们喜欢听你失败的故事，破坏你的好心情，让你产生罪恶感，用抱怨、责备、羞辱、胡扯来消耗你的能量。"情绪吸血鬼"会仔细选择受害者，他们就爱缠着那些太过善良所以不忍心赶走他们的人，如心胸宽广的熊型睡眠者。这时，你只需对他们说："不好意思，我现在没空理你。"

如果你的社交网络中存在正在消耗你能量、降低你积极性的人，那就切断与他们的联系，这样做会让你立刻感觉情绪有所好转。如果你在生活中难免要面对那些对你来说像吸血鬼一样的人，那就尽量减少与他们的接触。

朱莉娅第 3 周的能量分数：5（比前一周 + 0.5）

"这一周，我有了缓慢但稳定的进步。我真的很想念每晚的爆米花，但只是在心里这么想想。我不再觉得饿了，只是内心有点儿空虚。所以我决定用另一种令人舒适的习惯来替代爆米花，那就是多泡澡。我很喜欢泡澡，对我的身体和大脑来说，这样做比摄入几百卡的食物要更好。我以前以为吃得少会让我感到疲惫，我大错特错了，反过来才是对的。"

第 4 周

睡眠能量要点：别忘了小睡！

慢型熊在下午感到疲惫是很正常且自然的事。接受属于自己的昼夜节律本身就是一种充能。顺从昼夜节律是提升能量的关键。所以，在那些昏昏欲睡的日子里，如果光靠跳跃运动不足以让你在午餐后恢复活力的话，就用小睡充能吧。

对熊型睡眠者来说，不超过 20 分钟的小睡可以让能量和警觉度恢复到早上的水平，使自己度过一个高效的下午。但如果小睡超过 20 分钟，那醒来后就会昏昏沉沉的，并在此后 1 小时都无法摆脱这种状态。

⚡ 充能小贴士：

最佳的小睡时间是在早上醒来约 7 小时后，所以如果你在早上 7 点醒来，那就在下午 2 点小睡。

试试迈克尔说过的"小睡拿铁"（见第 56 页）吧。如果你愿意的话，也可以找一间昏暗的房间做做腹式呼吸或额外多做一次跳跃运动来代替小睡。

每天5×5运动要点：再加把劲

这一周，提升你的运动强度。

- 尝试。有没有哪些动作是你害怕尝试的，如鹰式、舞者式、大猩猩波比跳？这一周，是时候直面恐惧，尝试这些你之前不敢做的动作吧。
- 提升强度。如果你一直依赖简单的动作平稳过渡，那就把难度升到中级吧；如果你一直完成的是中级动作，那就改做高级动作，如果你早已解锁了高级动作，那就加大幅度——跳得更高些、蹦得更快些、蹲得更深些。
- 增加时长。把每天5×5运动扩展为每天5×7运动。如果你仍有动力，那每次的运动时间再加2分钟！
- 提高频率。如果你之前一天只做3次运动（谁都难免会这样），那这周一定要努力达到神奇的5次。

禁食能量要点：计划调整

在间歇性禁食3周后，你已经适应了饮食节律的变化，或许也注意到你的裤子有点儿松了。本周，看看你能不能进一步压缩进食窗口时间，再多禁食30分钟。如果不能，那也没关系，但不试试怎么知道呢？

- 上午10点15分，开启你的进食窗口。
- 下午5点45分，关闭你的进食窗口。

朱莉娅第4周的能量分数："我能说11吗？"
（实际是7.5，比第1周＋4）

"我仅坚持了一个月，却感觉重获新生了一样。从我的能量水平来看，情绪上的变化可能是最显著的，但我知道如果不在饮食、睡眠和运动方面做出改变，我是感受不到这种情绪变化的。这一切都是相辅相成的。"

朱莉娅在开始实行充能方案时，脑中设定了几个能量目标：

- 减重。"我知道我的裤子变松了，但我不想每天上秤，那样会让我压力很大，所以我一直等到第 4 周结束才上秤。开始时我的体重是 77 千克，这让我相当沮丧。一个月结束时我的体重是 72 千克。我减了 5 千克！我已经有 10 年没降到 75 千克以下了。我对此非常开心，也非常感动！"
- 睡得更香。"我现在每晚睡 7 小时，每周日确实会多睡 1 小时。这么做带来的最大不同：闹钟响起时，我就能起床；上床睡觉时，我就能入睡。这比我设想的还要好。"
- 运动更多。"我得承认，我每天只做 4 次运动，而不是 5 次。但只要多运动，我就会感觉好多了！我和家人外出的时间变多了，我们会在晚上散散步或在公园里踢会儿足球。我发觉我的状态影响着我家的生活基调。如果我去运动，那其他人都会去运动。我们变成了一个非常活跃的家庭，所有人都喜欢外出。这对我和我爱的人而言都是很棒的改变。"

减重让朱莉娅的情绪得到很大改善。每减 1 千克，她都会获得一些儿能量和成就感。毫不夸张地说，这一结果为她带来了动力和鼓舞。只要朱莉娅继续为自己的生活注入能量，她就会像安上了永动机一样，不断为自己产出力量。

至此，世界上又多了一个充满能量的生命，我们的任务到此圆满完成。

问题排查

作为慢型熊，你要注意以下几点：

1. 感觉受限。不要把自己想象成时间表的奴隶，要理解真正的自由来自增长的能量、减掉的赘肉、顺畅的沟通和更集中的注意力。自由是在生活中取得突破和进步。如果这意味着你要在固定的时间吃饭、睡觉、运动，那相对于这么做所带来的无限可能性而言，你付出的代价微不足道。过不了多久，你就会自动按照时间表生活了。

2. 偷懒。我们可太容易少做一次运动，然后对自己说："下次我一定会加倍努力的。"每天 5 次运动的重点在于贯穿全天的运动。所以就算你下次运动时加倍努力，还是错过了持续运动带来的益处。即便只运动 1 分钟，也好过完全不运动。

3. 同伴压力。当朋友和家人开始抱怨你的新饮食计划时，千万别认为他们"只会抱怨一次"，眨眼间"只会抱怨一次"就变成"永无止境的抱怨"。与其让他们影响你的充能节奏，不如让他们也参与进来！这样，你们就能一起早点吃晚餐，一起下午喝咖啡了。

🕐 时间表

第 4 周的结束，也是你此后高能量生活的开始。坚持下去，你就能永葆能量。

早上 7:00	起床。做 1 分钟婴儿式；做 1 分钟猫牛式；做 1 分钟斯芬克斯式；做 1 分钟蜻蜓式；做 1 分钟炮弹式；喝 500 毫升水
上午 10:15	开启进食窗口
上午 11:30	升级运动，可选择进行双倍运动。做 1 分钟放松脖颈；休息几秒；做 1 分钟胳膊画圈；休息几秒；做 1 分钟摆腿；休息几秒；做 1 分钟新月弯腰；休息几秒；做 1 分钟扭转躯干；喝 250 毫升水
下午 2:00	充能小睡（可选项）

下午 3:00	做 5 分钟中级或高级跳跃运动；喝 250 毫升水
下午 5:00	运动（可选项）
下午 5:45	关闭进食窗口
晚上 8:00	升级运动，可选择进行双倍运动。做 1 分钟蹲起；休息几秒；做 1 分钟仰卧起坐；休息几秒；做 1 分钟靠墙蹲；休息几秒；做 1 分钟臂屈伸；休息几秒；做 1 分钟踢腿；喝 250 毫升水
晚上 10:00	开启睡前准备时段；关闭所有电子设备
晚上 10:55	做 2 分钟舞者式；做 2 分钟鹰式；做 1 分钟数字 4 姿势
夜里 11:00	睡觉

第 3 章

中型狼的充能方案

文斯是波士顿一名 42 岁的财务规划师。他的能量在过去几年里发生了巨大的改变。"虽然每天上午我都被脑雾折腾得够呛，工作效率低下，但在下午，我可以弥补这些损失。如果需要的话，我还能熬夜，通宵工作对我来说小菜一碟。"他说，"问题是我的大脑要等到下班时才真正进入状态。我要吃过午餐才能全神贯注地工作，而我的老板则认为我在拖延。"

文斯说："我醒来时会完全陷入脑雾状态，必须靠咖啡提神。我喝咖啡非常猛，一天要喝四五杯，一整天都在喝。"

文斯继续说道："我以前经常跑步，但膝盖严重受损后就不得不放弃了。跑步曾经是我释放压力的出口，现在这个出口没了。工作中的压力和不能运动的苦闷对我是双重打击。仿佛突然之间，筋疲力尽的乌云笼罩着我，而我无力走出它的范围。我总是感觉非常焦虑、压力重重，过去依赖的青春能量枯竭了，那种'死后自会长眠'的态度也不复存在。我感觉自己的能量储蓄已经告急。"

幸运的是，文斯有一个支持他的伴侣。他的伴侣在读过《四型生理时钟》后，将文斯诊断为狼型睡眠者，即文斯既不是失眠症患者，也不是废物。"这么多年来别人一直想让我按照熊型睡眠者的时间表生活，这对我造成了很大的压力。怪不得我会筋疲力尽！每当我感觉压力大时，情绪都会一落千丈。老板最近对我工作的批评总是让我感觉十分不安，也许我该找份新工作了，但这个想法本身也让我感觉筋疲力尽。"

文斯的能量目标：

- 恢复他年轻时认为理所当然的能量水平。
- 搞清楚狼型睡眠者如何适应熊型睡眠者的作息时间表。
- 减轻对咖啡因的依赖。

中型狼要警惕的能量黑洞

文斯的很多行为在消耗他的能量。

↓能量黑洞：活在熊型睡眠者的世界中

中型狼感觉筋疲力尽，往往是因为他们必须生活在熊型睡眠者的世界中。作为狼型睡眠者，不到凌晨 1 点都不会觉得累，还喜欢一觉睡到早上 9 点。但如果你有一份朝九晚五的工作，要求你按照熊型睡眠者偏爱的时间表上班，那你就不得不更早一些起床。因此，你必须忍受长期的睡眠剥夺和身体被掏空的感觉，并强迫自己与他人的生活作息保持一致。

↑能量增益：充分利用现有资源

睡眠时间错位是中型狼的头号能量黑洞。除非你的工作实行弹性工作制，不然就必须在有限的几小时内获得尽可能高质量的睡眠。为此，你需要按照我们推荐的方案，每晚都在夜里 11 点半开启睡前准备时段。由于狼型睡眠者在那个时间仍然能量充沛，他们最不愿意做的就是关闭所有电子设备，并有意识地让自己活跃的大脑安静下来。但如果你能让大脑完成这种转换，理解在睡前 1 小时关闭电子设备总好过危害健康，那你就能利用这 1 小时做十分有益于身心的事。做这点儿牺牲就能让自己每周多睡会儿，还是非常值得的。

↓能量黑洞：躲避阳光

狼型睡眠者到晚上才会活跃起来。白天，他们都喜欢躲在"狼窝"里休息。狼型睡眠者在下午 3 点前一般不会拉开窗帘，还喜欢一上午都戴着墨镜，因为阳光会刺伤他们疲惫的双眼。实际上，阳光会从眼睛进入身体，沿视神经到达大脑中的昼夜节律主时钟，让人充满能量，提供额外的动力，促使人们更加清醒，也更加警觉。

躲避阳光不仅会让人更有可能进入黑暗时的昼夜节律，还可能引发季节性情感障碍（seasonal affective disorder，SAD），又称冬季抑郁症，也就是在寒冷、日照时间短的季节感到筋疲力尽、陷入抑郁的病症。研究人员发现，所有睡眠类型中，狼型睡眠者更容易患 SAD。总体而言，狼型睡眠者还更容易患心境障碍。

↑能量增益：别当吸血鬼

在中型狼的充能方案中，有关睡眠、运动、饮食的建议将缓解 SAD 症状，帮你摆脱焦虑、劳累、非季节性抑郁等心境障碍引发的问题。我们都知道，在所有睡眠类型中，狼型睡眠者最有可能出现抑郁症状。做到以下几步，你就能避免在冬季或其他季节被悲伤情绪裹挟而筋疲力尽：

- 设置固定的起床时间。
- 上午出门 5 分钟，下午出门 15 分钟，别戴墨镜。你可以遛遛狗、在路上打个电话或听一段广播。
- 睡前 1 小时关闭会发出蓝光的所有电子设备。

🕐 让你时时刻刻充满能量的全新日程安排

在手机上设定好以下这些关键时间点的闹钟：

早上 8:00	起床。做拉伸运动，外加喝水
上午 10:00	做跳跃运动，外加喝水
上午 10:30	开启进食窗口
下午 4:30	做摇摆运动，外加喝水
晚上 7:00	运动（可选项）
晚上 8:30	关闭进食窗口
晚上 9:00	做增肌运动，外加喝水
夜里 11:30	开启睡前准备时段；关闭所有电子设备
午夜 12:00	做平衡运动（不喝水）
午夜 12:30	睡觉

第 1 周

从周一做起，任何一个周一都可以，不如就这个周一吧！

睡眠能量要点：元气满满地起床

请设置固定的起床时间和睡觉时间。这么做的目的是训练你的大脑遵循良好的睡眠节律，帮助你快速入睡，并获得高质量的充足睡眠。为此，你要做的第一步就是每天都在同一时间起床，而这也是最重要的一步。

• 每天早上 8 点醒来。
• 不要打开闹钟的稍后提醒功能。重复一遍，不要打开闹钟的稍后提醒功能！强迫自己起床。

- 晒晒太阳。出门晒晒太阳，也可以把头伸出窗外，让阳光照一照。阳光的直接照射会通过视神经向位于大脑的主时钟发送信号，告诉你："该起床了，打起精神来吧！"

每天5×5运动要点：做拉伸和平衡运动

狼型睡眠者喜欢新奇的事物，而全新的日程安排就是令人兴奋的新事物。但身为狼型睡眠者的你偶尔也有点儿叛逆，不能总是勤奋地坚持我们的方案。这一周，我们会大幅下调难度，让你能非常轻松地实行充能方案。本周你只需完成每天一开始和结束时的运动，也就是起床时的拉伸运动和睡前的平衡运动（运动动作见第4章）。

- 拉伸运动。早上8点，做1分钟婴儿式、1分钟猫牛式、1分钟斯芬克斯式、1分钟蜻蜓式、1分钟炮弹式。
- 平衡运动。就能量的各方面需求而言，中型狼需要平衡能量的消耗和增益。可以逼自己一下，但不要过度劳累；可以为开心而吃，但别吃得太多；可以大玩特玩，但也要张弛有度。平衡运动会帮你找到生活中充满能量的平衡状态。午夜时分，做5分钟树式，每30秒换一次支撑脚。过程中注意呼吸的节奏！

禁食能量要点：建立间歇性禁食的习惯

我们为你推荐的进食窗口期是上午10点半到晚上8点半这段时间。你只有这10小时能吃东西，不能再多了，而且你要在午夜12点半这个睡觉时间到来之前4小时停止进食，不要让任何肠胃问题在你试图入睡时影响你。

文斯第1周的能量分数：5

"我一点儿也不觉得间歇性禁食计划难以执行。坚持一周每天早上做拉伸运动后，我有一个重要发现。我过去一直在跑步，从来没尝试过瑜伽或任何能拉伸韧带和肌肉的运动。要是我以前健身时选择了平衡性更好的运动方法，也许我的膝盖就不会出问题了。拉伸运动让我感觉脊柱很放松。才过了一周，我的身体就发生了巨大的变化。我变得能量充沛，并且兴奋地发现尽管依然有早上腰痛的毛病，却不至于使身体软弱无力。谢谢你们提供的这个方案！不过，我起床时还是觉得昏昏沉沉，睡眠时间也不够长。"

第 2 周

睡眠能量要点：开启睡前准备时段

当世界上大多数人准备好上床睡觉的时候，你仍然非常清醒。如果你在疲劳前尝试入睡，那只会感到沮丧和焦虑。因此，稍微熬一会儿夜，用这段时间让大脑平静下来，午夜 12 点半再上床睡觉吧。

所有狼型睡眠者都应该在夜里 11 点半开启睡前准备时段，让自己的精神进入"减速状态"。这样做的目的是降低血压和心率，让自己做好入睡准备，然后你就能从能量巅峰状态顺利过渡到休息状态。体核温度的下降是昼夜节律的另一个信号，告诉你是时候睡觉了。这时候泡热水澡似乎是反其道而行，但当你洗完热水澡，步入稍冷的空气环境中时，你的体温会突然下降，进而触发褪黑素的释放。睡觉时的理想室温是 15 ～ 19℃，所以睡前 1 小时记得打开空调或窗户，让房间凉爽一些。

别忘了也要降低大脑的温度，方法就是关闭所有电子设备。你那高度活跃的大脑需要在睡前获得放松，不然思维还会继续运转。别再读那些刺激性的文章和博客了。距离面部过近的手机发出的蓝光会抑制褪黑素的分泌，也不利于入睡。把它们全都关掉。别担心自己会错过重要消息，所有在早晨到来前发生的新闻，等你醒来时依然存在。

每天 5×5 运动要点：做跳跃和摇摆运动

本周起，在上午 10 点增加一次跳跃运动，用来清除脑雾、强健体内能量最充沛的肌肉——心肌。强大的心脏会将血液和氧气高效地输送至全身。体内血液循环的加强能让身体的每个细胞都得到滋养、充满能量。下午 4 点半，你的专注力会达到顶峰，你可能意识不到自己已经连续工作好几小时而没有运动了。这时，做摇摆运动能加速你的血液循环，让更多血液流向僵硬的肌肉和关节。如果天气和季节合适，我们强烈建议你在户外完成上午的跳跃运动和下午的摇摆运动。阳光和新鲜空气可以增强昼夜节律、提升情绪。

- 拉伸运动。早上 8 点，完成一套婴儿式、猫牛式、斯芬克斯式、蜻蜓式、炮弹式，每种动作各做 1 分钟。
- 跳跃运动。上午 10 点，跳跃 5 分钟将清除一切残余的脑雾。然后做 2 分钟开合跳，休息 1 分钟，再利用台阶或在原地做 2 分钟蹦跳。
- 摇摆运动。下午 4 点半，完成一套放松脖颈、胳膊画圈、摆腿、新月弯腰、扭转躯干的摇摆动作，每种动作各做 1 分钟，这会为关节和血液循环带来神奇的变化。每种动作中间休息几秒。如果可以的话，请在室外做这些运动！
- 平衡运动。午夜时分，做 3 分钟数字 4 姿势，每 30 秒换一次支撑脚，然后做 2 分钟踮脚尖。

禁食能量要点：停止压力性进食

狼型睡眠者喜欢享乐，比其他睡眠类型的人更愿意满足自己对美食的欲望。但如果你发现自己健美的身形已经有了多余的赘肉，那间歇性禁食计划将帮你丢掉它们，用这种方法减重比限制卡路里更有效。把间歇性禁食计划想象成一种令人兴奋的全新享乐途径吧！

要注意的是，狼型睡眠者容易焦虑，可能会用垃圾食品来缓解因愤怒、压力、沮丧而出现的抓狂的感觉。这不是你的错。当你感到压力时，身体会分泌皮质醇，增强你对高脂肪、高糖分食物的渴望。一旦你体内的胰岛素随之升高，令人饥饿的胃促生长素就会开始分泌，这使你仿佛搭乘生化过山车，一而再再而三地打开食品储藏柜。可实际上，吃这些安慰性食物只能延长皮质醇的起效时间，而你的内心也会越来越抓狂。

压力性进食，也就是为了克服负面情绪而盲目地暴食，可能是很难改变的陋习，但坚持一定的饮食节律、定时起床和运动，情况就会有所改善。如果你按时间表坚持运动，那你对高脂肪、高糖分垃圾食品的欲望就会减退。

⚡ **充能小贴士：**

　　坚持按照每天 5×5 运动时间表生活，在你吃下第一片薯片前，断了盲目暴食的念想。

文斯第 2 周的能量分数：6.4（比前一周 + 1.4）

"我感觉好极了！这项计划为我带来了许多意想不到的好处。我的伴侣就是我做这些小幅运动时的教练，我们在完成那些疯狂的瑜伽姿势时感觉很开心。快乐婴儿式？感觉就像放开了玩儿似的。像个孩子一样在台阶上蹦跳？跳的时候，我简直笑得停不下来了。我们玩儿得很开心，这项活动对我起到的充能效果是最大的。我睡得更香了，但似乎还做不到夜里 11 点半就关闭电子设备。这项任务对我来说太难了，但我也做了一些妥协，改成在泡澡时读电子书了。"

第 3 周

睡眠能量要点：睡前呼吸法

目前为止，你已经做到了定时起床、开启睡前准备时段。这周开始，请专注于就寝时间：每晚在固定的时间上床，做一些呼吸练习，防止自己陷入反刍思维，同时缩短入睡时间。

入睡时间是指上床后到睡着前需要的时间。理想情况下，入睡时间不应超过20分钟。能帮你更快入睡的方法有泡澡、降低室温、关闭电子设备等。

试着用腹式呼吸让自己放松下来，以缩短上床后的清醒时间。这种呼吸方法能提高专注力、提升正性情绪、降低皮质醇水平，还能刺激从颈部延伸到腹腔的迷走神经。迷走神经会打开负责休息和消化的副交感神经系统，并关闭负责格斗-逃跑反应的交感神经系统。由于体内让你进入格斗或逃跑状态的激素会在夜间上升，对你来说，腹式呼吸是完美的舒缓练习。

↑初学者的安神用腹式呼吸

1. 坐在一张舒适的椅子上或平躺在地面的垫子上。
2. 一只手放在肋骨下方的腹部，另一只手放在胸骨上。
3. 用鼻子深吸气，吸气入腹部。这时，放在腹部的手位置会抬高，胸部应该全程保持平稳。
4. 保持这个姿势数到4。
5. 噘起嘴唇呼气，让腹部泄气，手的位置下降，也数到4。继续呼气，直到呼出所有气体。
6. 重复10次，过程中保持缓慢而稳定的呼吸。

每天5×5运动要点：做增肌运动

从本周起，加上增肌运动吧！作为中型狼，你可以轻松增加肌肉质量，但必须为之付出努力。用增肌运动锻炼你的肱二头肌、肱三头肌、股四头肌和腹肌，你的能量将成倍增长。要想克服一切令你筋疲力尽的障碍，这就是你的有力一击。

- 拉伸运动。早上8点，做已经牢记在心的那套动作。婴儿式、猫牛式、斯芬克斯式、蜻蜓式、炮弹式，每种动作各做1分钟。
- 跳跃运动。上午10点，用颇具挑战性的2分钟波比跳、1分钟休息，外加 2 分钟滑冰跳来让能量激增，让自己彻底清醒。

- 摇摆运动。理想情况下，你可以每坐 1 小时就做 5 分钟摇摆运动。做不到的话，至少在下午 4 点半起身完成一套 5 分钟的放松脖颈、胳膊画圈、摆腿、新月弯腰和扭转躯干动作。每种动作各做 1 分钟，中间休息几秒。
- 增肌运动。你的肌肉越多，脂肪燃烧得就越快。所以，晚上 9 点记得做蹲起、仰卧起坐、臂屈伸、靠墙蹲和踢腿动作，每种动作各做 1 分钟，中间休息几秒。
- 平衡运动。午夜时分，试着分别做 2 分钟鹰式和舞者式，每 30 秒换一次支撑脚。然后用 1 分钟树式享受一下成功的喜悦，为这一天画上句号。

情绪能量要点：建立身心连接

中型狼似乎总是活在极端状态。作为中型狼的你集中注意力时，会深陷心流。在社交场合，你永远都是欢声笑语的焦点。你的情绪强烈而直接，当你给自己施加压力时，就会感觉像受到重创一般。迈克尔就属于中型狼，他曾经有很长一段时间都以为可以逼迫自己，结果只换来了一副筋疲力尽的躯体。如果不是心脏病发作，那他可能会耗尽一切能量，因遭遇另一种身体创伤和灾难性的情绪症状，而进行艰难的康复。

你本周的情绪目标就是减压。充能方案的设计目的在于让你的身体充满健康、快乐的激素，抚平皮质醇和肾上腺素引发的波动。除了禁食、注意睡眠质量和运动，你还可以用笑声、音乐、与爱人共处或奈飞来增添一些生活乐趣。尽管狼型睡眠者性格外向，但他们也可以在独处时充电。

你的姿态就是你的感受的一面镜子。如果你的姿态颓废，那能量就会减少；但如果你保持身体直立、挺起胸膛，那情绪

⚡ **充能小贴士：**

改变你的充能姿态，坐直些，就能更好地调整情绪和心态了。

和能量也会随之高涨。

难以置信？这可是有科学依据的。在旧金山州立大学（San Francisco State University）一项针对 90 名男性和 55 名女性的研究中，研究人员要求一半参与者在回忆令他们倍感压力的事情时瘫坐在椅子上，另一半则要在回忆时坐直。仅坐姿这一项因素就决定了他们会如何从精神紧张的状态中恢复过来。你也许已经猜到了，瘫坐在椅子上的参与者陷入消极思维难以自拔，而背部挺直、头部高抬的参与者受消极思维影响的时长明显较短，程度也明显较轻。就这么简单。

作为中型狼，你可能会陷入自己的思维难以自拔。要想摆脱让人倍感压力的思维怪圈，那就做一次跳跃运动或坐直就行（加练跳跃运动的最佳时间是晚上 7 点）。这样你会感觉好一点儿，并因此获得能量。

文斯第 3 周的能量分数：7.3（比前一周 + 0.9）

"这周我在睡眠方面取得了突破。我在午夜上床，半小时内就能入睡，醒来时头脑也十分清醒。我不能确定是哪种改变改善了我的睡眠，也许是因为我又恢复健身了。每天 5 次运动和我过去最爱的下班后跑步不同，但这些短时段的运动似乎有积少成多的效果。我注意到从我不再跑步后开始隆起的小肚腩变得越来越平坦了。总而言之，这是美好的一周。我获得了更多的能量也是显而易见的。同事都问我最近遇到了什么好事。我告诉他们：'我现在感觉充满能量，你们都该来看看我正在读的这本书！'"

第 4 周

每天 5×5 运动要点：再加把劲

这一周，提升你的运动强度。

- 尝试。有没有哪些动作是你害怕尝试的，如鹰式、舞者式、大猩猩波比跳？这一周，是时候直面恐惧，尝试这些你之前不敢做的动作吧。
- 提升强度。升级吧。如果你一直依赖简单的动作平稳过渡，那就把难度升到中级吧；如果你一直完成的是中级动作，那就改做高级动作；如果你早已解锁了高级动作，那就加大幅度——跳得更高些、蹦得更快些、蹲得更深些。
- 增加时长。把每天 5×5 运动扩展为每天 5×7 运动。如果你仍有动力，那每次的运动时间再加 2 分钟!
- 提高频率。如果你之前一天只做 3 次运动（谁都难免会这样），那这周一定要努力达到神奇的 5 次。

禁食能量要点：计划调整

在间歇性禁食 3 周后，你已经适应了饮食节律的变化，或许也注意到你的衣服有点儿松了。本周，看看你能不能进一步压缩进食窗口时间，晚 15 分钟开始、早 15 分钟结束，测试一下自己的耐力吧。如果不能，那也没关系，但不试试怎么知道呢?

- 上午 10 点 45 分，开启你的进食窗口。
- 晚上 8 点 15 分，关闭你的进食窗口。

文斯第 4 周的能量分数：8.2（比第 1 周 +3.2）

文斯在开始实行充能方案时，脑中设定了几个能量目标:

- 恢复他年轻时认为理所当然的能量水平。"我感觉非常棒，就是这样。我将能量投注到了这个过程中，它真的起效了。最妙的是，我的能量是可以传染的。我周围的同事似乎也更积极了，而我的婚姻也从中受益良多。我感觉自己无论在哪儿都十分幸福、充满力量，别人也对此有所回应。在这种身心状态下，我打算投几份简历，应聘新工作试试。如果被拒绝了，我只要坐直就能扭转负面想法。真是神奇！"

- 搞清楚狼型睡眠者如何适应熊型睡眠者的作息时间表。"我的睡眠时长足够了，每天早上我都用运动的方式唤醒自己的头脑，这样我就能更有效率。以前不到下午，我都达不到最佳状态，但现在我也能利用上午工作了，我的老板也注意到了这点。作为狼型睡眠者，我在熊型的世界里表现得越来越好了。"

- 减少对咖啡因的依赖。"过去，我都靠喝咖啡让自己清醒，但它实际上并没有带来我所期望的结果。如今，我非常喜欢周末和伴侣一起散步，我们会走很长一段时间，全程欢声笑语。我会在上午的晚些时候和下午的早些时候喝咖啡，度过能量下降的时段。一切都感觉不错！"

对意识到问题并采取措施解决问题的义斯来说，这是一段多么令人愉悦的成功经历啊！认为自己有能力改善局面的感觉超级美妙，这种自主权正是充能的利器。谁都能掌握自主权——只要相信自己。开启充能方案的第一周，你才真正踏上了能够改变生活、寻觅自信与能量的旅程。真诚勇敢地迈出第一步吧，相信你也能成功。

至此，世界上又多了一个充满能量的生命，我们的任务到此圆满完成。

问题排查

作为中型狼，你要注意以下几点：

1. 叛逆。狼型不喜欢别人教他怎么做。虽然我们给你列出许多要遵守的规则，但你天生就爱质疑权威。请稍稍调整一下心态，把你的充能方案看作有益身心的信息，而非严格的指导。这样，你就没什么可反抗的了。

2. 沮丧。有些动作不经过反复练习的确会让人感觉尴尬，如滑冰跳就很难掌握。但谁在乎你是不是跳得像个傻瓜呢？我们的重点不在于动作是否完美。让你脑子里的奥运会裁判闭嘴，为自己的努力打出最高分吧！

3. 退步。较好地执行了几天或几周计划之后，你可能会认为"我值得奖励，可以休息一下了"。但用暴饮暴食和久坐来让自己筋疲力尽可算不上奖励；那是自我惩罚。"休息"一天又一天，你就会退回到起点。偷懒是一种自我欺骗。用充满能量的行动来向退步发起反击吧！做一些能让你振作起来的事，如跳舞、和朋友一起做顿美餐等。

🕐 时间表

第 4 周的结束，也是你此后高能量生活的开始。坚持下去，你就能永葆能量。

早上 8:00	起床。做 1 分钟婴儿式；做 1 分钟猫牛式；做 1 分钟斯芬克斯式；做 1 分钟蜻蜓式；做 1 分钟炮弹式；喝 500 毫升水
上午 10:00	升级运动，可选择进行双倍运动。做 5 分钟跳跃运动，动作自选
上午 10:45	开启进食窗口
下午 4:30	升级运动，可选择进行双倍运动。做 1 分钟放松脖颈；休息几秒；做 1 分钟胳膊画圈；休息几秒；做 1 分钟摆腿；休息几秒；做 1 分钟新月弯腰；休息几秒；做 1 分钟扭转躯干；喝 250 毫升水
晚上 7:00	运动（可选项）
晚上 8:15	关闭进食窗口

晚上 9:00	升级运动，可选择进行双倍运动。做 1 分钟蹲起；休息几秒；做 1 分钟仰卧起坐；休息几秒；做 1 分钟靠墙蹲；休息几秒；做 1 分钟臂屈伸；休息几秒；做 1 分钟踢腿；喝 250 毫升水
夜里 11:30	开启睡前准备时段；关闭所有电子设备
午夜 12:00	升级运动，可选择进行双倍运动。做 5 分钟平衡运动，姿势自选
午夜 12:30	睡觉

第 4 章

慢型狼的充能方案

安是布鲁克林区一位 55 岁的作家，来找迈克尔时带着一长串问题。"我患有前驱糖尿病，糖化血红蛋白 5.9。"她说，"夜里我饱受胃反酸的折磨，这也是我直到凌晨一两点还躺着睡不着的原因之一。另一个原因是我总在焦虑，这是我大脑的一个坏习惯。灯一灭，我的焦虑就来劲儿。我躺在床上醒着的时间越长，焦虑感就越强，就像滚雪球一样。医生说我至少要减重 10 千克才能把血糖降下来。但我完全没时间运动，因为自我丈夫退休以来，我就是家庭收入的唯一来源。我还要养两个孩子，他们一个在上大学，一个在读研。"

显然，安承受着巨大的压力，这对狼型睡眠者而言十分危险。在所有睡眠类型中，狼型睡眠者最容易患抑郁症等心境障碍。"我过去发作过几次抑郁症，但说不上特别严重。"她说，"比起心理问题，我更担心我的身体。虽然我知道身心是相互关联的，但我的脑子还没有像身体那样令我失望过。我被诊断为前驱糖尿病时，真的感觉非常震惊。我必须想办法控制住它！"

和典型的狼型睡眠者一样，安一般在上午感觉昏昏沉沉，下午才恢复状态。"在中午之前我完全是个废人。等到下午 3 点我真正进入状态时，大半天都过去了，工作压力急剧飙升。基本上，我会把自己和办公桌拴在一起，不做完工作就

⚡ **充能小贴士：**

作为慢型狼，你在开始实行充能方案时，可能是所有充能档案类型人群中能量状态最差的。慢型狼在所有能量领域中面临的挑战都是最大的。他们运动的动力小，久坐的时间长，还可能因为筋疲力尽多了 5～10 千克的体重。换句话说，在所有充能档案类型中，慢型狼能获得的收益最大。我们已经发现，这类人在一个月中取得的进步最明显。所以，叫醒你体内的啦啦队队长，让自己加油、加油、再加油吧！

安的能量目标：

- 减重。
- 降血糖。
- 不再出现胃反酸。
- 完成更多的工作。
- 不再那么紧张焦虑。
- 更快入睡。
- 真正动起来。

不离开。"她说，"所以我会坐很长时间，还要喝很多咖啡来维持精神。我一天工作 10～12 小时。我有非常严重的椎管狭窄，所以我也试过使用站立式办公桌——对了，我说过我还有慢性颈痛吗？可是站着办公让我感觉筋疲力尽。除了喝咖啡，我还经常靠零食让自己保持状态。工作一天后，我总是用燕麦牛奶冲脆谷乐当作晚上的零食奖励自己，大概会把那碗燕麦牛奶兑满一两次。不过这和在电视前几小时不挪窝，边喝啤酒边狼吞虎咽地吃布朗尼还是不同的。"

慢型狼要警惕的能量黑洞

安的很多行为在消耗她的能量。

↓能量黑洞：吃得太晚

还记得你父母对你说过的"午夜过后没好事，在那之前要回家"吗？

夜猫子天黑后最容易饿。狼型睡眠者激素的昼夜节律，让他们在晚上九十点或更晚的时间十分渴望碳水化合物。虽然安在深夜吃的燕麦牛奶冲脆谷乐只有 150 卡热量，但含有 25 克糖。她承认自己会吃两三碗，这样她摄入的卡路里和糖分就会上升到与啤酒加布朗尼这种她所谓的"高档"零食一样多。她在白天吃的水果对她也没有帮助。水果含有纤维，但也富含果糖。对前驱糖尿病患者来说，苹果比曲奇强不到哪儿去。

慢型人群对碳水化合物尤其敏感，会将过多的糖分转化为脂肪。安是在一天结束时才摄入那些碳水化合物的，所以她并没有消耗掉它们。超重和高碳水饮食都会提高她患糖尿病的风险。如果她的病情从前驱糖尿病进展为 2 型糖尿病，也就是糖化血红蛋白达到 6.5，那除糖尿病以外，她出现心脏病和某些癌症的风险也将提高。而现在，安的糖化血红蛋白离 6.5 只差 0.6 个百分点。

虽然狼型睡眠者的昼夜节律会让人在一天的晚些时候感到饥饿，但晚上进食会加剧胃反酸症状。睡前 4 小时停止进食才能让身体有时间休息和消化，减轻胃反酸的症状。吃得太晚还会扰乱睡眠或延迟入睡时间。睡眠剥夺会引发安所担心的一切危害身心健康的症状，并且让她更加渴望摄入碳水化合物。

↑能量增益：这叫食物宵禁

作为慢型狼，就算你什么都不做，只改掉吃得太晚的习惯，你的能量分数也会大幅上涨。我们建议你打开 8 小时的进食窗口，然后禁食 16 小时。反正你上午也不饿，那就等到中午再吃东西，晚上 8 点再停止。

晚上吃零食可能演变成暴饮暴食，如从一碗麦片增加到三碗。暴饮暴食是慢型狼的体重往往高于平均水平的主要原因。和所有晚餐后的零食划清界限是唯一的解决方法。在所有睡眠类型中，狼型睡眠者控制冲动的能力是最差的，所以一丁点儿都吃不得。了解自己，接纳自己，带着这些知识开始行动吧！我们曾与一些慢型狼合作执行间歇性禁食计划，他们在两个月内减了 10 千克，提高了胰岛素敏感性，实现了前驱糖尿病的逆转，感觉仿佛获得了新生，变得更年轻、更快乐了。你也可以的，并且你会很高兴自己做到了。

↓能量陷阱：久坐等于新型吸烟

久坐会导致慢性的筋疲力尽、对碳水化合物的渴望、体重的增加、生病、睡眠被扰乱、认知清晰度受到影响。屁股不挪窝会导致糟糕透顶的身心恶性循环。如果你的大脑因为睡眠剥夺而疲累，那你就会感觉运动是件苦差事。如果你讨厌做某事，那就不太可能做下去，这是人的天性。而天性叛逆的狼型睡眠者更是如此，他们无法理解为什么要做自己不感兴趣的事。

↑能量增益：离开座椅，动起来

在慢型狼的每天 5×5 运动计划中，拉伸运动是你要做的第一件事，以便向身心发出信号，告诉它们"我醒了，正在运动呢"。之后你要在上午的中段时间进行跳跃运动，它就像一剂浓缩咖啡，能让你醒过神来。你将在下午以摇摆运动迎来自己的能量峰值。凭借晚上充足的能量，你将有动力在努力了一天后再接再厉，进行增肌运动，获得力量。最后，将平衡运动融入睡前准备时段，让你活跃的头脑平静下来，睡个好觉吧。

由于运动时段是分散的，你每次久坐的时间不会长达几小时。又因为每次只需运动几分钟，所以你不必从已经十分繁忙的一天中挤出大量时间来专门运动。另外，你会在彻底清醒前完成两次运动。你只要像梦游一样完成这些动作就行。久而久之，你可能就会真的想完成这些动作了。

↓能量陷阱：上床太早

安以为，要是她早点儿睡，也许就能获得更多能量。这种想法有一定的道理，但这招对狼型睡眠者不管用。作为狼型睡眠者，当你像熊型睡眠者一样夜里 11 点就爬上床，你只会一直清醒地躺着，因为睡不着而越来越焦虑。焦虑总是"自给自足"，你会因为心想明天一定会是令人筋疲力尽的一天而被紧张的能量所充斥，也就是进入"自主神经系统的唤醒状态"。你所焦虑的事情将在第二天成真。睡眠时间错位，也就是不按照自己的昼夜节律生活，会导致狼型睡眠者焦虑，进而失眠。

↑能量增益：只做你自己！

按照你自己的昼夜节律生活，午夜 12 点半再上床。这样你会更快入睡，不再因为要在床上清醒地躺上几小时而焦虑。

⚡ 睡眠医生迈克尔说

我不到午夜 12 点是不会上床的，因为我知道如果我在自己还不累的时候强迫自己入睡会发生什么——我只会获得更少的睡眠。那还不如等到身体向我发出信号，告诉我该休息了再上床睡觉。记住，睡眠很像爱情，越求越得不到！那么，你怎么知道自己是不是真的累了、准备睡觉了？

每隔几分钟就打个哈欠。

感觉眼皮沉重。

想躺下。

我曾有过一些患者，他们折磨了自己很多年，坚信自己患有严重的失眠症，结果却发现他们只是极其典型的狼型睡眠者。他们没有睡眠问题，只是没有遵循天生的昼夜节律生活而已。这些人调整了睡觉时间后，晚上就不再为入睡而苦恼了。他们很快就打起瞌睡，不再因为睡不着而焦虑几小时了。

虽然他们还是必须按照熊型睡眠者的时间表起床，但他们每周的净睡眠时间增加了七八小时。通过晚 1 小时上床，他们获得了相当于一整晚的充足睡眠。这么做看似有违常理，但确实有效。

🕐 让你时时刻刻充满能量的全新日程安排

在手机上设定好以下这些关键时间点的闹钟：

早上 8:00	起床。做拉伸运动，外加喝水
上午 11:30	做跳跃运动，外加喝水
中午 12:00	开启进食窗口
下午 4:30	做摇摆运动，外加喝水
晚上 7:00	运动（可选项）
晚上 8:00	关闭进食窗口
晚上 9:00	做增肌运动，外加喝水
夜里 11:30	开启睡前准备时段；关闭所有电子设备
午夜 12:00	做平衡运动（不喝水）
午夜 12:30	睡觉

第 1 周

从周一做起，任何一个周一都可以，不如就这个周一吧！

睡眠能量要点：元气满满地起床

请设置固定的起床时间和睡觉时间。这么做的目的是训练你的大脑遵循良好的睡眠节律，帮助你快速入睡，并获得高质量的充足睡眠。为此，你要做的第一步就是每天都在同一时间起床，而这也是最重要的一步。

- 每天早上 8 点醒来。
- 不要打开闹钟的稍后提醒功能。重复一遍，不要打开闹钟的稍后提醒功能！强迫自己起床。
- 晒晒太阳。出门晒晒太阳，也可以把头伸出窗外，让阳光照一照。阳光的直接照射会通过视神经向位于大脑的主时钟发送信号，告诉你："该起床了，打起精神来吧！"

每天 5×5 运动要点：做增肌运动

慢型狼的一个共同目标就是减重。减重的动力可能是想穿上小一号的裤子（谁不想呢？），但让自己负担更小所带来的真正好处是能获得更多能量。慢型人群的问题在于，他们的身体天生就准备好为宝贵的生命囤积脂肪。久坐意味着没有改变的机会。为了扭转这一趋势并尽快取得成果，这一周的重点是增加肌肉质量。肌肉燃烧糖原的速度非常快，所以增加肌肉质量会让你更快进入燃脂模式。虽然速度不及快型和中型人群，但对你而言已经较之前快多了。

⚡ **充能小贴士：**

如果逃避运动对你的吸引力异常强烈，那就用新的口头禅来对抗它。吸气时，说"更多肌肉"；呼气时，说"更多能量"。也可以对自己说"增长吧，一点一点来"。

今晚 9 点，在你感觉自己能量最充沛的时候，进行增肌运动，你的体重就会下降（运动动作见第 4 章）。

- 增肌运动。晚上 9 点，做一套蹲起、仰卧起坐、靠墙蹲、臂屈伸、踢腿的动作，每个动作做 1 分钟，各动作之间休息几秒。如果可以的话，晚上 10 点再做一遍。如果你只能完成一套 5 分钟的运动，那也很棒。运动 1 分钟就代表少坐 1 分钟。经过这样一分一毫的积累，你的自信才会飙升！

禁食能量要点：建立间歇性禁食的习惯

我们为你推荐的进食窗口期是中午 12 点到晚上 8 点的 8 小时。你只有这 8 小时能吃东西，不能再多了。为了让你的胰岛素反应保持在健康水平，并预防糖尿病的出现，你有必要通过持续禁食 16 小时来让消化系统获得休息。

说实话，这一周，你很可能会在晚上感到饥饿。毕竟你已经习惯在晚上 8 点至午夜 12 点吃东西了。为了达成你的能量目标，你必须叫停这种行为。坚持到第 4 天，你就会感觉轻松很多。

要是你有个充满能量的伙伴，那他可以帮你度过这个艰难的起始阶段。如果你真的失败了，请不要自责，再试一次就好。每次失败都伴随着成功的机会！

安第 1 周的能量分数：3.1

"唔，我知道这周我的情绪能量一落千丈，因为晚上我实在太饿了！我本来希望通过增肌运动感受到能量的提升。虽然我确实很享受做那些动作，也确实靠运动分散了我对饥饿的注意力，但不能吃麦片让我感觉很难过，就像失去了一个心爱的朋友。好消息是，我的胃反酸没那么严重了。睡眠方面，我丈夫发现我从过去每晚要上卫生间两三次，减少到只有一次了。我觉得自己的睡眠时间没有变长，但睡眠质量提高了。这计划也许真的有一点儿效果。"

第 2 周

睡眠能量要点：开启睡前准备时段

夜里 11 点半，当世界上大多数人准备好上床睡觉的时候，你仍然非常清醒。如果这时候你尝试入睡，那只会感到沮丧和焦虑。我们建议你午夜 12 点半再上床睡觉。

在一天中的最后 1 小时，你的大脑仍然充满奇思妙想。即便你只让自己进行最低程度的思考，也会保持警觉，使自己再清醒一两小时。我们建议所有狼型睡眠者都在夜里 11 点半开启睡前准备时段，让自己的精神进入"减速状态"。这样做的目的是降低血压和心率，让自己做好入睡准备，然后你就能从能量巅峰状态顺利过渡到休息状态。

在睡前准备时段，你可以泡个热水澡。这么做是有科学依据的：日本一项针对 1 000 多名参与者的新研究显示，每晚泡热水澡能控制血压、降低 BMI 及与糖尿病息息相关的糖化血红蛋白含量。在睡前 1 小时，用薰衣草与泻盐泡个澡吧。如果你不想每晚都泡澡，那就把早上的淋浴改到晚上。

体核温度的下降是昼夜节律的另一个信号，告诉你是时候睡觉了。这时候泡热水澡似乎是反其道而行，但当你洗完热水澡，步入稍冷的空气环境中，你的体温会突然下降，进而触发褪黑素的释放。美国国家睡眠基金会的数据显示，睡觉时的理想室温是 15 ～ 19℃，所以睡前 1 小时记得打开空调或窗户，让房间凉爽一些。

别忘了也要降低大脑的温度，方法就是关闭所有电子设备。你那高度活跃且富有创造力的大脑需要在睡前获得放松，不然思维还会继续运转。别再读那些刺激性的文章和博客了。离面部过近的手机发出的蓝光会抑制褪黑素的分泌，也不利于入睡。把它们全都关掉。别担心自己会错过重要消息，所有在早晨到来前发生的新闻，等你醒来时依然存在。

每天 5×5 运动要点：做跳跃和平衡运动

本周起增加一次跳跃运动，用来强化另一块肌肉——心肌。强大的心脏会将血液和氧气输送至全身。体内血液循环的加强能让身体的每个细胞都得到滋养、充满能量。同时，你还要在睡前准备时段加入让大脑安静的仪式——平衡运动。

- 跳跃运动。上午 11 点半，当你还处于半梦半醒的状态时，跳跃 5 分钟将帮你清除残留的脑雾。你会感觉更清醒，甚至能在中午之前完成一些工作。你只需完成以下动作：做 2 分钟开合跳，休息 1 分钟，再做 2 分钟欢呼跳。

- 增肌运动。晚上 9 点，完成每晚的肌肉强化运动。蹲起、仰卧起坐、臂屈伸、靠墙蹲、踢腿动作各做 1 分钟，中间休息几秒。如果你仍有动力的话，就在晚上 10 点再做一遍。

- 平衡运动。午夜时分，做 5 分钟树式，每 30 秒换一次支撑脚。就算失去平衡也没关系，再试一次就好。过程中注意呼吸的节奏！

禁食能量要点：慰藉还是碳水

实行间歇性禁食计划的时间越长，你就会感觉越容易按计划行事。从现在算起的一个月后，晚餐后吃零食的想法会让你反胃。上一周的计划也许对你的身体系统造成了一定冲击。身为夜猫子，你会感到心烦意乱，渴望在天黑后补充营养，非常想吃碳水化合物。人一旦筋疲力尽，就容易放纵自己的欲望，从而影响自己的睡眠、体重和能量。其实，如果你在夜晚燃烧的是储存的脂肪，而不是摄入的碳水，你的大脑也会运转良好。所以当食欲来临时，用情感上的慰藉而不是食物来应对吧。再过几周，食欲可能就来得快，去得也快了。

天黑后，除了吃零食，还有什么能让你感觉舒心惬意呢？性生活？增肌运动？品热茶？看奈飞的电影？《房产兄弟》还是《唐顿庄园》？和你的孩子或朋友视频聊天？列个清单，想到什么都可以往上加。当夜晚食欲来临时，逐一尝试清单上的内容吧。

睡眠医生迈克尔说

晚餐后不吃零食对我来说是最难的部分。每次我开始吃零食，就感觉自己很失败，通常我会对自己说："没事的，我值得。"然后

ENERGIZE！

继续吃，而且什么都吃。明确进食窗口关闭的时间对我来说非常有帮助，但我还做了其他事情，保证我能够充能成功。你也应该试试：

1. 如果你一定要吃，那就每周准备一些健康、定量的零食，如一把杏仁、一个苹果、一把爆米花，热量不要超过 1 200 卡，也不要含太多糖。

2. 关掉厨房里所有的灯。这叫作"模式中断"。关了灯，你没头没脑想吃东西的冲动就会随之中断，然后就看你能不能做得到了……

3. 喝水。许多人都分不清自己是饿了还是渴了，所以先喝点儿水感受一下吧。不过睡前别喝太多。

4. 争取找到一名有责任心的伙伴。向你身边的人解释一下你正在尝试的事，他要对你的行为多加留意，这可能对你大有帮助！我认识一对充能非常成功的夫妻，当他们中的一方想打破禁食计划时，另一方就会引导对方转移注意力。你猜结果怎么样？

5. 该吃的时候再吃。你有进食窗口期，到时间再吃吧！这很有效，我们保证！

安第 2 周的能量分数：5（比前一周 + 1.9）

"我这周的禁食计划执行得好多了。我开始觉得不吃东西也很正常了，不再认为不吃东西就仿佛失去了全世界。我很享受特意在晚上放松心情、摆脱忙碌生活的时段，它让我有意识地不再沉迷工作，转而自由思考，感觉就像在午夜做白日梦一样。我的大脑还在运转，但没那么快了。我还是会躺到凌晨 1 点半才睡着，但我的胃和大脑都安静了许多。我感觉自己瘦了一些，而且肯定比以前更乐观了。"

第 3 周

每天 5×5 运动要点：做拉伸和摇摆运动

本周起，每天开始进行起床后的拉伸运动，为充满能量的一天做好热身，下午进行摇摆运动，消除久坐对体内血液循环带来的影响。

- 拉伸运动。早上 8 点起床，去过卫生间后，拉伸一下脊柱。记住这 5 分钟的拉伸运动流程：婴儿式、猫牛式、斯芬克斯式、蜻蜓式、炮弹式，每种动作各做 1 分钟。

- 跳跃运动。上午 11 点半，做 2 分钟波比跳，休息 1 分钟，再做 2 分钟滑冰跳，以此提升自己的能量。

- 摇摆运动。理想情况下，你每坐 1 小时就应当做 5 分钟摇摆运动。如果情况不允许，至少在下午 4 点半起身做完一套动作：放松脖颈、胳膊画圈、摆腿、新月弯腰、扭转躯干动作各做 1 分钟。这样可以加强体内血液循环，让肌肉和关节得到放松。各动作之间休息几秒。

- 增肌运动。肌肉越多，脂肪燃烧就越快。所以，上午 9 点，完成你每天都在做的那套增肌运动：蹲起、仰卧起坐、臂屈伸、靠墙蹲、踢腿动作各做 1 分钟。试着在晚上 10 点加练一次。做增肌运动的每一分钟都不是浪费。

- 平衡运动。午夜时分，试着做 2 分钟数字 4 姿势、2 分钟踮脚尖，然后用 1 分钟树式享受一下成功的喜悦，为这一天画上句号。

情绪能量要点：情绪助推器

听音乐、大笑、帮助他人、社交都能让你在本周保持好心情。作为狼型睡眠者，你了解享受生活中的一切能带来能量。作为寻求快乐与冒险的人，你无须别人提醒，就知道享乐让人充满能量。上午 11 点半听听音乐，你在做跳跃运动时会感觉更带劲、情绪更高昂。睡前准备时段听听喜剧段子，能帮你降低血压，让身体为入睡做好准备。

但就算连续不断地看威尔·法瑞尔（Will Ferrell）的喜剧电影，也不能消除不运动带来的负面影响。运动可以减轻压力、提升情绪，久坐则会让你感觉糟糕又难过，而能量始终随着你的情绪而变。情绪上的筋疲力尽会引发焦虑，导致睡眠剥夺，进而转化为身体的疲劳和身心的痛苦。对慢型狼来说，最好的情绪和能量补给就是离开椅子站起来。

根据杜克大学一项由 202 名重度抑郁症成年患者参与的研究，运动在缓解抑郁症状方面具有和抗抑郁药物同样的效果。这并不是说患有心境障碍的患者应该停用处方药，记住，没有医生的准许和监督，切勿停药。但作为辅助治疗，运动能让你振作起来，同时对抗睡眠剥夺、暴饮暴食等情绪和能量的"杀手"。

对其他充能档案类型的人群而言，能量的增加都从睡眠开始。对你而言，睡眠也非常重要，但你的充能关键在于一有机会就运动。

安第 3 周的能量分数：6.1（比前一周 + 1.1）

"我感觉不错！我放下了吃的东西，而且从这周开始，我真的更专注于运动了。虽然我没有绕着公园跑圈，只是在下午站起来摇摆一下四肢，但这让我感觉到了明显的变化。说实话，我之前不觉得这么做能有什么效果，但是，哇哦，我错了。过去，我总是得在工作中靠毅力强撑几小时，非常辛苦。但做完摇摆运动，每次我坐回原位，都有一种焕然一新的感觉。我不再强迫自己继续做事。我做的还是一直以来都在做的事情，只是不再需要艰难挣扎。我真希望上大学的时候就知道这些方法。"

第4周

每天5×5运动要点：再加把劲

这一周，提升你的运动强度。

- 尝试。再看看第4章介绍的运动，有没有哪些动作是你害怕尝试的，如舞者式或大猩猩波比跳？这一周，是时候直面恐惧，尝试这些你之前不敢做的动作吧。

- 提升强度。升级吧。如果你一直在依赖的动作平稳过渡，那就把难度升到中级吧；如果你一直完成的是中级动作，那就改做高级动作；如果你早已解锁了高级动作，那就加大幅度——跳得更高些、蹦得更快些、蹲得更深些。

- 增加时长。把每天5×5运动扩展为每天6×5运动或每天5×7运动。如果你仍有动力，就再多运动一次或多运动几分钟。

- 提高频率。如果你之前一天只做3次运动（谁都难免会这样），那这周一定要努力达到神奇的5次。

禁食能量要点：计划调整

在间歇性禁食3周后，你已经适应了饮食节律的变化，或许也注意到你的衣服有点儿松了。本周，看看你能不能进一步压缩进食窗口时间，晚15分钟开始，早15分钟结束，测试一下自己的耐力吧。如果不能，那也没关系，但不试试怎么知道呢？

- 中午12点15分，开启你的进食窗口。

- 晚上7点45分，关闭你的进食窗口。

安第 4 周的能量分数：8（比第 1 周 + 4.9）

安在开始实行充能方案时，脑中设定了几个能量目标：

- 减重。"间歇性禁食真的非常神奇！"她说，"我已经执行计划 4 周了，只难受了大概 4 天时间。但当我上秤时，我发现自己掉了 4 千克！我再也不会变回无脑吃零食的自己了。我不需要数着卡路里或碳水化合物的量生活，只需要注意时间。这可容易多了。以前我有很长一段时间都觉得自己无力改变，但现在我正在取得进步。"

- 降血糖。"现在下结论还为时尚早。我得坚持计划 3 个月，得到准确的糖化血红蛋白值再说。但减重是医生说过我必须要做的事。我已经做到了，并且还会继续减下去。我还发现自己不再那么想吃甜食了，希望我能成功地将血糖降下来！"

- 不再出现胃反酸。"多喝水、睡前 4 小时不吃东西就是抑制胃反酸的秘方。"

- 完成更多的工作。"虽然我在充能之前也能完成许多工作，但是现在我工作时不再感到筋疲力尽了。充能让我的生活出现了巨大的变化，我不再觉得自己的整个人生都是苦差事了，反而一整天都感觉良好。"

- 不再那么紧张焦虑。"运动是缓解压力的良药，我现在明白了。我找到了自己需要的工具。无论我何时情绪低落，我要做的只是起身跳一跳这么简单。"

- 更快入睡。"我的睡眠质量绝对提高了。不到一两分钟就打一次哈欠的程度我绝不上床，这样做非常有助于迅速入睡。"

- 真正动起来。"现在运动贯穿我的每一天。从很大程度上来说，这样做也是在推动生活向前运动。有很长一段时间，我觉得自己卡在了原地，但现在对生活的掌控权又回到了我手里。我能改变，我有那种能力。我能让自己动起来，也能移走大山。"

至此，世界上又多了一个充满能量的生命，我们的任务到此圆满完成。

问题排查

作为慢型狼，你要注意以下几点：

1. 不耐烦。慢型人群在这个计划中的获益是最多的，但他们需要一定的付出。新陈代谢就像一艘游轮，你可以驾驶，但转向需要一定时间。我们保证你会减重成功，感觉动力百倍。给自己 2 周时间吧！

2. 沮丧。有些动作不经过反复练习的确会让人感觉尴尬，如滑冰跳就很难掌握。但谁在乎你是不是跳得像个傻瓜呢？我们的重点不在于动作是否完美。让你脑子里的奥运会裁判闭嘴，为自己的努力打出最高分吧！

3. 叛逆。狼型不喜欢别人教他怎么做。虽然我们给你列出许多要遵守的规则，但你天生就爱质疑权威。请稍稍调整一下心态，把你的充能方案看作有益身心的信息，而非严格的指导。这样，你就没什么可反抗的了。

🕐 时间表

第 4 周的结束，也是你此后高能量生活的开始。坚持下去，你就能永葆能量。

早上 8:00	起床。做 1 分钟婴儿式；做 1 分钟猫牛式；做 1 分钟斯芬克斯式；做 1 分钟蜻蜓式；做 1 分钟炮弹式；喝 500 毫升水
上午 11:30	升级运动，可选择进行双倍运动。做 5 分钟跳跃运动，动作自选
中午 12:15	开启进食窗口
下午 4:30	升级运动，可选择进行双倍运动。做 1 分钟放松脖颈；休息几秒；做 1 分钟胳膊画圈；休息几秒；做 1 分钟摆腿；休息几秒；做 1 分钟新月弯腰；休息几秒；做 1 分钟扭转躯干；喝 250 毫升水

晚上 7:00	运动（可选项）
晚上 7:45	关闭进食窗口
晚上 9:00	升级运动，可选择进行双倍运动。做 1 分钟蹲起；休息几秒；做 1 分钟仰卧起坐；休息几秒；做 1 分钟靠墙蹲；休息几秒；做 1 分钟臂屈伸；休息几秒；做 1 分钟踢腿；喝 250 毫升水
夜里 11:30	开启睡前准备时段；关闭所有电子设备
午夜 12:00	升级运动，可选择进行双倍运动。做 5 分钟平衡运动，姿势自选
午夜 12:30	睡觉

第 5 章

快型狮和中型狮的充能方案

莱斯莉今年 45 岁，在一家大型全国性非营利慈善组织当高管。坦白说，她"沉迷于工作和锻炼"。她说："不管愿不愿意，我每天早上 5 点起床。那感觉不像是我努力睁开眼睛、强迫自己起床，更像是我的眼睛啪的一声睁开了，我就这么起来了。我实在没办法干躺着等待世界上的其他人醒来。外面天还黑时，我的一天就开始了。我现在离婚了。在我没离婚时，我丈夫能比我多睡两三小时。等他醒来时，我都已经出去跑完步、洗完澡、吃完早餐，还工作了 1 小时。"

她为自己的自律感到自豪。"我非常健康，又很有野心。"莱斯莉说，"我前夫有点儿胖，工作上他太安于现状。我因为他的懒散开过不少玩笑，因为我们在许多方面都水火不容，就连睡觉和起床的时间都不一样。比如，如果不运动，我会疯掉；但他讨厌健身房，只和朋友打打球。我喜欢出去过二人世界；他却总让我计划和其他人一起出行。现在我知道了，他是慢型熊，我是快型狮。我们因彼此间的巨大差异而相互吸引……最后却还是分道扬镳了。"

莱斯莉的能量水平在一天开始时会像火箭发射一般直上云霄，之后逐渐下降，到晚上八九点跌入谷底。"我白天能完成的事可太多了，而且我感觉自己非常幸运，能在早上所有人还处于睡梦中时拥有高效的两三小时。想到同事一醒来就会看到我早上 6 点发送的一连串邮件，我有时都会笑出声。"莱斯莉说，"但到了晚上 9 点，甚至更早的时候，我的能量会遭遇瓶颈，因此而错过许多趣事。感觉就像我活在自己的世界。我不能像其他人一样追剧到深夜，也很少参加活动或看演唱会，除非这些活动在晚上 7 点准时开场。我不得不拒绝派对邀请，也不能和朋友一起吃晚餐。离婚后，我感觉自己比以前更脱离社会了。我是一个内向的人，需要独处的时间。但我目前的状况也太荒唐了。"

快型狮和中型狮一般都拥有健康的生活方式，他们运动到位、饮食节制。但像莱斯莉一样，他们可能锻炼过度，对饮食又太小心翼翼。莱斯莉说："我非常注意饮食，读过大量与健康相关的书籍。我看过

布劳斯博士的《四型生理时钟》，这本书让我更好地了解了自己，给了我莫大的安慰。但一些朋友和家人告诉我，我可能过于在意饮食和健身了。无论什么计划，只要我没跟上，我就会产生罪恶感。如果我因为太累而少锻炼了一次，我就会在第二天跑两次。我的确有可能运动过了，但我的内心不想承认这一点。"

莱斯莉知道自己中了基因大奖，生来就属于快型狮。作为一个喜欢早起的人，她拥有所有与早起匹配的积极特质，特别是她非常有责任心。虽然她选择坚持健康饮食，但因为她的代谢很快，所以基本上想吃什么就可以吃什么。话虽如此，她也确实有自己的能量目标：

- 一直清醒到晚上 10 点，这样她就能社交和约会了。
- 灵活应对自己严格的健身标准，不再因此倍感压力、筋疲力尽。
- 关注自己的情绪能量，不再把它放到最后考虑。

快型狮和中型狮要警惕的能量黑洞

莱斯莉的很多行为在消耗她的能量。

↓能量黑洞：有能力，不代表就应该做

快型狮和中型狮都习惯逼迫自己，喜欢迎难而上。成就感会给他们带来巨大的能量，这也是最美好、最纯粹的个人能量来源之一。一旦你感受过这种强大的多巴胺刺激，你就会想一次又一次地感受它。

表面上看，过度锻炼的人和追求完美碳水比例的人可能会令人敬畏。但运动过度、对食物的选择太严格，会消耗人的身心能量。肌肉疲劳、饮食不足、休息太少会让人受伤、过劳，产生慢性压力和能量消耗。把自己逼得太紧，就会产生边际效益递减效应。

⚡ 睡眠医生迈克尔说

过度训练综合征（overtraining syndrome，OTS）是真实存在的。它会耗尽你的能量，毁掉食欲和性欲，破坏思考和睡眠的能力。运动过度会引发压力和炎症，进而导致失眠。OTS 的症状包括疲劳、注意力不集中、受伤风险上升、免疫系统抑制、睡眠障碍、骨密度下降、心肌劳损。

充能的一个关键词就是"适度"。如果你爱运动，那请一定动起来。但之后要给身体一天的时间休息、充电，这样你才能以强壮的体魄继续运动。除非你是专业运动员或在为参加超级马拉松进行训练，否则做太多运动却不给自己时间恢复，只会让你的身体和大脑处于危险之中。虽然你可能已经养成每天"需要"跑步的习惯，但请试着让大脑接受充满能量的新生活方式吧。

快型狮和中型狮，我们知道你们已经准备好迎接挑战了。你有许多需要集中注意力去做的事。但如果你的体内有大量皮质醇，要想集中注意力是非常困难的。所以在接下来的 4 周，试试另一种方法，根据你每周的能量分数，看看增加适度活动、减少剧烈运动会给你带来何种影响，再自行决定要不要就此改变。

根据美国疾病控制中心的建议，每周剧烈运动的时间不要超过 2.5 小时。经常超过这一时长会导致受伤，而且伤口愈合时间会超过正常水平。过度紧张的肌肉会触发皮质醇的释放，从而降低睡眠质量，出现慢性炎症、腰围增加等问题。

↑能量增益：少即是多

斯泰茜属于快型狮。在她人生的大部分时间里，每当面对新的身体挑战，她都会毫不犹豫地迎难而上。50 岁过后，她开始注意自己整体的健康、睡眠和能量，发现少即是多的道理基本适用于生活的方方面面，特别是在剧烈运动这件事上。她有一些学员认为，做得越多就越好。他们会出现在早上 6 点半的动感单车课上，一直锻炼到 7 点半，紧接着再上另一节课，之后才允许自己喝一杯低脂酸奶。

人在两次剧烈运动之间如果不休息一两天，那身体恢复、受损肌肉修复所需的时间就会加倍。这会造成净能量的损失。但如果你每隔 1～3 天锻炼一次，每天再做些 5×5 运动之类中等强度的运动，你的能量就会大幅增长。

少即是多的道理也适用于饮食方面。毫无疑问，狮型睡眠者习惯健康饮食。但对自己过于严格会引发强迫症，进而发展成为一种瘾。此外，任何引发强烈罪恶感或羞耻感的行为都会促使皮质醇大量分泌，触发格斗或逃跑的焦虑反应。皮质醇是狮型睡眠者早上最需要的激素。它能让人清醒，让人迫不及待开始一天的生活——只有狮型才喜欢这种感觉。但在看到美味佳肴时，狮型睡眠者就不需要更多皮质醇了。与其让肾上腺因压力而疲劳，不如偶尔吃点儿曲奇吧！

↓能量黑洞：感觉自己像熊型星球上的怪物

狮型是个与众不同的睡眠类型。这类人会比熊型和狼型睡眠者早起几小时，基础能量更高。他们看中自己的表现，尽职尽责，这让其他睡眠类型的人都惊叹不已。在《四型生理时钟》一书中，迈克尔写到了"狮型嫉妒"现象。其他类型的人可能没注意到，对于性格内向的狮型睡眠者来说，在黑暗的凌晨等待世界醒来是件十分孤独的事。他们可能会嫉妒其他具有社交天赋的睡眠类型人群，后者会在狮型疲于参加的聚会上异常活跃。

狮型睡眠者的活动日程不仅和地球上大部分人不同，他们还缺少一个关键特征，这让他们更加受困于自己的与众不同。华沙大学的一名首席时间生物学研究人员在研究中发现，清晨型人群情商较低，他们的感知力、理解力、接受能力和管理能力都较差。所以，当狮型睡眠者感觉孤立无援时，他们之所以会逐渐筋疲力尽，可能是因为他们天生缺乏人际关系处理能力。因此，即便有时候事情会变得有点儿尴尬，那也不是你的错。不过，社交困境会引发不安情绪，从而消耗你的能量。

↑能量增益：这是狮型的世界，一切听你指挥

要想阻止情绪能量的流失，不再感觉自己跟不上其他睡眠类型人群的节奏，唯一的方法就是接受现实。你就是与众不同，但那又怎样？与众不同让你变得特殊，你应该以此为荣。虽然狮型的与众不同感始终存在，但他们可以，也确实有能力克服这种感觉。上文中来自波兰的那名专家还针对 349 名参与者进行了另一项研究，发现无论年龄和性别，相较于情商更高的夜晚型人群，清晨型人群的"生活满意度"明显更高。

狮型睡眠者，你还是赢了。尽管你会为了实现目标对自己施压，尽管你会有高处不胜寒的感觉，但你还是对生活抱持着乐观的态度，自我感觉好极了。下次当你又因为离群而心生畏惧的时候，做个腹式呼吸，再来一套跳跃运动，提醒自己仍然是丛林之王，你要的一切都尽在掌握。

↓能量黑洞：即便是你，没了能量也不行

莱斯莉最近才恢复单身，非常想出去社交。但她在网上或现实生活中遇到的大多数男性会约她出去吃晚饭，而那个时间段的她可能只会埋头吃些低卡甜点。她希望能在晚上 10 点前都保持能量相对充沛的状态，以此提高找到意中人的概率。但到那时，狮型睡眠者的体温已经连续快速下降几小时了，褪黑素也在不断分泌。

↑能量增益：午间活动（小睡或性生活）怎么样？

你改变不了自己的 DNA，但可以稍微调整自己的昼夜节律，在不影响睡眠的前提下，多挤出一两小时的能量在晚上用。诀窍就在于：午睡。根据近期法国的一项研究，只要下午 1 点小睡半小时，为身体电池充充电，你就有足够的电量在晚上 9 点跨越筋疲力尽的高墙了。不仅如此，小睡还能提高免疫力、减轻压力，而这些正是你这类拼命努力的人需要注意的。

⚡ **充能小贴士：**

即便你夜里没睡好或压力很大，白天小睡也能帮你按下内分泌系统的重启键，让你重回起跑线。

除了小睡，还有另一件事也能让你愉悦一下午。狮型睡眠者的睾酮水平一上午都很高。此外，你的快乐情调，也就是一天心情愉悦程度的峰值会出现在中午。不管有没有小睡，你都可以通过午间的性生活放松自己，让自己的脚步更加轻盈。

🕐 让你时时刻刻充满能量的全新日程安排

在手机上设定好以下这些关键时间点的闹钟：

早上 6:00	起床。做拉伸运动，外加喝 500 毫升水
早上 6:15	运动（可选项）

早上 7:00	开启进食窗口
上午 9:00	做摇摆运动，外加喝水
下午 1:00	充能小睡（可选项）
下午 2:00	做增肌运动，外加喝水
傍晚 6:00	做跳跃运动，外加喝水
晚上 7:00	关闭进食窗口
晚上 9:00	开启睡前准备时段；关闭所有电子设备
晚上 9:30	做平衡运动（不喝水）
晚上 10:00	睡觉

第 1 周

从周一做起，任何一个周一都可以，不如就这个周一吧！

睡眠能量要点：别忘了小睡

⚡ **充能小贴士：**

起床时间 + 7 小时 = 理想的小睡开始时间。对狮型睡眠者而言，下午 1 点开始小睡 20 分钟，能为身体电池充电、增强免疫力、缓解压力，让人在一天结束时获得 1 小时的额外能量。

把小睡当成一场有趣的游戏吧！既然你喜欢赢，那就把它看作竞技。从本周起，你能否调整一下日程安排，下午 1 点进入房间关上灯，平躺 20 分钟吗？20 分钟就足够。如果你不习惯午睡，那可能会对此感觉奇怪。

但让自己放慢节奏，短短 20 分钟，打个瞌睡或冥想一下，你的身体就能多充些电，此后当你感受到这些新增能量时会感激自己的。

每天 5×5 运动要点：把每周剧烈运动的次数减少到 3 次

与其他睡眠类型人群不同，为了增加能量，快型狮和中型狮需要的是放慢脚步。这周，我们要求你每次剧烈运动后都留一天时间让身体休息和恢复，以此增加能量。所以，如果你周一跑步了，那周二就别锻炼了。提前做好周计划。我们建议你周一、周三、周六锻炼，把每次锻炼的日期在日历上做个标记。休息日，在你原本用于锻炼的时间里做些中低强度的身体活动，如在客厅散步、拿吸尘器吸地、跳舞等。记住，不锻炼的日子里，你也要完成每天 5×5 运动。

在本周的每天 5×5 运动中，你将用拉伸运动开启新的一天，用平衡运动结束这一天。如果狮型睡眠者能用积极的行为作为一天的结束，那他们就会很有成就感（运动动作见第一部分的第 4 章）。

- 拉伸运动。早上 6 点起床，去完卫生间后，做 1 分钟婴儿式、1 分钟猫牛式、1 分钟斯芬克斯式、1 分钟蜻蜓式，最后以 1 分钟炮弹式作为结束动作。等这周结束时，你就能自如地完成这套动作了。
- 锻炼。这一周，按计划只在周一、周三、周六的早上 6 点 15 分做剧烈运动。
- 平衡运动。把平衡运动加入你睡前放松的习惯中，在晚上 9 点半做 5 分钟树式。每 30 秒换一次支撑脚，5 分钟后结束。如果中途你失去平衡，那就再试一次。过程中注意呼吸的节奏！

禁食能量要点：建立间歇性禁食的习惯

我们为你推荐的进食窗口期是早上 7 点到晚上 7 点的 12 小时。你只有这 12 小时能吃东西，不能再多了。虽然你可能不需要控制体重，患 2 型糖尿病的风险也不高，但间歇性禁食计划可以确保昼夜节律的一致性。规律的作息能提高睡眠质量，这样你在早上 6 点突然醒来时，就会感觉自己得到了充分的休息，已经准备好迎接新的一天了。

莱斯莉第 1 周的能量分数：6

"与我的熊型妹妹相比，我知道自己在参加这个计划时，能量的起点就比多数人高，但这并不代表我就不想要更多的能量了！我试着小睡，也成功区分了锻炼日和休息日。也许我逼自己努力的时候真的需要先给身体充电。不能每天跑步对我来说实在太难了。我一早上都无所适从，所以就系好鞋带到公园遛弯去了，不过我只是散散步。跑步时，我喜欢听嘻哈音乐，专注于自己的速度；散步时，我听的是有声读物，顺便看看鸟、看看人。我走的是同一条路线，但感觉和体验全然不同。我突然明白了张弛有度的重要性。我总想做更多事，散步则告诉我'更多'不一定要更快、更严格。'更多'也可以是缓慢的、放松的。减轻来自外界和自我的压力，让我获得了更多的能量。如果我能拥有更多这样的时光，我的整个人生都将变得更好！是的，每当我刚开始做一件事时，我总会积极到招人烦的地步。"

第 2 周

睡眠能量要点：开启睡前准备时段

每晚 9 点，关闭所有电子设备。把你的大脑从有压力的想法或任何有可能引发焦虑的事情中抽离出来。看看书、听听音乐或播客、做些简单的家务、和朋友聊聊天、泡个澡、享受亲密关系！调低大脑的温度，让身体准备好入睡。另外，做些平衡运动，同时有意识地进行呼吸练习，帮自己平静下来。

睡眠妙招：喝番石榴叶茶

人们发现，番石榴叶茶不仅富含抗氧化剂，还能增强免疫力、降低胆固醇、预防和治疗糖尿病，并且还有提高睡眠质量的功效。快型狮和中型狮之所以会在夜间醒来，其中一个原因就是低血糖。低血糖会引发激素的级联反应，最终打开皮质醇的分泌开关。皮质醇是一种与昼夜节律相关的激素，它会向大脑中的主时钟发出信号，提示一天的开始，所以并不适合在凌晨 3 点大量分泌。番石榴叶茶能让血糖保持稳定，避免引发激素的级联反应，让人保持睡眠状态；即使在中途醒来，也能保持平静、重新入睡。

每天 5×5 运动要点：做跳跃和增肌运动

这一周，你要继续减少锻炼的日程，坚持做每天早上的拉伸运动和睡前的平衡运动。此外，你要在下午利用仍然充沛的能量进行增肌运动，晚上在能量开始下降时再做一套跳跃运动，好让自己的身体恢复元气。

- 拉伸运动。早上 6 点，开始 5 分钟的拉伸运动：1 分钟婴儿式、1 分钟猫牛式、1 分钟斯芬克斯式、1 分钟蜻蜓式，最后以 1 分钟炮弹式作为结束动作。
- 增肌运动。下午 2 点，你会感觉能量高涨，就用它来锻炼肌肉吧。做 1 分钟蹲起，休息几秒；然后做 1 分钟仰卧起坐，休息几秒；最后做 1 分钟臂屈伸。
- 跳跃运动。你的能量水平会在傍晚 6 点开始走下坡路。用 1 分钟开合跳外加 20 秒休息来让能量水平保持平稳；之后做 1 分钟欢呼跳，稍事休息；然后在原地或室外做 2 分钟蹦跳。
- 平衡运动。晚上 9 点半，在睡前准备时段，用 3 分钟树式扎根在你卧室的地板上。3 分钟内不断变换支撑脚，之后做 2 分钟踮脚尖。

禁食能量要点：别忘了吃晚餐

在清晨型（狮型）和夜晚型（狼型）群体的饮食习惯比较这一课题上，近期一项针对 36 项相关研究的综述发现，狮型睡眠者更有可能拥有较低的 BMI、摄入较健康的食物，而且患进食障碍的风险更低，大部分卡路里都在一天中的早些时候摄入，喝的酒也更少。代谢速度较快或中等的狮型睡眠者基本上想吃什么就可以吃什么，并且能保持健康的体重，其中部分原因在于他们的胃肠激素（如会发出"我饿了"信号的胃促生长素和发出"我饱了"信号的瘦素）就和他们本人一样雷厉风行。同样的激素在狼型和熊型睡眠者体内发挥作用较慢，换言之，狮型睡眠者不到天色渐晚是不会饿的，而且进食后需要较长的反应时间才会感到满足。可以说，身为狮型睡眠者的你又中了一次基因彩票。

但你的饮食习惯天然有利，不等于它没有能让你获得更多能量的改进空间。快型狮和中型狮对工作非常上心，也很有责任心，如果进入心流状态，很可能会忘了在下午和晚上吃东西。但是为了保持能量，你一整天都要消耗卡路里，否则你的身体电量就会耗尽。而且吃完饭三四小时后，你的胃就会空空如也，这对你的大脑而言就是要睡觉的信号。因此，如果你在自认为较晚的晚上 7 点才吃最后一口食物，那你的睡眠节律就会推迟 1 小时或更长时间。

莱斯莉第 2 周的能量分数：6.6（比前一周 + 0.6）

"我的变化实在太大了，但还有许多事可做。理论上讲，我要注意的地方非常多。但通过在手机上设置闹钟，提醒自己什么时间该做什么事，我就能轻松管理自己的日程了。本周我遇到的最大障碍：吃得太晚。我习惯在下午 5 点吃饭，晚上 9 点上床睡觉。现在我试着在晚上 7 点吃晚餐，熬到晚上 10 点再睡觉。虽然充能方案中的时间表明显更适合日常生活，但这对我来说依然是一种调整。那么晚，我都不饿了。所以我不会在晚上 7 点吃什么正餐，而是会来一碗浆果配麦片。如果我在外就餐，则会吃个开胃菜。这些食物足够让我的胃以为我吃饱了。也许是因为激素发生了变化，现在我感觉吃完饭 1 小时就上床睡觉实在很奇怪。我还是会觉得累，但并不想躺下。我觉得每天做 5×5 运动非常棒。从心理上讲，我很喜欢一整天都有事可做的感觉，这就像在弥补我缩水的锻炼时间。从逻辑上讲，我知道 5 分钟开合跳和跑步 5 千米不一样，但它让我感觉很好，我很乐意做这些运动。"

第 3 周

每天 5×5 运动要点：做摇摆运动

本周加上最后一环：摇摆运动。上午 9 点，你已经努力工作了几小时，这时站起来做摇摆运动吧，让血液和氧气循环到因久坐而僵硬的关节处。

- 拉伸运动。早上 6 点，完成你已熟记于心的活动脊柱的运动吧：做 1 分钟婴儿式、1 分钟猫牛式、1 分钟斯芬克斯式、1 分钟蜻蜓式，最后是 1 分钟炮弹式。
- 锻炼。保持周一、周三、周六早上 6 点 15 分锻炼的日程。
- 摇摆运动。上午 9 点，先慢慢做 1 分钟放松脖颈，不要着急；然后做胳膊画圈，每侧各 30 秒；休息一会儿，再做摆腿，每侧各 30 秒；接着做 1 分钟新月弯腰，最后做 1 分钟扭转躯干。
- 增肌运动。下午 2 点，仰卧起坐、臂屈伸、蹲起、靠墙蹲动作各做 1 分钟。如果你感觉还有力量，再做 1 分钟踢腿。
- 跳跃运动。傍晚 6 点，用 2 分钟波比跳挑战你的协调能力和心脏承受能力吧，之后休息 1 分钟，再做 2 分钟滑冰跳。
- 平衡运动。晚上 9 点半，把树式加长到 5 分钟，每 45 秒换一次支撑脚。

禁食能量要点：斟酌食物的选择

现在你已经建立了禁食节律，再斟酌一下食物吧。回顾一下第 5 章的营养指南，挑选自己每天摄入的食物。

- 补水。新的一天到来时，请先用至少 500 毫升水来迎接它。每次做完 5 分钟运动，再喝 250 毫升水。

- 限制谷物和乳制品的摄入。改吃坚果、喝燕麦牛奶，把米、意面、面包和谷物的摄入量控制在每天 200 ～ 300 克。
- 多吃蔬菜！绿叶菜随便吃。把土豆、南瓜、山药、红薯等高淀粉含量蔬菜的摄入量控制在每天 50 ～ 100 克。
- 别吃高糖水果，如葡萄、甜瓜、柑橘、核果等。改吃高纤维的苹果和低糖的浆果。

情绪能量要点：打破规则

在一项针对 360 名西班牙大学生的研究中，研究人员试图确定不同睡眠类型的人群在思维和行为方面是否存在明显差异，结果得到了一些有趣的数据。研究发现，清晨型，也就是狮型对疼痛的恐惧程度较低。作为狮型睡眠者，你专注于内在、比较务实、缺乏想象力、逻辑性强、不太有创新精神、不合群、不外向、自信、比较传统、尽职尽责、有控制欲，并且对事情的总体看法比较积极。你基于实际经历进行思考，用成熟的逻辑和分析技巧得出结论。从外界得来的任何新信息都必须与你过去积累的知识相匹配，这是一种寻求守恒的思维方式。在行为上，你具有很强的自控能力。虽然你在社交方面行事郑重、待人冷淡，但是你十分尊重权威并乐于合作。你最明显的人格特质是尽责，因此你一旦开始做某事，就会坚持下去。我们非常高兴看到你实施了我们的充能方案，而且已经取得了长足的进步。

⚡ **充能小贴士：**

故意破例，看看这样做会给你的能量带来何种影响。在你的每周能量日记中加入这些数据，和前一周做对比，看看破例为你的身体和能量带来了什么变化。

但追求完美并不值得，它是对情绪能量的一种浪费。生活中没有什么是完美的，你也一样。从本周起，为了减轻追求完美所带来的压力，我们要求你怀着责任心和信心，认真打破一条"规则"。你可以在进食窗口期之外的时间吃东西，或者提早上床。然后拿出你的看家本领：实事求是地评估一下故意破例对你的能量带来了何种影响。用你的情绪能量，也就是逻辑思维和自控力，好好评估，并得出结论。这样做将巩固你对充能计划的信心，带着新的认知坚持这一计划，将为你带来更美妙的感觉。

莱斯莉第 3 周的能量分数：7.6（比前一周 + 1）

"我搞定了入睡习惯、进食窗口、运动计划这几点要求。我确实花了大量的情绪能量和思维能量来提醒自己这一方案背后的科学道理，以及它多么符合我的需求、对我多么有效。这周我的能量似乎进入了稳定期，这让我开始怀疑这一方案的有效性……结果，故意破例这一情绪训练让我对此有了改观。我喜欢逻辑谜题，喜欢验证'通过 X，会得出 Y 或 Z 吗'。我把这个设想代入计划中进行求证，连续 3 天跑步。到了周三早上，连续跑了 3 天的我明显感觉更累了，注意力也有所下降。虽然我很难让生活发生翻天覆地的变化，但这样一实验，我就知道自己之前的观点真的有问题。过去，我一直以为运动到筋疲力尽才能让我充满能量。事实证明，任何事做到极致都只会让人筋疲力尽而已。我在自己的婚姻中也发现了此类问题，细节我就不展开了。这让我的思想发生了重大转变，可能会影响我未来处理人际关系时的表现。"

第 4 周

睡眠能量要点：更进一步，完整看完一部电影！

你在晚上 9 点感觉如何？是变得做事磨蹭，还是能多坚持整整 1 小时？如果你的目标是维持身体正常运转到晚上 10 点，那就看看你进步了多少吧。经过这几周，你是否能多清醒 15 分钟，还是 30 分钟？

本周，利用前文提到的所有技巧，强迫自己保持清醒到晚上 10 点吧。你可以小睡，可以固定在早上 7 点到晚上 7 点的区间内进食，也可以看电视看到晚上 9 点。这样你应该就能坚持到晚上 10 点了。之后只要连续不断地睡 7.5 小时，你醒来时就能充满能量、恢复如初。

每天 5×5 运动要点：再加把劲

这一周，提升你的运动强度。

- 尝试。再看看第 4 章介绍的运动，有没有哪些动作是你害怕尝试的，如舞者式或大猩猩波比跳？这一周，是时候直面恐惧，尝试这些你之前不敢做的动作吧。
- 提升强度。升级吧。如果你一直依赖简单的动作平稳过渡，那就把难度升到中级吧；如果你一直完成的是中级动作，那就改做高级动作；如果你早已解锁了高级动作，那就加大幅度——跳得更高些、蹦得更快些、蹲得更深些。
- 增加时长。把每天5×5运动扩展为每天6×5运动或每天5×7运动。如果你仍有动力，就再多运动一次或多动几分钟。
- 提高频率。如果你之前一天只做 3 次运动（谁都难免会这样），那这周一定要努力达到神奇的 5 次。

禁食能量要点：注意饮水

间歇性禁食 3 周后，你在饮食方面可能不会像其他睡眠类型的人那样发生很大的变化。但按时吃饭确实有利于改善你的消化功能。本周，注意一下你的饮水量是否足够。开始记录你喝了多少杯水，确保自己补水到位。

喝太多水也会让人筋疲力尽！争取每天喝空两次 1 升装的水杯，记得少量多次饮用，吃饭时别喝。

莱斯莉第 4 周的能量分数：8.6（比第 1 周 + 2.6）

莱斯莉在开始实行充能方案时，脑中设定了几个能量目标：

- 一直清醒到晚上 10 点，这样她就能社交和约会了。"我能熬到晚上

10 点了。目标达成！所以我开始约会了，别人约我吃晚餐时，我能回答'好的'，我也不会在电影看到一半时就睡着了。"

- 灵活应对自己严格的健身标准，不再因此倍感压力、筋疲力尽。"我减少了跑步的次数，不再那样折磨自己了，转而多散步和进行轻松的骑行。我没办法不多运动，本性如此。但我学会了闻闻花香，而不是粗暴地把花儿通通摘走。"
- 关注自己的情绪能量，不再把它放到最后考虑。"我晚上的能量变多了，我能和同事一起出去玩了。这微妙的变化让我的日程安排变得宽松，也让我更加开放，能和他人建立更多联系。这让我的情绪能量得到了提升。"

至此，世界上又多了一个充满能量的生命，我们的任务到此圆满完成。

问题排查

作为快型狮或中型狮，你要注意以下几点：

1. 难以调整。狮型睡眠者以效率为导向，很难改变习惯或尝试新鲜事物。作为狮型睡眠者，如果你把预期放低，设想自己按计划调整时会有些不适，那你就能过渡得更为顺畅，而能量的提升会让你觉得一切都值得。
2. 努力过头。我们知道你可以很努力，但请记住，过度努力是无法达成目标的。如果你体内满是皮质醇，那身体就要消耗大量能量来缓解压力。两次锻炼之间记得休息！别忘了充能小睡！
3. 忽视能量来源。你可能会沉迷于身体能量的提升，却忘了还有情绪能量这回事。我们正在帮你从一天中找出更多时间，这样你就能和朋友、家人建立越来越紧密的联系。别忘了善用情绪能量带来的机会。

🕐 时间表

第 4 周的结束，也是你此后高能量生活的开始。坚持下去，你就能永葆能量。

早上 6:00	起床。完成每个动作的高级版。做 1 分钟婴儿式；做 1 分钟猫牛式；做 1 分钟斯芬克斯式；做 1 分钟蜻蜓式；做 1 分钟炮弹式；喝 500 毫升水
早上 6:15	周一、周三、周六锻炼 45 分钟到 1 小时
早上 7:00	开启进食窗口
上午 9:00	完成每个动作的高级版，时长可加倍。做 1 分钟放松脖颈（慢慢做）；休息几秒；做 1 分钟胳膊画圈；休息几秒；做 1 分钟摆腿；休息几秒；做 1 分钟新月弯腰；休息几秒；做 1 分钟扭转躯干；喝 250 毫升水
下午 1:00	充能小睡（可选项）
下午 2:00	完成每个动作的高级版，时长可加倍。做 1 分钟仰卧起坐；休息几秒；做 1 分钟蹲起；休息几秒；做 1 分钟臂屈伸；休息几秒；做 1 分钟靠墙蹲；休息几秒；做 1 分钟踢腿；喝 250 毫升水
傍晚 6:00	完成每个动作的高级版，时长可加倍。做 2 分钟波比跳；休息 1 分钟；做 2 分钟滑冰跳；喝 250 毫升水
晚上 7:00	关闭进食窗口
晚上 9:00	开启睡前准备时段；关闭所有电子设备
晚上 9:30	完成动作的高级版。做 5 分钟平衡运动，姿势自选
晚上 10:00	睡觉

第 6 章
慢型狮的充能方案

贾森今年 50 岁，是旧金山一家科技公司的 CEO。从清晨他醒来起到晚上 9 点他耗尽能量时，其间他一直在打电话、接电话、回信息、写邮件。虽然他白天大部分时间在做案头工作，但他的大脑异常活跃。"我每时每刻都有 100 万件工作要处理，我的大脑始终以光速运转。我在早餐之前完成的工作比许多员工一整天干的都多。我会坐上几小时，坐到屁股都疼了才站起来，然后惊觉自己完成了那么多工作，但活动范围仅限于桌子周围 3 米内。"

贾森连吃饭都不会离开桌子，他的助手一整天都在不停地给他送饭、送零食。"都不用我提出要求，我手边就总有东西可吃。我承认自己会无脑地暴饮暴食。我知道我需要吃东西，所以就吃了，但我并不在意自己吃了什么、吃了多少。是的，我应该减掉腰腹部 7 千克的赘肉。医生告诉我，我的生活压力太大了，她担心我的心脏会出问题。"

睡眠方面，贾森每晚都能睡上 7 小时，这点很好。"理论上，我还想多睡会儿，但怎么可能呢？天一亮，我就完全醒了。直到睡觉时间，我才会下班回家。"

贾森的能量问题在于，因为年过 50，所以他的基础能量水平在逐渐下降。

"我一直都很了解自己日常的能量节律。拿一天来说，我的能量水平一开始会很高，然后稳步下降，直到睡前。"他说，"现在我整体的健康状况都在慢慢走下坡路，而且这种改变是不可逆的，这可把我吓坏了。我的能量注定会日渐枯竭吗？如果我能做些什么来放缓这一过程或逆转这种不可避免的情况，我愿意一试。"

贾森的能量目标：

- 提高基础能量。
- 在运动和饮食方面做出改变，缓解身体疼痛，减小腰围。
- 降低血压、血糖和胆固醇。

慢型狮要警惕的能量黑洞

贾森的很多行为在消耗他的能量。

↓能量黑洞：乐观也有坏处

贾森不急于改变生活方式，也不急于改善健康状态，因为他到现在都认为自己还有许多时间，来得及做出必要的调整。这种对时间的乐观是典型的狮型思维。根据近期华沙大学一项针对316名参与者的研究，每种睡眠类型都有不同的"时间视角"，也就是不同的时间概念。夜晚型的参与者（狼型）对时间比较悲观，甚至怀有敌意，而清晨型的参与者（狮型）对时间则比较乐观。

在健康和能量方面，狮型的你对时间的乐观态度可能会带来不利的影响。你认为自己有许多时间去实现能量目标，但事实上……你可能没有。要想改善自己的健康状况，你必须着急起来。

↑能量增益：此时不做，更待何时？

从你的视角来看，时间要多少有多少。但现实是，要想改善健康状况、提升能量水平，最佳时机就是现在。西班牙一项针对睡眠类型和拖延的研究，首先对509 名成人的睡眠类型（清晨型与夜晚型）进行了评估，然后从犹豫不决和逃避工作这两个方面对他们的拖延习惯进行了测试。狼型睡眠者更倾向于逃避工作，遇到不想做的事，他们就会拖延。狮型睡眠者虽然不逃避工作，但是在做决定时会很纠结，一旦做出决定则会立即行动。所以，我们要求你在接下来的 4 周时间里，把提升能量、改善健康状况当成头等大事。一旦你有责任在身，就会全力以赴。你将势如破竹，不可阻挡。

↓能量黑洞：久坐等于新型吸烟

在你伏案工作时，你的大脑可能正以每分钟 200 万千米的速度控制着宇宙；但你的身体就只是待在那里，仿佛已经石化。慢型狮似乎忽略了或忘了一件事，那就是意识清醒和让身体动起来不是一回事。你的工作可能既繁忙又费神。你可能理所当然地认为，即便只是几分钟，你也不能离开办公桌。但你要明白，每天坐 10 小时或更长时间是会消耗巨大能量的，同时也会增加过早死亡的风险。

↑能量增益：11 分钟就能挽救你的生命

挪威有一项研究对过去 9 项研究中收集的健身追踪器数据进行了分析，数据覆盖欧洲和美国约 50 000 名中老年人。研究人员根据生活方式和身体活动水平把参与者分成了 3 组。高层组活动量最大；中层组相对活跃；低层组是久坐时间最长的。

⚡ 充能小贴士：

11 分钟的运动可能就是充能生活和过早死亡之间的那道分割线。根据充能方案，你每天要运动 25 分钟，不流一滴汗，运动时长就能超过身体所需的 2 倍。多划算啊！

研究人员调查了 10 年前开始的参与者死亡登记记录，结果证实了我们凭直觉就可以猜到的结果：高层组活动量最大，过早死亡的概率最低；低层组与高层组相比，过早死亡的概率高达 260%。

这项研究的相关发现很好地证实了我们的建议多么有效：中层组只是适当活

动一下，平均每天仅步行 11 分钟，但相较于久坐不动的低层组，他们过早死亡的概率明显更低。

↓能量黑洞：吃东西太快

狮型睡眠者做什么都匆匆忙忙，但对新陈代谢缓慢的狮型而言，有件事做得太快可能很危险，那就是吃太快。贾森说过，他没有坐下来吃饭的耐心，总是匆匆吃完饭就回去工作。但慢型代谢人群患肥胖症和糖尿病的风险比较高，吃太快正是他们这类人超重的原因之一。

日本有一项为期 5 年、针对 59 717 名 2 型糖尿病患者的研究，旨在划清肥胖和饮食速度之间的界限。数据显示，吃饭速度快的人 BMI 最高，整体的健康状况最差。相较于这些狼吞虎咽的人，吃饭速度中等的人患肥胖症的概率低29%，吃饭速度慢的人则低 42%。不仅如此，晚上吃零食和睡前 3 小时内吃东西也与新陈代谢慢及 BMI 高度相关。

↑能量增益：慢慢咀嚼！

身为狮型睡眠者，你很幸运，你患肥胖症的概率比其他睡眠类型的人都低。但即便是狮型睡眠者，也要注意饮食节律和食物选择。由于狮型的你代谢速度慢，患心脏病和糖尿病的风险比较高。如果你还不做出改变，那本就迟缓的代谢速度会随着年龄的增长进一步放缓。但如果你行动起来、加快速度，遵循符合你睡眠类型的睡眠、饮食、运动时间表行动，就能避免一些患病风险，并控制你的体重。

我们不是要求你每吃一口食物就要数一数咀嚼的次数，没人有闲工夫干这事。但请试着放慢吃东西的速度吧。你的进食时间在傍晚 6 点结束，所以设定一个下午 5 点 45 分的闹钟吧。不到傍晚 6 点，就别把最后一口食物放入口中。强迫自己用整整 15 分钟的时间品尝这顿美食，这样你就可能降低患糖尿病等代谢紊乱性疾病的风险了。

🕐 让你时时刻刻充满能量的全新日程安排

在手机上设定好以下这些关键时间点的闹钟：

早上 6:00	起床。做拉伸运动，外加喝水
早上 6:15	运动（可选项）
上午 9:00	做摇摆运动，外加喝水
上午 10:00	开启进食窗口
下午 1:00	充能小睡（可选项）
下午 2:00	做增肌运动，外加喝水
傍晚 6:00	关闭进食窗口
晚上 7:00	做跳跃运动，外加喝水
晚上 9:00	开启睡前准备时段；关闭所有电子设备
晚上 9:30	做平衡运动（不喝水）
晚上 10:00	睡觉

第 1 周

从周一做起，任何一个周一都可以，不如就这个周一吧！

睡眠能量要点：别忘了小睡

从本周起，你能否调整一下日程安排，下午 1 点进入房间关上灯，平躺 20 分钟吗？如果你不习惯午睡，那可能会对此感

⚡ 充能小贴士：

起床时间 + 7 小时 = 理想的小睡开始时间。对狮型睡眠者而言，下午 1 点开始小睡 20 分钟，能为身体电池充电、增强免疫力、缓解压力，让人在一天结束时获得 1 小时的额外能量。

觉奇怪。

但让自己放慢节奏，短短 20 分钟，打个瞌睡或冥想一下，你的身体就能多充些电，此后当你感受到这些能量时会感激自己的。

↑初学者快速振作冥想法

如果你无法小睡，那就试试同样能让你恢复状态的冥想吧。初学者可以按下面的方法做：

1. 坐在枕头或舒适的椅子上，也可以躺在床上或铺在地板上的瑜伽垫上。
2. 闭上双眼，需要的话可以戴上眼罩。
3. 自然地呼吸。一开始不要数呼吸的次数或试图控制呼吸。
4. 注意力集中在呼吸上。感受吸气和呼气过程中，胸部、肩膀、胸腔、腹部是如何运动的。注意力集中在你的身体和呼吸上，但不要控制呼吸的次数和强度。
5. 慢慢收回放飞的思绪，注意力集中在身体和呼吸上。
6. 每次进行 2～3 分钟，之后逐渐增加时长。

每天 5×5 运动要点：做拉伸和平衡运动

你将用拉伸运动开启新的一天，用平衡运动结束这一天。如果狮型睡眠者能用积极的行为作为一天的结束，那他们就会很有成就感（运动动作见第 4 章）。

- 拉伸运动。早上 6 点起床，去完卫生间后，做 1 分钟婴儿式、1 分钟猫牛式、1 分钟斯芬克斯式、1 分钟蜻蜓式、1 分钟炮弹式。等这周结束时，你就能自如地完成这套动作了。
- 锻炼。如果你要做剧烈运动，那就限制在一周 3 次的频率内，而且每隔一天休息一次。我们建议你在每周一、周三、周六的早上 6 点 15 分做剧烈运动。

- 平衡运动。把平衡运动加入你睡前放松的习惯中，在晚上 9 点半做 5 分钟树式。每 30 秒换一次支撑脚，5 分钟后结束。如果中途你失去平衡，那就再试一次。过程中注意呼吸的节奏！

禁食能量要点：建立间歇性禁食的习惯

我们为你推荐的进食窗口期是上午 10 点到傍晚 6 点的 8 小时。所有睡眠类型中的慢型人群一天都只能在这 8 小时内进食，不能再多了。在你禁食的 16 小时中，你的身体会在前 4 小时消耗完当天摄入的碳水化合物，但如果你有运动习惯，就会消耗得更快；之后的 12 小时，你会进入燃脂模式。间歇性禁食还能带来其他好处：由于在睡前的 3 小时内你都不再进食，你的血糖升降节律会与褪黑素分泌节律相匹配，让你更容易入睡。为了不打乱昼夜节律，一定要严格遵守进食时间！

睡眠妙招：喝番石榴叶茶

人们发现，番石榴叶茶不仅富含抗氧化剂，还能增强免疫力、降低胆固醇、预防和治疗糖尿病，并且还有提高睡眠质量的功效。慢型狮之所以会在夜间醒来，其中一个原因就是低血糖。低血糖会引发激素的级联反应，最终打开皮质醇的分泌开关。皮质醇是一种与昼夜节律相关的激素，它会向大脑中的主时钟发出信号，提示一天的开始，所以并不适合在凌晨 3 点大量分泌。番石榴叶茶能让血糖保持稳定，避免引发激素的级联反应，让人保持睡眠状态；即使在中途醒来，也能保持平静、重新入睡。

贾森第 1 周的能量分数：5

"我按要求完成了拉伸运动和平衡运动，过程中我才知道自己的背有多僵硬，保持平衡有多难，我感到既羞愧又惊讶。如果你单脚稳稳站立的时间不能超过 5 秒，那你体内一定是出了什么问题。显然，我得把晚上的运动做到更好，我有责任这么做。本周大部分时间里，我都把注意力放在了进食上，我对自己吃了什么、吃的速度更上心了。我告诉助理，没有我的要求就不要把任何吃的送进我的办公室。我还关掉了手机和电脑，专心吃饭。早上 10 点前、傍晚 6 点后我都不再吃东西。过了一周，我可以发誓我的裤子松了。这可真是太棒了。"

第 2 周

睡眠能量要点：开启睡前准备时段

每晚 9 点，关闭所有电子设备。把你的大脑从有压力的想法或任何有可能引发焦虑的事情中抽离出来。看看书、听听音乐或播客、做些简单的家务、和朋友聊聊天、泡个澡、享受亲密关系！调低大脑的温度，让身体准备好入睡。另外，做些平衡运动，同时有意识地进行呼吸练习，帮自己平静下来。

每天 5×5 运动要点：做跳跃和增肌运动

这一周，除了坚持做每天早上的拉伸运动和睡前的平衡运动，你还要在下午利用仍然高涨的能量进行增肌运动，晚上在能量开始下降时再做一套跳跃运动，好让自己的身体恢复元气。

- 拉伸运动。早上 6 点，开始 5 分钟的拉伸运动：1 分钟婴儿式、1 分钟猫牛式、1 分钟斯芬克斯式、1 分钟蜻蜓式，最后以 1 分钟炮弹式作为结束动作。
- 增肌运动。下午 2 点，你会感觉能量高涨，就用它来锻炼肌肉吧。做 1 分钟蹲起，休息几秒；然后做 1 分钟仰卧起坐，休息几秒；最后做 1 分钟臂屈伸。
- 跳跃运动。晚上 7 点，用 1 分钟开合跳外加几秒休息让自己恢复元气；之后做 1 分钟欢呼跳，稍事休息；然后在原地或室外做 2 分钟蹦跳。

- 平衡运动。晚上 9 点半，在睡前准备时段，用 3 分钟树式扎根在你卧室的地板上。3 分钟内不断变换支撑脚，之后做 2 分钟踮脚尖。

禁食能量要点：吃两顿饭，外加一次零食

遵循任何节律的时间表都能强化其他节律的作用。所以，慢型狮不仅要严守进食窗口期，还要每天都在固定的时间吃饭，这能让他们睡得更香、消化得更有规律，甚至按需减重。贾森以前不在意饮食，总是一整天嘴不停。于是，我们在他 8 小时的进食时间里，安排了第一餐和第二餐的固定就餐时间，两餐之间可以吃 1 或 2 次零食。最终，他摄入的卡路里减少了，消化系统承受的压力更小了，由此消耗的能量也随之减少了。

- 第一餐：上午 10 点，在你的进食窗口开启时享用第一餐。
- 第一次零食：在中午 12 点至下午 1 点，当你周围的熊型睡眠者都在吃午餐时，享受第一次吃零食的机会。
- 第二次零食：下午 2 点做完增肌运动（可选项）后，吃点儿零食。
- 第二餐：吃第二餐的时间不要晚于下午 5 点半，傍晚 6 点才能把最后一口食物放入口中。

贾森第 2 周的能量分数：6（比前一周 +1）

"本周，我的能量得到了大幅提升。我相信这是小睡的力量，我允许自己小睡后，感觉真是不可思议。我锁上门，躺在办公室的沙发上，然后就睡过去了。我从小就没小睡过，小时候，我每次都要和妈妈或老师斗智斗勇。现在，小睡成了一种小小的解脱，让我像是到博拉博拉岛（Bora Bora）来了一段微缩旅行。我实践了布劳斯博士的小睡拿铁法，在小睡前喝一杯咖啡，醒来时咖啡因正好开始发挥作用。通过按时吃饭、坚持间歇性禁食，我也成功减重了。这简直就像魔法一样！体重就在不知不觉中掉了，我居然也不饿。这可真是充实的一周！"

第 3 周

每天 5×5 运动要点：做摇摆运动

本周加上最后一环：摇摆运动。上午 9 点，你已经努力工作了几小时，这时站起来做摇摆运动吧，让血液和氧气循环到因久坐而僵硬的关节处。

- 拉伸运动。早上 6 点，完成你已熟记于心的活动脊柱的拉伸运动。做 1 分钟婴儿式、1 分钟猫牛式、1 分钟斯芬克斯式、1 分钟蜻蜓式，最后是 1 分钟炮弹式。
- 锻炼。保持周一、周三、周六早上 6 点 15 分锻炼的日程。
- 摇摆运动。上午 9 点，先做 1 分钟放松脖颈；然后做胳膊画圈，每侧各 30 秒；接着做摆腿，每侧各 30 秒；之后做 1 分钟新月弯腰；最后做 1 分钟扭转躯干。
- 增肌运动。下午 2 点，仰卧起坐、臂屈伸、蹲起、靠墙蹲动作各做 1 分钟。如果你感觉还有力量，再做 1 分钟踢腿。
- 跳跃运动。晚上 7 点，用 2 分钟波比跳挑战你的协调能力和心脏承受能力吧，之后休息 1 分钟，再做 2 分钟滑冰跳。
- 平衡运动。晚上 9 点半，做 5 分钟树式，每 45 秒换一次支撑脚。

⚡ 健身教练斯泰茜说

你可能认为我当了 30 年健身指导和私人教练，每天早晨肯定能麻利地起床，迅速开始健身、跑步、骑行、游泳或做其他任何事，但这几乎不可能！我很庆幸自己有一份需要体力的工作，能让我时刻保持活跃。但一提到训练自己的身体，我总是缺乏动力。

许许多多日子里，只要一想到锻炼，我就感到疲惫。我已经

53 岁了，不会再像年轻时那样运动了。我在 SoulCycle 上完课，经常会觉得有点儿疲倦，而我个人又不想在健身房或工作室花更多时间。现在，我知道该为自己锻炼了，做做拉伸运动、跳跳舞或上几节瑜伽课，也许还可以再上几节动感单车课。但说实话，这几项运动我哪个都不想做。

那我该如何给自己的身体充电呢？答案是快走。快走是一项经常被人们低估的运动，方法是以轻快的步伐行走，同时摆动双臂，根据自己的疲劳程度决定是否需要负重 1.5 千克，这样努力走 30 ～ 40 分钟就能激发动力。这是我最爱的充能妙招。

许多人知道我每周都在纽约市中央公园快走。我不仅利用这种方式锻炼全身的肌肉和骨骼，而且增强呼吸系统，加快血液循环，改善情绪，清醒大脑，并获得了一种整体的平衡感。在天气晴朗、阳光普照的日子里，我还能额外获得大量的维生素 D。

情绪能量要点：慷慨助人

和所有属于慢型代谢类型的人群一样，慢型狮也要对增加的体重额外注意。超重会令人筋疲力尽，还可能引发高胆固醇、高血压、糖尿病、部分癌症等相关疾病。贾森生活在重压之下，他坐得太久，体重也太重。除了通过充能方案提升能量、降低体重，他还可以利用情绪能量让自己开心起来，这对他的心脏有好处，同时也能改善他的生活。

来自加拿大不列颠哥伦比亚省的研究人员研究了付出对心血管健康的影响，他们询问了 186 名高血压患者向慈善机构的捐款金额。两年后，研究人员再次追踪这些参与者，发现无论收入、教育水平、年龄如何，慷慨助人者的血压更健康。不是每个人都具有捐钱助人的财力，但付出时间和精力帮助他人也同样有效。

⚡ **充能小贴士：**

给感到失落的朋友或家人送个小礼物，为他们买单或给孩子一个小小的红包。你会发现自己在健康和能量方面因此获益良多。

在同一项研究的第二部分中，研究人员在 6 周时间内，分 3 次给 73 名高血压患者钱，每次 40 美元，并要求他们中的一半人把钱花在别人身上，另一半人把钱花在自己身上。结果，付出组的血压低于自用组。付出为心血管带来的好处与健康饮食、按时运动带来的好处相当。根据这项研究，健康状况获得最大改善的是把钱用于所爱之人的参与者。这项研究的结论：慈善捐赠可以缓解压力，提升人与人之间的连接感，从而改善心脏健康。从我们的角度来说，这两个作用也有益于情绪能量的提升。总而言之，经常慷慨捐赠会为你带来无价的健康和能量。

贾森第 3 周的能量分数：7（比前一周 +1）

"这周我过得有点儿糟糕，在执行计划时乱了阵脚。工作上，我正赶上截止日期；与此同时，年迈的母亲又遭遇健康危机。我的日程安排完全被打乱了，除进食计划之外的其他所有计划都没能完成。我没能按时吃饭，但严守了进食窗口期。虽然这周我在运动方面表现得很差，但当我回归久坐状态时，我也明显发觉与之前执行计划期间的状态差异。我还发现，如果我在睡前没有'断电'1 小时，我就会把问题带入梦乡。我睡得还不错，但这周夜里醒了好几次，醒来时都会心跳加速。下周一切都会恢复正常，我也会继续执行我的充能方案。很高兴我还有这项计划能帮到我。"

第 4 周

睡眠能量要点：再晚睡一会儿

你在晚上 9 点感觉如何？是变得做事磨蹭，还是能多坚持整整 1 小时？如果你的目标是维持身体正常运转到晚上 10 点，那就看看你进步了多少吧。经过这几周，你是否能多清醒 15 分钟，还是 30 分钟？

本周，利上用前文提到的所有技巧，强迫自己保持清醒到晚上 10 点吧。你可以在下午 1 点小睡 20 分钟，可以固定在上午 10 点到傍晚 6 点的区间内进食，也可以看电视看到晚上 9 点。这样你应该就能坚持到晚上 10 点了。之后只要连续不断地睡 7.5 小时，你醒来时就能充满能量、恢复如初。

每天 5×5 运动要点：再加把劲

这一周，提升你的运动强度。

- 尝试。再看看第 4 章介绍的运动，有没有哪些动作是你害怕尝试的，如鹰式、舞者式或大猩猩波比跳？这一周，是时候直面恐惧，尝试这些你之前不敢做的动作吧。
- 提升强度。升级吧。如果你一直依靠简单的动作平稳过渡，那就把难度升到中级吧；如果你一直完成的是中级动作，那就改做高级动作；如果你早已解锁了高级动作，那就加大幅度——跳得更高些、蹦得更快些、蹲得更深些。
- 增加时长。把每天 5×5 运动扩展为每天 6×5 运动或每天 5×7 运动。如果你仍有动力，就再多运动一次或多动几分钟。
- 提高频率。如果你之前一天只做 3 次运动（谁都难免会这样），那这周一定要努力达到神奇的 5 次。

禁食能量要点：计划调整

在间歇性禁食 3 周后，你已经适应了饮食节律的变化，或许也注意到你的衣服有点儿松了。本周，看看你能不能进一步压缩进食窗口时间，晚 15 分钟开始，早 15 分钟结束，测试一下自己的耐力吧。如果不能，那也没关系，但不试试怎么知道呢？

- 上午 10 点 15 分，开启你的进食窗口。
- 下午 5 点 45 分，关闭你的进食窗口。

贾森第 4 周的能量分数：8（比第 1 周 + 3）

贾森在开始实行充能方案时，脑中设定了几个能量目标：

- 提高基础能量。"我做到了，还挺容易，感觉自己像变了一个人。在开始执行充能方案时，我高估了自己的体力。回想起来，我以前躺倒在床上时，不应该感到那么疲惫。那时的我耗尽了自己的身体能量。而现在，我则充满能量。"
- 在运动和饮食方面做出改变，缓解身体疼痛，减小腰围。"嗯，我减掉了 3 千克，还买了新裤子。"贾森说，"平衡运动是我进步最大的运动项目。一开始，我做树式时会立即失去平衡。现在我能连续保持3 分钟的单脚树式姿势。这个动作让我了解了平衡在方方面面的重要性。进食要与禁食平衡，活动要与休息平衡，兴奋要与平静平衡。"
- 降低血压、血糖和胆固醇。"医生还在等我过段时间去测一下胆固醇，不过我家里就有血压计和血糖仪，我的血压和血糖水平都明显越来越健康了。我执行充能方案的时间越长，这些数值就会越好。4 周只是一个开始，我还会继续努力！"

至此，世界上又多了一个充满能量的生命，我们的任务到此圆满完成。

问题排查

作为慢型狮，你要注意以下几点：

1. 不耐烦。慢型人群在这个计划中的获益是最多的，但他们需要一定的付出。新陈代谢就像一艘游轮，你可以驾驶，但转向需要一定时间。

我们保证你会减重成功，感觉动力百倍。给自己 2 周时间吧！

2. 难以调整。狮型睡眠者以效率为导向，很难改变习惯或尝试新鲜事物。作为狮型睡眠者，如果你把预期放低，设想自己按计划调整时会有些不适，那你就能过渡得更为顺畅，而能量的提升会让你觉得一切都值得。

3. 忽视能量来源。你可能会沉迷于身体能量的提升，却忘了还有情绪能量这回事。我们正在帮你从一天中找出更多时间，这样你就能和朋友、家人建立越来越紧密的联系。别忘了善用情绪能量带来的机会。

🕐 时间表

第 4 周的结束，也是你此后高能量生活的开始。坚持下去，你就能永葆能量。

早上 6:00	起床。完成每个动作的进阶版，时长可加倍。做 1 分钟婴儿式；做 1 分钟猫牛式；做 1 分钟斯芬克斯式；做 1 分钟蜻蜓式；做 1 分钟炮弹式；喝 500 毫升水
早上 6:15	锻炼（可选项）。周一、周三、周六锻炼 45 分钟到 1 小时
上午 9:00	完成每个动作的进阶版，时长可加倍。做 1 分钟放松脖颈；休息几秒；做 1 分钟胳膊画圈；休息几秒；做 1 分钟摆腿；休息几秒；做 1 分钟新月弯腰；休息几秒；做 1 分钟扭转躯干；喝 250 毫升水
上午 10:15	开启进食窗口
下午 1:00	充能小睡（可选项）
下午 2:00	完成每个动作的进阶版，时长可加倍。做 1 分钟蹲起；休息几秒；做 1 分钟仰卧起坐；休息几秒；做 1 分钟臂屈伸；休息几秒；做 1 分钟靠墙蹲；休息几秒；做 1 分钟踢腿；喝 250 毫升水

下午 5:45	关闭进食窗口
晚上 7:00	完成每个动作的进阶版，时长可加倍。做 2 分钟波比跳；休息 1 分钟；做 2 分钟滑冰跳；喝 250 毫升水
晚上 9:00	开启睡前准备时段；关闭所有电子设备
晚上 9:30	做 2 分钟舞者式；做 2 分钟鹰式；做 1 分钟数字 4 姿势
晚上 10:00	睡觉

第 7 章
快型海豚和中型海豚的充能方案

莉是一位 45 岁的母亲，住在芝加哥郊区，全天居家办公。在执行我们提供的充能方案之前，她已经采取间歇性禁食一段时间了，因此有一定的基础。"我的进食窗口期是 8 小时，从上午 10 点开始，到傍晚 6 点结束。虽然这有些妨碍社交，但对我来说很管用。我丈夫属于熊型，他最爱的事就是和朋友们聚在一起，整晚喝酒。我们的朋友已经习惯了在享受丰盛大餐、品尝鸡尾酒的时候，就我一人在桌上悠闲地喝着茶。我的主要问题是失眠，所以我看到睡眠医生的博客后就联络了他。我了解到，如果我晚饭吃得晚，就会睡不着，吃药也不管用，而且会撑得慌，胃不舒服。最近有一天，我被迫在晚上 9 点左右吃了一道开胃菜，还喝了一杯葡萄酒。结果不出所料，那晚我的胃难受得不行，根本睡不着。如果我在傍晚 6 点后吃了东西，那晚我一定会过得很糟糕，而糟糕的一晚又会演变成之后糟糕的一天，甚至几天。对我来说，这就是个'铁律'。"

至于运动，莉一天中的大部分时间花在她的办公桌前。"一般，我会在早上 6 点半醒来，然后在办公桌前坐上几小时，接着做些家务，然后 10 点喝茶、吃早餐。吃完后，我又回到办公桌前，一坐就是 5 小时，好赶上第一项工作要求的截止时间。把完成的东西发送过去后，我会站起来活动活动，摸一摸猫，下楼做午餐，做好后拿到楼上的办公桌上吃。吃完就继续工作，直到晚餐时间。"她全天总计有 11 小时是坐着的，外加两段短暂的用餐兼休息时间。"不过，我在办公桌前可不会跟石像似的，我不是坐得住的人。我的椅子坐着不舒服，因此我会不断变换姿势，试图让自己舒服一点儿。这个过程中，我会燃烧一些卡路里。"

莉每周会在教练的指导下锻炼两次。"没有例外。"她说，"我锻炼的时间从晚上 7 点开始，我的身体在晚上会比早上更协调。我试过晨练，当时的场景可太滑稽了。连我的教练都注意到了我的这个特点。"

莉错误地认为，失眠是她个人的体质问题。"我从小就难以入睡，也为此常常自责。"她说，"我记得小时候读过一本书，名叫《去吧，狗狗。去吧！》（ *Go, Dog.Go!* ），书里有一幅画，画中是一群睡着的狗狗。在它们旁边，有一只狗狗眼睛睁得大大的，眼周画着显示它十分疲惫的黑圆圈。那时我就想：'我就是那条狗。为什么我不能像其他狗一样睡着呢？'我服用安眠药，而且用量较大。我知道，如果我每晚能睡超过 5 ～ 6 小时就能获得更多的能量，但我做不到。"

莉的能量目标：

- 每晚睡眠超过 6 小时。
- 尽量减少服用安眠药。
- 全天多运动。

快型海豚和中型海豚要警惕的能量黑洞

莉的很多行为在消耗她的能量。

↓ 能量黑洞：服药还是不服药，这是个问题

对一个因为失眠而每天连续几小时都对着天花板发呆的人来说，"吃一片药就可以入睡"的承诺是非常诱人的。但安眠药给人带来的短期回报和它对人造成

的长期风险相比，简直是小巫见大巫。澄清一下，我们强烈认为是否需要服用药物应该是你和医生讨论的问题。有很多人需要服药才能入睡，而这种需求在很多情况下，如患有严重的精神障碍、焦虑症、抑郁症或疼痛时，是"健康的"。

然而，对于其他服用安眠药的人，相关研究数据并不乐观。

- 大量分析发现，安眠药的服用者每晚只多睡了 11 分钟。
- "纯天然"的入睡技巧，如渐进式肌肉放松疗法和认知行为疗法等往往比药物更有效，并且没有任何风险——不会在醒来后感觉昏昏沉沉。

↑能量增益：不吃药，这就是答案

处方安眠药和非处方安眠药可以帮助人们打破失眠的恶性循环。如果你不服药就会连续几天睡不着，那就用。但就慢性失眠的长期治疗方案而言，美国睡眠医学学会、世界卫生组织和大多数医生都认为，安眠药并不是最好的药物。

有研究表明，偶尔使用缬草根、褪黑素可以有效打破失眠循环。但是，如果你每晚都需要服用某种药物才能入睡，请咨询专业人士，检查一下干扰你睡眠的会不会是精神或心理问题、高压或慢性疼痛。药物可以简单地解决你的失眠问题，但你可能因此产生依赖性。更好的治疗方法也许需要你付出一些努力，真正有效的疗法往往都是如此，而且它们最终还会成为一种充能方式。

↓能量黑洞：罪恶感

迈克尔发现，他的一些患者失眠时会陷入反刍思维。在这种情况下，患者的消极想法往往是由自己引导的。晚上睡觉的时间，是他们当天进行第一次内省的时间。关上灯后，负面的想法就随着黑暗涌入他们的大脑。对于太阳一下山就开始紧张的快型海豚和中型海豚来说，除了生理性失眠，过度自责和羞愧也可能会让他们几小时都睡不着。

莉说，她觉得自己很失败，因为她做不到对"其他人"来说似乎轻而易举、自然而然的事。但事实上，海豚型睡眠者的昼夜节律与其他三种睡眠类型的群体有着根本意义上的不同。睡前，熊型、狼型和狮型睡眠者的体温与血压会下降，而海豚型的体核温度和血压是上升的。在其他人都开始平静下来的时候，海豚型睡眠者的昼夜节律却开始"兴风作浪"，唤醒他们体内的能量，让他们清醒而警觉。

熊型、狼型和狮型睡眠者的皮质醇节律表现为一个微微弯曲的弧，但海豚型睡眠者的皮质醇节律则表现为一条斜线，因此一天内随着时间的推移，他们会变得越来越烦躁、焦虑。将海豚型的 A 型人格特质与快型或中型代谢相加，这类群体得到的就是一整天的焦躁和慢性疲劳。

这让我们想起了"罪恶感的重量"这句俗语。事实上，普林斯顿大学（Princeton University）的研究人员早已调查过罪恶感这种情绪是否真的会让人感觉压力重重、身倦体重，做什么都费力。抽象的隐喻是否会转化为生理的体验呢？这些研究人员对 4 项研究进行了综述，以探究"罪恶感的化身"是否属实。在一项研究中，一组参与者被要求回想并详细描述他们以前做出的某个不道德行为。与对照组相比，这组参与者主观估计自己的体重比在唤起罪恶感诱导性记忆之前更重。在另一项研究中，参与者被要求回忆一段自己的不道德经历，并报告为完成一件小事，如搬运食品杂货等而付出的努力。与对照组相比，"承受"罪恶感诱导性想法的参与者感觉自己需要付出更多的努力来完成一件小事。

罪恶感对人的身体来说，确确实实是一种负担。

↑能量增益：对罪恶感采取冷处理可以保护你

治疗自我谴责的方法就是自我接纳。快型海豚或中型海豚并不是犯了什么错才成为失眠者的。失眠非你所愿。你的基因决定了你拥有很低的睡眠动力，生来就是这样，无法改变自己。但是，你还有我们！一旦你接纳了自己的睡眠类型，就可以通过遵循属于你的充能方案并使用本章所提供的技巧，开始善用你所拥有的一切条件。结果就是，你会拥有更好的睡眠和更多的能量。

↓能量黑洞：偶尔锻炼

莉把每周两次的运动课程形容为一个绝佳的泄压阀，让她得以释放持续的压力和压抑的紧张能量。对所有人来说，健身都是很棒的习惯。因此，每当我们听说一个海豚型睡眠者经常锻炼时，我们都会对他产生很好的印象。在大多数情况下，失眠症患者往往不会痴迷于健身或健康饮食。如果健身"符合"海豚型睡眠者的作息，那很好。但如果你没有时间或意愿去运动，那它可能会成为一个令你筋疲力尽、充满焦虑和罪恶感的沉重负担。

> ⚡ **充能小贴士：**
>
> 你的身体好比一个高压锅，而每天运动 5 次就等于打开锅盖上面的紧急泄压阀。

↑能量增益：与椅子"手术分离"

贯穿全天的运动与每周两次的锻炼区别在于：前者就像一周都骑在一块冲浪板上，开心地驾驭着一道又长又有力的波浪；而后者就像时而驾驭着两道滔天巨浪，时而又在冲浪板上呼呼大睡。

恭喜快型海豚和中型海豚，你们获得了"最烦躁群体奖"。这就是海豚型的你 BMI 始终维持在中低水平的原因之一。然而，保持体重与能量十足不是一码事。即便是像莉这样经常锻炼的海豚型睡眠者，也会报告说他们大部分时间感到很累。充能方案的设计目的就是给你充足的力量去行动，而且只需要你有意识地付出比无意识的坐立不安再多一点点的努力。所以，继续在你的椅子上扭动吧，与此同时，记得设定闹钟，养成刻意增加肌肉质量、改善血液循环、每天让自己心跳加速几次的习惯。

睡眠妙招：喝番石榴叶茶

人们发现，番石榴叶茶不仅富含抗氧化剂，还能增强免疫力、降低胆固醇、预防和治疗糖尿病，并且还有提高睡眠质量的功效。海豚型睡眠者之所以会在夜间醒来，其中一个原因就是低血糖。低血糖会引发激素的级联反应，最终打开皮质醇的分泌开关。皮质醇是一种与昼夜节律相关的激素，它会向大脑中的主时钟发出信号，提示一天的开始，所以并不适合在凌晨 3 点大量分泌。番石榴叶茶能让血糖保持稳定，避免引发激素的级联反应，让人保持睡眠状态；即使在中途醒来，也能保持平静、重新入睡。

🕐 让你时时刻刻充满能量的全新日程安排

在手机上设定好以下这些关键时间点的闹钟：

早上 7:00	起床。做拉伸运动，外加喝水
上午 9:00	开启进食窗口
上午 10:00	做跳跃运动，外加喝水
下午 2:00	做增肌运动，外加喝水
下午 4:00	做第二轮跳跃运动，外加喝水
傍晚 6:00	运动（可选项）
晚上 7:00	关闭进食窗口
晚上 9:00	做摇摆运动，外加喝水
夜里 11:00	开启睡前准备时段；关闭所有电子设备
夜里 11:30	做平衡运动（不喝水）
午夜 12:00	睡觉

第 1 周

从周一做起，任何一个周一都可以，不如就这个周一吧！

睡眠能量要点：保持一致的起床时间和就寝时间

本周你只有两项睡眠能量任务：早上 7 点起床，午夜时分睡觉。你要试着每天只在这 7 小时睡觉。坚持一周后，你会发现自己入睡需要的时间和睡眠持续的时间都得到了改善。

⚡ **充能小贴士：**

通过严格控制你在床上的时间，可以训练你的身体，教会它抓住时机，及时入睡。我们称这种技巧为"大脑训练"！

每天 5×5 运动要点：做双倍跳跃运动

为了抗击疲劳，快型海豚和中型海豚需要蹦起来，让心脏加速跳动，改善身体细胞的氧气循环。我们推荐你享受双倍的跳跃运动。上午的跳跃运动能帮你冲散脑雾，下午的跳跃运动会消耗一部分的紧张能量，让你可以专注于手头的工作（运动动作见第一部分的第 4 章）。

- 上午的跳跃运动。上午 10 点，做 2 分钟开合跳，然后休息 1 分钟，再做 2 分钟开合跳。
- 下午的跳跃运动。下午 4 点，做 2 分钟欢呼跳，然后休息 1 分钟，再做 2 分钟欢呼跳。

禁食能量要点：建立间歇性禁食的习惯

我们为你推荐的进食窗口期是上午 9 点到晚上 7 点的 10 小时。你只有这 10 小时能吃东西，不能再多了。你还要在午夜睡觉前的 5 小时内停止进食，这样在你尝试入睡时就不会受到肠胃问题的干扰了。

莉第 1 周的能量分数：3.3

"我向医生咨询过，他说，我可能需要 3～6 周的时间来逐渐停用安眠药。

我第一次知道停药居然要花这么长时间。我们制订了一个计划。从下周开始，我会按照医嘱，每晚减少 25% 的安眠药剂量。我喜欢这种安排。一方面我仍在服药，这能给我安全感；但同时我也在努力，朝着最终停药的目标一点点前进。我严格遵守了只在床上待 7 小时的计划，但我每晚大概只能睡 5 小时。我完成了一半左右的跳跃运动，每次都很享受。我会在下周努力完成更多的运动。"

第 2 周

睡眠能量要点：床并不是战场

刺激控制疗法这一技术会让你不再把床当成"刑具"，而是学会将它与睡眠联系起来。数十年的相关科学研究表明，该技术对治疗失眠症是有效且可靠的。别再躺在床上阅读、看电视、刷社交媒体、吃饭、聊天或工作了。把床与睡眠之外的活动联系起来，会导致你长期失眠。失眠者往往会把床视为战场，躺在上面就是要受苦、要斗争。请与你的床和平相处吧，只用它来睡觉、享受亲密关系或单纯的拥抱。

每天 5×5 运动要点：做拉伸和平衡运动

本周，把早晚的运动加入你每天的计划里。早上 7 点起床后，去趟卫生间，然后在卧室的地板上做 5 分钟拉伸运动，点亮引导你全天的指示灯。夜里 11 点半，通过平衡运动，把注意力转移到其他任何事上，而不是放在担心失眠上。

- 拉伸运动。早上 7 点，从 1 分钟婴儿式开始，然后做 1 分钟猫牛式、1 分钟斯芬克斯式、1 分钟蜻蜓式，最后用 1 分钟炮弹式收尾。
- 上午的跳跃运动。上午 10 点，花 5 分钟学习并掌握波比跳。
- 下午的跳跃运动。下午 4 点，做 5 分钟滑冰跳。
- 平衡运动。夜里 11 点半，做 5 分钟树式，每 30 秒换一次支撑脚，直到运动结束。

禁食能量要点：安排好咖啡因的摄入时间

对快型海豚和中型海豚来说，喝咖啡或含咖啡因的茶、苏打水、能量饮料就像在走钢丝。上午，你可能会为了提神醒脑喝这类饮料，但这种做法实际上并不管用。试试用 15 分钟的日晒来代替咖啡因的摄入吧，而且这种醒脑方式不会影响你之后的睡眠。如果你在下午 3 点以后摄入任何形式的咖啡因，那之前靠每晚 7 小时睡眠时间积累的身体训练成果就会全部打水漂。我们建议海豚型睡眠者只在午餐时喝咖啡或茶，分量控制在 200 毫升以内。早上不要摄入咖啡因，否则你会更加心神不宁。想让自己平静下来，就采用纯天然的方法，如腹式呼吸（见第 240 页的方法说明）。下午的晚些时候或晚餐后，不要摄入任何形式的咖啡因。永远不要，切记。

⚡ **充能小贴士：**

每天只在下午 3 点前用餐的时候，喝一杯含咖啡因的饮料。

莉第 2 周的能量分数：5（比前一周 + 1.7）

"我的安眠药用量又减了一些，而且谢天谢地，没有出现戒断症状。我认为新的运动时间表很有用。我现在平均每晚能睡 6 小时左右。周三晚上，我半夜上床睡觉，半小时内就睡着了，一直睡到了第二天早上 6 点半，这也是我平时起床的时间。我的反刍思维也减少了很多，因为我在床上清醒的时间少了。我的身体在学习、适应。我很怀念全天都有茶为伴的旧时光。现在我改喝无咖啡因茶了，这种茶喝起来就像干花干草混合而成的香薰，但我会习惯的。我喜欢晚上的平衡运动，不太喜欢拉伸运动。这一切对我来说都很新鲜，我必须坚持下去才能看到效果。我确信，一旦新的作息表真正开始'奏效'，我就会感到更有动力。顺便说一句，我讨厌波比跳。我的教练已经让我做了很多年波比跳，但每次我还是会叫苦。现在，我自己主动在做波比跳。如果我的教练知道了……但是，我要重申一下，我仍然讨厌波比跳。"

第 3 周

睡眠能量要点：开启睡前准备时段

如果你的大脑整天都在以某一速度运转，那么它不会在你想入睡的那一秒就立刻停止运转，对海豚型睡眠者来说尤其如此。昼夜颠倒的生物学特性让你在该睡觉的时候，反而最为清醒。这不是你的错，但你可以对此做点儿什么。

睡前放松的目的是降低你的血压和体温，使你能更顺畅地从深夜的能量高峰状态过渡到休息状态。对其他类型的睡眠者来说，血管舒张的过程，也就是血液离开体核、流向四肢的过程，会让手脚发热而体温下降；与此同时，身体也会释放褪黑素。如果上床睡觉时，你的双脚总是冰凉的，这可能说明血管舒张的昼夜节律被打乱了，而这正是失眠症患者的一个常见问题。

如果需要降低就寝时的体核温度，建议你在睡前泡或冲一个热水澡。你也许会觉得这听起来有违常理，但当你走出浴室时，你的体温会下降。降低体核温度，就是打开你睡眠开关的妙招。另一个入睡技巧是将室温降低到美国国家睡眠基金会建议的 15 ～ 19℃。你可以在睡前 1 小时打开空调或窗户，先让房间变得凉爽。

别忘了也要降低大脑的温度，方法就是关闭所有电子设备。你那高度活跃的大脑需要在睡前获得放松，不然思维还会继续运转。别再读那些刺激性的电子邮件、文章和博客了。距离面部过近的手机发出的蓝光会抑制褪黑素的分泌，也不利于入睡。把它们全都关掉。别担心自己会错过什么重要消息，所有在早晨到来前发生的新闻，等你醒来时依然存在。

下面的做法也可以帮你在睡前放松：整理一下桌面、为孩子准备明天带到学校的午餐、换睡衣、做祈祷、尝试做渐进式肌肉放松或冥想。总而言之，拔掉你身体电池的插头，进入放松状态。

每天 5×5 运动要点：做平衡和摇摆运动

本周要纳入你时间表的最后两组运动是平衡运动和摇摆运动。你将在下午 2 点锻炼肌肉，提升下午晚些时候的能量值。晚上 9 点的摇摆运动则是为了帮你摆脱压力和僵硬，让你在睡前能够放松下来。

- 拉伸运动。早上 7 点，完成一套活动脊柱的拉伸运动，共 5 个动作，包括：1 分钟婴儿式、1 分钟猫牛式、1 分钟斯芬克斯式、1 分钟蜻蜓式和 1 分钟炮弹式。
- 上午的跳跃运动。上午 10 点，绕街区蹦跳 5 分钟。如果不能出门，那就在室内原地蹦跳 5 分钟。
- 增肌运动。下午 2 点，停下手头的事，做 1 分钟蹲起，然后做 1 分钟仰卧起坐。休息 1 分钟，再来一轮。
- 下午的跳跃运动。下午 4 点，做 5 分钟跳跃运动，动作自选。
- 摇摆运动。晚上 9 点，趁着你的能量正在攀升，放松脖颈、胳膊画圈、摆腿、新月弯腰和扭转躯干动作做各 1 分钟，各动作之间稍事休息。
- 平衡运动。夜里 11 点半，做 3 分钟树式和 2 分钟踮脚尖，让身体放松下来。

情绪能量要点：冥想

失眠不是你的错。当其他睡眠类型的人大脑都切到空挡时，你的大脑会启动高速挡。莉说："有时，我会扫一眼镜子里的自己，不由自主地想，'我的天，我看起来好疲惫。如果我能像正常人一样睡觉，那我看起来会比现在年轻 10 岁。我是有什么毛病吗？'"你没有问题，海豚型睡眠者，你只是与众不同。你一直按照自己的节奏舞动，而你的大脑总是很忙，忙着构建新想法、新项目。

我们建议你在睡前准备时段进行 2～3 分钟的横膈膜呼吸，也就是腹式呼吸。这么做可以帮你的身体为入睡做好准备，还会给你带来积极的情绪提升。大量研究表明，这种腹式呼吸的冥想方式可以提高专注力、提升正性情绪、降低皮质醇水平，还能刺激从颈部延伸到腹腔的迷走神经。迷走神经会打开负责休息和消化的副交感神经系统，并关闭负责格斗－逃跑反应的交感神经系统。由于体内让你进入格斗或逃跑状态的激素会在夜间上升，对你来说，腹式呼吸是完美的情绪性充能运动。

↑初学者的安神用腹式呼吸

1. 坐在一张舒适的椅子上或平躺在地面的垫子上。
2. 一只手放在肋骨下方的腹部，另一只手放在胸骨上。
3. 用鼻子深吸气，吸气入腹部。这时，放在腹部的手位置会抬高，胸部应该全程保持平稳。
4. 保持这个姿势数到 4。
5. 噘起嘴唇呼气，让腹部泄气，手的位置下降，也数到 4。继续呼气，直到呼出所有气体。
6. 重复 10 次，过程中保持缓慢而稳定地呼吸。

给海豚型睡眠者的终极小装置

海豚型的你不仅注重细节，而且思维高度活跃，你可能会想购入指导性冥想及睡眠跟踪智能头带。这是一种脑电波监测装置，可以准确测量使用者的脑电波变化。它的传感器位于佩戴者的前额和耳后，并与智能手机无线同步。当采集到混乱的大脑活动，也就是海豚型人士通常的大脑状态时，它会播放狂风暴雨的声音；当你的大脑处于放松平静状态时，它会播放雨滴或微风吹拂等轻柔的声音。这种提示对于冥想非常有用。当你思绪纷飞，需要把注意力集中在呼吸上时，你马上就能知道。而当你进入平静状态，声音就会转变为平和的声音，帮助你了解自己的思绪变化。冥想结束后，你可以点击查看手机 App 上显示的大脑活动变化的图表。有了这些数据，你就可以有的放矢地逐步提高你的专注力。

莉第 3 周的能量分数：6（比前一周 + 1）

"我在接近目标。这周我真的感觉好多了。我完成了大概一半的运动计划，比前几周的完成度高。我没办法每次一到时间点就停下手上的事开始跳跃运动，这对我来说完全不现实。但做到的时候，我确实会感觉很好，精神也更振奋。我发觉整个计划的秘诀就在于：每隔几小时做一些有益于身心健康的小事。我以前从来没有为改善自我感受花过这么多时间，现在，我付出了，努力了，也明白了这么做的意义。我变得会照顾自己了，这感觉很棒。我想我开始有点儿理解斯泰茜和迈克尔总挂在嘴边的'自我接纳'了。每天的生活不一定非得是一份责任接着另一份责任，既漫长又难挨。如果我每天做很多次让自己感觉不错的事，如做拉伸和跳跃运动，我就会获得更多能量。"

第 4 周

睡眠能量要点：试一试，再试一试

失眠的问题在于：即便你遵守了规则，还是会遇上糟糕的夜晚，而且通常是在你生活中最糟糕的时候遇上。没有人的睡眠是十全十美的，连睡眠医生也会有睡不好的时候。因此，即使你采用了我们提供的技巧，偶尔也会失眠，清醒无比地躺在床上，感觉自己在运用睡眠这项人类的基本功能方面就是个失败者。睡不着既让人烦躁不安，又让人筋疲力尽。但失眠，并不是世界末日。

你的失眠症和你的努力无关。它是你做自己时产生的一个副作用，它并不能定义你。你可以通过自我同情训练来停止自责。下面的两个练习来自克里斯汀·内夫（Kristin Neff）博士，其著有《静观自我关怀：勇敢爱自己的 51 项练习》（*The Mindful Self-Compassion Workbook: A Proven Way to Accept Yourself, Build*

Inner Strength, and Thrive ）。

练习 1：你会如何对待你的朋友？如果你最好的朋友处于和你同样的境地，并且对你说，她因为自己与生俱来的某些生理功能而痛恨自己，你会对她说什么？你会叫她去责备自己，觉得自己就是个失败者吗？当然不会！你会鼓励她尝试一些基于实证的策略，尽力而为，而不要因为自己的基因责备自己。生物学小贴士："朋友视角"会迫使你的大脑活动从杏仁核的情绪中心，转移到前额叶皮层，也就是逻辑、理性的中心。当你把情绪从自我对话中剔除后，你就能掌控自己的思维了。

练习 2：停止批判性的自我对话。根据内夫博士的说法，这项练习的第一步是在自我抨击发生时，提示自己。这种对话很可能出现在你晚上睡不着的时候。你会躺在床上开始思维反刍，为失眠而自责。当你听到自我批判的声音响起时，重塑你的思维框架，尽量同情自己。举例来说，你平时的自我对话可能是这样："你这人是有什么毛病？为什么连婴儿都可以毫不费力做到的事，你就是做不了？"你可以用友善的视角将其重塑为："你是一位了不起的妻子 / 丈夫 / 母亲 / 父亲 / 姐姐 / 妹妹 / 哥哥 / 弟弟 / 女儿 / 儿子。你努力工作，还很关心他人。你天赋出众、才华横溢。可惜，你就是很难入睡。但这只是可爱的你身上的一个小问题。"

这种认知的转变不会在一夜之间就达成。你可能需要连续进行数周或数月的夜间自我同情练习，才能内化"糟糕的夜晚不是个人的失败"这一认知。你也可能需要心理治疗。但你一定会达成这种转变的。你终归会睡着。每一小时的睡眠都是一份充满能量的礼物，珍惜你得到的睡眠。明晚又是崭新的一晚。

每天 5×5 运动要点：再加把劲

这一周，提升你的运动强度。

- 尝试。再看看第 4 章介绍的运动，有没有哪些动作是你害怕尝试的，如舞者式或大猩猩波比跳？这一周，是时候直面恐惧，尝试这些你之前不敢做的动作吧。

- 提升强度。升级吧。如果你一直依靠简单的动作平稳过渡，那就把难度升到中级吧；如果你一直完成的是中级动作，那就改做高级动作；如果你早已解锁了高级动作，那就加大幅度——跳得更高些、蹦得更快些、蹲得更深些。

- 增加时长。把每天 5×5 运动扩展为每天 6×5 运动或每天 5×7 运动。如果你仍有动力，就再多运动一次或多动几分钟。

- 提高频率。如果你之前一天只做 3 次运动（谁都难免会这样），那这周一定要努力达到神奇的 5 次。

莉第 4 周的能量分数：7（比第 1 周 +3.7）

莉在开始实行充能方案时，脑中设定了几个能量目标：

- 每晚睡眠超过 6 小时。"我现在几乎每晚都能睡上 6 小时。因为睡眠得到了改善，我注意到这一个月，我的能量都在缓慢而稳定地增加。虽然我每天仍然会打哈欠，会觉得昏昏欲睡，但频次比以前少了很多。我迫不及待地想继续执行这个充能方案。我想知道我的睡眠还会不会变得更好，我的能量还会不会再增加，还是说我已经到达了上限。"

- 尽量减少服用安眠药。"这方面的进展很成功。我喜欢系统化的方法，而我的减药计划和充能方案一样，都十分详细。只要明确地知道该做什么，我就能做到最好。我的药量已经减了 75%。我现在服用的药物剂量很低，低到我都怀疑它其实根本没有发挥任何作用。不过，我可能还需要一段时间才能完全放下药物带给我的心理安慰，即便这些天我服用的都是切到只有一丁点儿大小的药片。"

- 全天多运动。"我现在的运动量肯定比以前多！这给我带来了非常积极的影响。教练说我比以往任何时候都更健康了，这多亏了增加的波比跳。我的体重降到了近 10 年来的最低值，现在我每天穿衣服时都感觉棒极了。总的来说，我的充能体验非常好。要是能让我丈夫试试慢熊型的充能方案，那我们就会是一对充满能量的夫妻了。"

至此，世界上又多了一个充满能量的生命，我们的任务到此圆满完成。

问题排查

作为快型海豚或中型海豚，你要注意以下几点：

1. 不切实际的期望。失眠的人需要丢掉一个错误观念，那就是只要按照充能方案进行，自己的睡眠问题就会消失。海豚型的你天生不可能拥有每晚连续睡 8 小时的深度睡眠，但我们可以帮你争取睡到 6 小时，能睡这么多就是胜利。
2. 不完全遵守方案。充能方案只有在完全落地的时候，才会发挥它的全部效力。利用你专注于细节的超能力，尽可能严格地遵循充能方案，你会因此在短时间内就获得巨大的收益。
3. 沮丧。有些动作不经过反复练习的确会让人感觉尴尬，如滑冰跳就很难掌握。但谁在乎你是不是跳得像个傻瓜呢？我们的重点不在于动作是否完美。让你脑子里的奥运会裁判闭嘴，为自己的努力打出最高分吧！

🕐 时间表

第 4 周的结束，也是你此后高能量生活的开始。坚持下去，你就能永葆能量。

早上 7:00	起床。做 1 分钟婴儿式；做 1 分钟猫牛式；做 1 分钟斯芬克斯式；做 1 分钟蜻蜓式；做 1 分钟炮弹式；喝 500 毫升水

上午 9:00	开启进食窗口
上午 10:00	做 5 分钟中级或高级跳跃运动，姿势自选；喝 250 毫升水
下午 2:00	升级运动，可选择进行双倍运动。做 1 分钟蹲起；休息几秒；做 1 分钟仰卧起坐；休息几秒；做 1 分钟靠墙蹲；休息几秒；做 1 分钟臂屈伸；休息几秒；做 1 分钟踢腿；喝 250 毫升水
下午 4:00	做 5 分钟中级或高级跳跃运动，姿势自选；喝 250 毫升水
傍晚 6:00	运动（可选项）
晚上 7:00	关闭进食窗口
晚上 9:00	升级运动，可选择进行双倍运动。做 1 分钟放松脖颈；休息几秒；做 1 分钟胳膊画圈；休息几秒；做 1 分钟摆腿；休息几秒；做 1 分钟新月弯腰；休息几秒；做 1 分钟扭转躯干；喝 250 毫升水
夜里 11:00	开启睡前准备时段；关闭所有电子设备
夜里 11:30	做 2 分钟舞者式；做 2 分钟鹰式；做 1 分钟数字 4 姿势
午夜 12:00	睡觉

第 8 章
慢型海豚的充能方案

马克是一名 61 岁的保安，生活在洛杉矶。他从来没有任何形式的定期健身或运动的习惯。"这话不对。八年级的时候，我每周有 3 节体育课呢！"他说，"我当时可太讨厌体育课了。"马克的妻子是一名瑜伽爱好者，多年来一直试图让马克完成几个瑜伽姿势。但马克在做下犬式时既觉得尴尬，也不明白意义何在。"我有个朋友曾经跟我说，运动会延长人的寿命，运动多少时间就会延长多少时间。"他说，"虽然那是玩笑话，但对我来说很有道理。但是我穿莱卡面料的衣服并不好看。[①]"

作为一名终生性失眠症患者，马克不记得自己有哪个晚上是能"轻松"休息的。"我总是要在床上躺至少 2 小时才能进入浅睡状态。而且，我比和我共同生活的人醒得都要早。每晚我只能睡五六小时。上了年纪之后，我还会起夜。我已经接受了自己就是会觉得累的命。"在椅子或沙发上看书时，马克会犯困打瞌睡。"我经常打盹儿，根本控制不住。"他说，"只要我一动不动地待着，就会眼皮发沉。"

面对持续性疲劳，马克严重依赖咖啡因来提神醒脑。他的值班时间是中午到晚上 8 点。上班前他会喝几杯咖啡，晚餐休息时再喝一杯。"我觉得饿、看别人

---

① 运动服饰多采用莱卡面料。此处，马克委婉地表达他不喜欢运动。——编者注

吃东西或自己嘴馋的时候，都会吃东西。"他说，"我的体重一直非常稳定，维持在超过标准体重的 5 ～ 10 千克。我从来没瘦过，但也没有很胖过。我不在乎自己的身材好不好。我觉得，保持身材就是浪费能量，而我的能量已经够低了。"

马克的能量目标：

- 白天不再感觉疲惫不堪。
- 不再严重依赖咖啡。
- 晚上睡得更好。
- "我妻子希望我能多运动。但这是她关心的头等大事，不是我的！"

慢型海豚要警惕的能量黑洞

马克的很多行为在消耗他的能量。

↓ 能量黑洞：小睡适合猫，而不适合海豚！

所有海豚型睡眠者的睡眠时间都不规律，都可能导致睡眠剥夺。不同于躁动不安的快型海豚和中型海豚，慢型海豚会在白天打盹儿。马克就发觉自己总是不由自主地打瞌睡。他和意大利文艺复兴时期的艺术家、雕塑家兼发明家达·芬奇一样，达·芬奇反对在晚上睡觉，每天每隔 4 小时小睡 20 分钟。由于这种奇特的习惯，他每天的总睡眠时间只有 2 小时。达·芬奇曾经说过："睡眠如同死亡。"根据他的这一观点及日常小睡的生活方式，我们怀疑达·芬奇是一名重度失眠症患者，和马克一样，晚上难以入睡，也无法连续"正常地"睡 7 ～ 8 小时。如果达·芬奇和任何依赖小睡的慢型海豚只在晚上睡觉，那他们就可能在一夜之间获得近 6 小时的连续睡眠。

鉴于海豚型睡眠者的睡眠需求与需要 8 小时睡眠的熊型和狮型睡眠者相比较低，6 小时的连续睡眠就足够他们养精蓄锐，第二天精神抖擞地继续生活工作。

但是为了获得这段无意识的睡眠时光，他们必须积累睡眠压力，这样到午夜时分，他们才能足够困倦，不会焦虑缠身，从而更快入睡。白天小睡的时间越长，就越不利于他们晚上入睡。

↑能量增益：动起来，你就不会打瞌睡

解决白天有意无意小睡的办法就是每隔几小时，起身运动一下。每天 5×5 运动计划会在全天帮你大幅提升心率和氧气摄入量、增加能量、消解疲劳。如果你在跳跃、在拉伸，就不会窝在沙发里打盹儿了。

↓能量黑洞：筋疲力尽的循环——不运动、失眠、筋疲力尽

睡眠最基本的作用是恢复，但你必须得先消耗什么，才能有所恢复！久坐会让你睡不好觉，第二天筋疲力尽、无力运动，这就形成了一个恶性循环：

失眠→筋疲力尽→不运动→失眠→筋疲力尽→不运动……

这一糟糕的循环普遍存在于慢型海豚人群中。当你深陷其中时，也许会觉得逃离的可能性几乎为零。它就像一个非常丑陋的壁纸图案，反复出现，不见尽头，直到你把它从墙上撕下来，用漂亮的图案取而代之。

↑能量增益：假装，直到成真

你讨厌锻炼，我们懂。但我们推荐你做的不是锻炼，而是运动。你其实每天都在运动。只要在正确的时间运动，你猜会怎样？你会睡得更好、感觉更好。这并非只是我们的一家之言。根据耶鲁大学护理学院（Yale School of Nursing）研究人员近期的一项研究，白天的身体活动和较长时间的睡眠之间存在因果关系。在这项研究中，失眠的参与者佩戴了监测设备，以便研究人员跟踪他们 15 天内的日常运动和睡眠情况。结果，研究人员发现，他们在白天的运动量越大，晚上的睡眠时间就越长；而晚上的睡眠时间越长，第二天白天的

运动量就越大。

慢型海豚在现有的坏模式（不运动、筋疲力尽、失眠）和大胆的新模式（运动、能量充足、睡眠良好）中应该做何选择，答案显而易见。

你可能会对增加运动量有所抵触，因为你拥有的能量本就很少，光是想想要做 5 次运动，就会让你筋疲力尽。这种时候，可以用"如果什么都不肯尝试，那就什么都不会改变"或"我可以在 5 分钟内做任何事"来激励自己。这一周，你每天只需做一次运动，一次就行。我们只要求你每天花 5 分钟运动一下，你知道你能行的！ ①

⚡ **充能小贴士：**

习惯，可能是阻止你做出积极改变的罪魁祸首。熟悉的事物即便对我们有害，也会让我们倍感舒适。

↓ 能量黑洞：吃零食等于攻击你的睡眠

正如前文所述，人体内有几十个根据昼夜节律运转的"时钟"。你的身体里有一个肠道时钟，它会告诉你什么时候该感觉饿了，什么时候又该停嘴了。而你的大脑里有一个主时钟，它会告诉你什么时候该感觉累了，什么时候又该清醒警觉。作为海豚型的你，有个节律不同寻常的主时钟，但你可以通过调整负责控制血糖升降的代谢时钟，使其与主时钟的节律同步，来增强主时钟的作用。

如你所知，你的血糖水平取决于食物选择和运动时间。但它也有自己的起伏节奏：它会在你醒来前的 2 小时与皮质醇、肾上腺素水平一同上升，到了晚上则自然下降，让你的身体放松并感到疲惫。

英国有研究人员通过严格控制健康男性参与者在 13 天内的饮食时间表，

---

① 想了解更多有关积极生活习惯的知识，可查阅 B. J. 福格（B. J. Fogg）的《福格行为模型》（*Tiny Habits: The Small Changes That Change Everything*）。

调查了进食时间如何影响主时钟控制的褪黑素和皮质醇分泌节律。他们发现，较晚进食会使血糖水平的下降延迟 5 小时。对昼夜节律紊乱的患者来说，这种延迟向他们身体传递的信号就是"还没到休息的时候"。这一点失眠症患者也感同身受。

↑能量增益：从此告别夜宵

在午夜上床前的至少 6 小时内不要进食，让你的血糖节律与你的主时钟同步。我们为你推荐的进食窗口期是上午 10 点到傍晚 6 点的 8 小时。只在白天进食的行为是一种授时因子，可以增强昼夜节律。傍晚 6 点到次日上午 10 点这 16 小时的禁食时间，能让你保持燃脂模式大约 12 小时，有助于慢型海豚减掉多余的体重。

⚡ 充能小贴士：

在白天定时进食，可以让你获得更多睡眠，并做出更健康的食物选择。

另外，如果你按照这一时间表进食，你就能改善睡眠，并做出更健康的食物选择。近期有研究发现，筋疲力尽的失眠症患者会为了熬过漫长的一天，给自己高糖分、高脂肪的食物"奖励"。疲惫感会让人暴饮暴食。由于慢型海豚容易患糖尿病和心脏病，这种食物奖励可能让你面临比睡眠剥夺更大的问题。

睡眠妙招：喝番石榴叶茶

人们发现，番石榴叶茶不仅富含抗氧化剂，还能增强免疫力、降低胆固醇、预防和治疗糖尿病，并且还有提高睡眠质量的功效。海豚型睡眠者之所以会在夜间醒来，其中一个原因就是低血糖。低血糖会引发激素的级联反应，最终打开皮质醇的分泌开关。皮质醇是一种与昼夜节律相关的激素，它会向大脑的主时钟发出信号，提示一天的开始，所以并不适合在凌晨 3 点大量分泌。番石榴叶茶能让血糖保持稳定，避免引发激素的级联反应，让人保持睡眠状态；即使在中途醒来，也能保持平静、重新入睡。

🕐 让你时时刻刻充满能量的全新日程安排

在手机上设定好以下这些关键时间点的闹钟：

早上 7:00	起床。做拉伸运动，外加喝水
上午 10:00	开启进食窗口
上午 11:30	做跳跃运动，外加喝水
下午 3:00	做增肌运动，外加喝水
下午 5:00	做第二轮跳跃运动，外加喝水
傍晚 6:00	关闭进食窗口
晚上 8:00	做摇摆运动，外加喝水
夜里 11:00	开启睡前准备时段；关闭所有电子设备
夜里 11:30	做平衡运动（不喝水）
午夜 12:00	睡觉

第 1 周

从周一做起，任何一个周一都可以，不如就这个周一吧！

睡眠能量要点：保持一致的起床时间和就寝时间

本周你只有两项睡眠能量任务：早上 7 点起床，午夜时分睡觉。你要试着每天只在这 7 小时睡觉。坚持一周后，你会发现自己入睡需要的时间和睡眠持续的时间都得到了改善。

⚡ **充能小贴士：**

通过严格控制你在床上的时间，可以训练你的身体，教会它抓住时机，及时入睡。我们称这种技巧为"大脑训练"！

每天5×5运动要点：做双倍跳跃运动

为了抗击疲劳、加速代谢，慢型海豚群体需要蹦起来，让心脏加速跳动，改善身体细胞的氧气循环。我们推荐你享受双倍的跳跃运动。上午的跳跃运动能帮你冲散脑雾，下午的跳跃运动会增加能量消耗（燃烧体内的糖分），让你的身体在16小时的禁食时间内，更快地转为采用脂肪供能的模式（运动动作见第4章）。

- 上午的跳跃运动。上午11点半，做2分钟开合跳，然后休息1分钟，再做2分钟开合跳。
- 下午的跳跃运动。下午5点，做2分钟欢呼跳，然后休息1分钟，再做2分钟欢呼跳。
- 自由选择。下午5点，你可以不做跳跃运动，而是外出快走或骑行半小时。

禁食能量要点：建立间歇性禁食的习惯

我们为你推荐的进食窗口期是上午10点到傍晚6点的8小时。所有睡眠类型中的慢型人群一天都只能在这8小时内进食，不能再多了。在你禁食的16小时中，你的身体会在前4小时消耗完当天摄入的碳水化合物，但如果你有运动习惯，就会消耗得更快；之后的12小时，你会进入燃脂模式。间歇性禁食还能带来其他好处：由于在睡前的6小时内你都不再进食，你的血糖升降节律会与褪黑素分泌节律相匹配，让你更容易入睡。为了不打乱昼夜节律，一定要严格遵守进食时间！

马克第1周的能量分数：4

"我通常不吃早餐，而且晚餐吃得特别晚，所以很难适应这个新的饮食时间表。早上吃了东西，我会恶心；晚上不吃东西，我又饿得不行。但不得不说，执行新的饮食时间表几天后，我的胃口确实改变了。多年来，我一直以同样的方式进食，现在我发觉，以前似乎是在训练自己在错误的时间点进入饥饿状态。通过调整饮食时间，我重新训练了自己的肠胃。这周我下班后就直接回家，没再去喝酒。周末，我发觉银行卡里的余额变多了，这件事的充能效果可太好了！做开合跳的时候，我觉得自己就像个傻子。我今年 61 岁了，不是 6 岁小孩。我会走进书房，关上门，自己一个人傻傻地做开合跳。这项运动的充能效果确实很好，但我没告诉任何人！"

第 2 周

睡眠能量要点：爱上你的床

刺激控制疗法这一技术会让你不再把床当成"刑具"，而是学会将它与睡眠联系起来。数十年的相关科学研究表明，该技术对治疗失眠症是有效且可靠的。别再躺在床上阅读、看电视、刷社交媒体、吃饭、聊天或工作了。把床与睡眠之外的活动联系起来，会导致你长期失眠。失眠者往往会把床视为战场，躺在上面就是要受苦、要斗争。请与你的床和平相处吧，只用它来睡觉、享受亲密关系或单纯的拥抱。

每天 5×5 运动要点：做拉伸和平衡运动

本周，把早晚的运动加入你每天的计划里。早上 7 点起床后，去趟卫生间，然后在卧室的地板上做 5 分钟拉伸运动，点亮引导你全天的指示灯。夜里 11 点半，通过平衡运动，把注意力转移到其他任何事上，而不是放在担心失眠上。

- 拉伸运动。早上 7 点，从 1 分钟婴儿式开始，然后做 1 分钟猫牛式、1 分钟斯芬克斯式、1 分钟蜻蜓式，最后用 1 分钟炮弹式收尾。
- 上午的跳跃运动。上午 11 点半，花 5 分钟学习并掌握波比跳。
- 下午的跳跃运动。下午 5 点，花 5 分钟学习并掌握滑冰跳。
- 平衡运动。夜里 11 点半，做 5 分钟树式，每 30 秒换一次支撑脚，直到运动结束。

动得越多，状态越好

慢型海豚需要额外的动力推动，可以考虑用"动得越多，状态越好"来鼓励自己。虽然这句话似乎有悖常理，但事实上，当你通过运动消耗能量时，最终会得到更多能量。运动不是零和游戏，久坐不会节省能量。

你可以把能量想象成汽车的电池。如果你不驾车行驶，电池就会慢慢耗尽电量。而你每开一次车，电池都会充一次电。慢型海豚的你就是那辆车，驾驶你的身体外出兜兜风吧！在这个过程中，你不仅可以为体内的电池充电，还会对自己、对生活产生更好的感觉。

禁食能量要点：安排好咖啡因的摄入时间

⚡ **充能小贴士：**

每天只在下午 3 点前用餐的时候，喝一杯含咖啡因的饮料。

对慢型海豚来说，喝咖啡或含咖啡因的茶、苏打水、能量饮料就像在走钢丝。上午，你可能会为了提神醒脑喝这类饮料，但这种做法实际上并不管用。试试用 15 分钟的日晒来代替咖啡因的摄入吧，而且这种醒脑方式不会影响你之后的睡眠。如果你在下午 3 点以后摄入任何形式的咖啡因，那之前靠每晚 7 小时睡眠时间积累的身体训练成果就会全部打水漂。我们建议海豚型睡眠者只在午餐时喝咖啡或茶，分量控制在 200 毫升以内。早上不要摄入咖啡因，否则你会更加心神不宁。想让自己平静下来，就采用纯天然的方法，如腹式呼吸（见第 240 页的方法说明）。下午的晚些时候或晚餐后，不要摄入任何形式的咖啡因。永远不要，切记。

马克第 2 周的能量分数：4.8（比前一周 + 0.8）

"进步是用厘米，而不是用米来度量的。我这一周就是在一厘米一厘米地向前进。我感觉自己已经完全适应了新的饮食时间表，使用了两周的助眠技巧也开始起效了。我的身体和精神都发生了转变。现在，我看到自己的床就想睡，躺在上面 1 小时就迷迷糊糊睡着了。这对我来说是一个巨大的进步。我现在知道以前令人筋疲力尽、久坐的模式是如何导致了我的失眠，我正在努力改变。上周，我还需要妻子催促我去做跳跃运动。但这周，当她忘记提醒我的时候，反而是我强拖着她从工作中抽出 5 分钟，和我一起运动。这是一个 180 度的转变。现在，我成了催促别人做运动的那个人！这个变化让我这一周都心情大好，也给了我额外的能量。我原本以为自己太老了，改变不了了。"

第 3 周

睡眠能量要点：开启睡前准备时段

如果你的大脑整天都在以某一特定的速度运转，那么它不会在你想入睡的那一秒就立刻停止运转，对海豚型睡眠者来说尤其如此。昼夜颠倒的生物学特性让你在该睡觉的时候，反而最为清醒。这不是你的错，但你可以对此做点什么。

睡前放松的目的是降低你的血压和体温，使你能更顺畅地从深夜的能量高峰状态过渡到休息状态。对于其他类型的睡眠者来说，血管舒张的过程，也就是血液离开体核、流向四肢的过程，会让手脚发热，但体温下降；与此同时，身体也会释放褪黑素。如果上床睡觉时，你的双脚总是冰凉的，这可能说明你血管舒张的昼夜节律被打乱了，而这也是失眠症患者的一个常见问题。

如果需要降低就寝时的体核温度，建议你在睡前泡或冲一个热水澡。你也许会觉得这听起来有违常理，但当你走出浴室时，你的体温会下降。降低体核温度，就是打开你睡眠开关的生物妙招。另一个入睡技巧是将室温降低到美国国家睡眠基金会建议的 15 ～ 19℃。你可以在睡前 1 小时打开空调或窗户，先让房间变得凉爽。

别忘了也要降低大脑的温度，方法就是关闭所有电子设备。你那高度活跃的大脑需要在睡前获得放松，不然思维还会继续运转。别再读那些刺激性的电子邮件、文章和博客了。距离面部过近的手机发出的蓝光会抑制褪黑素的分泌，也不利于入睡。把它们全都关掉。别担心自己会错过什么重要消息，所有在早晨到来前发生的新闻，等你醒来时依然存在。

下面的做法也可以帮你在睡前放松：整理一下桌面、为孩子准备明天带到学校的午餐、换睡衣、做祈祷、尝试做渐进式肌肉放松或冥想。总而言之，拔掉你身体电池的插头，进入放松状态。

每天5×5运动要点：做平衡和摇摆运动

本周要纳入你时间表的最后两组运动是平衡运动和摇摆运动。你将在下午3点锻炼肌肉，提升下午晚些时候的能量值。晚上8点的摇摆运动则是为了帮你摆脱压力和僵硬，让你在睡前能够放松下来。

- 拉伸运动。早上7点，完成一套活动脊柱的拉伸运动，共5个动作，包括：1分钟婴儿式、1分钟猫牛式、1分钟斯芬克斯式、1分钟蜻蜓式和1分钟炮弹式。
- 上午的跳跃运动。上午11点半，绕街区蹦跳5分钟。
- 增肌运动。下午3点，停下手头的事，做1分钟蹲起，然后做1分钟仰卧起坐。休息1分钟，再来一轮。
- 下午的跳跃运动。下午5点，做5分钟跳跃运动，动作自选。
- 摇摆运动。晚上8点，趁着你的能量正在攀升，放松脖颈、胳膊画圈、摆腿、新月弯腰和扭转躯干动作各做1分钟，各动作之间稍事休息。
- 平衡运动。夜里11点半，做5分钟树式，让身体放松下来。

情绪能量要点：在毁掉自己前，控制住自己

荷兰神经科学研究所的研究人员在荷兰国内开展了一项激动人心的全新研究。他们分析了2 224名失眠症患者的生活史，并提出了一个可以将参与者分为

5 种人格类型的分类系统。正如我们在前文反复强调的，你越了解自己，就越能更好地提升自己的身心健康水平。我们的整个充能体系完全基于以下理念：顺应你的 DNA，充分利用现有条件，让你在每一天生活中的收益得到最大化。根据这一理念，我们来仔细地看看海豚型睡眠者的人格类型吧。找到与你自己对应的信息，利用这些信息来确定你的情绪和行为是如何消耗能量的。

1 型：非常焦虑，有很大的压力。这类失眠症患者有典型的失眠症状，他们在睡前最警觉、最活跃、最焦虑，而且容易抑郁。

情绪能量的补救措施：运动。研究发现，即便一个人患有重度睡眠剥夺，也能通过运动获得积极的情绪影响，还能因此更快入睡。

2 型：有中等程度的压力，但很乐观。这类失眠症患者的症状很可能与其个人的应激源及其面临的现实问题有关。他们高度情绪化，但对奖励敏感，知道如何让自己快乐起来。

情绪能量的补救措施：让自己快乐。每天做 3 件能给自己带来快乐的事，直到熬过困难时期。

3 型：有中等程度的压力，并且悲观。这类失眠症患者由于压力大且焦虑，常常心烦意乱、睡眠不足。与 2 型失眠症患者不同，3 型失眠症患者对奖励不敏感，换言之，他们悲观、不快乐，还容易抑郁。

情绪能量的补救措施：停止思考。失眠是一种由思考诱发的障碍，想得越多，睡得越少。引导自己从强迫性的消极思维转换到积极思维。可以尝试用腹式呼吸练习走出消极的情绪，进入平静的状态。

4 型：有轻微的压力，反应敏感。这类失眠症患者会因为生活中的琐事而失眠，而且在面对同样的困难时，他们因苦恼而失眠的时间会比熊型等其他群体久得多。他们生性敏感，会因为芝麻大的事而忧心忡忡。完美主义者就属于这一类型。

情绪能量的补救措施：停止修正。完美主义者容易纠结于自己没有做对的事，并在脑海中反复演练自己原本可以怎么做，以解决问题，或者下次要怎么做，以免重蹈覆辙。首先，你要认识到，在筋疲力尽的时候，你是无法解决任何问题的。然后，用笔记记录你的修正办法或使用语音备忘录，把你大脑中的所有想法都倾吐出来。这么一来，你就不会再强迫自己思考了，可以让大脑好好休息一下。

5 型：有轻微的压力，反应不太敏感。这类失眠症患者会因为私人生活、财务状况或工作中的麻烦而度过不眠之夜，但与上述其他类型的失眠症患者相比，他们的反应更不敏感，或者说反应不那么强烈，并且改变的动力也较小。

情绪能量的补救措施：做一件事。做什么事并不重要，只要主动积极地采取行动，你从中获得的正能量就会激励你再做一件事。你可以做的事情之一就是遵照你的充能方案，让自己睡得更香、动得更多、对人生有更强的掌控感。有了这种能量和信心，你就可以改变糟糕的处境和长期养成的不良习惯。

马克第 3 周的能量分数：6（比前一周 + 1.2）

"我是 3 型失眠症患者，有中等程度的压力，对奖励不敏感。我确实常常闷闷不乐，而坏情绪又可能恶化成轻度抑郁。但这周我发现，只要让自己保持忙碌、积极行动，我就会感觉好些，焦虑和抑郁的频率也会降低。我永远都不会爱上做呼吸练习的。这周，在上午做完拉伸运动到进食窗口开启前的这段时间，我出门散步，把以前迷糊的时间段变成了有用的时间段。在这个过程中，我既获得了时间，又获得了能量。"

第 4 周

睡眠能量要点：自我同情

失眠的问题在于：即便你遵守了规则，还是会遇上糟糕的夜晚，而且通常是在你生活中最糟糕的时候遇上。没有人的睡眠是十全十美的，连睡眠医生也会有睡不好的时候。因此，即使你采用了我们提供的技巧，偶尔也会失眠，清醒无比地躺在床上，感觉自己在运用睡眠这项人类的基本功能方面就是个失败者。睡不着既让人烦躁不安，又让人筋疲力尽。但失眠，并不是世界末日。

你的失眠症和你的努力无关。它是你做自己时产生的一个副作用，它并不能定义你。你可以通过自我同情训练来停止自责。下面的两个练习来自克里斯汀·内夫（Kristin Neff）博士，其著有《静观自我关怀：勇敢爱自己的 51 项练习》。

练习 1：你会如何对待你的朋友？如果你最好的朋友处于和你同样的境地，并且对你说，她因为自己与生俱来的某些生理功能而痛恨自己，你会对她说什么？你会叫她去责备自己，觉得自己就是个失败者吗？当然不会！你会鼓励她尝试一些基于实证的策略，尽力而为，而不要因为自己的基因责备自己。生物学小贴士："朋友视角"会迫使你的大脑活动从杏仁核的情绪中心，转移到前额叶皮层，也就是逻辑、理性的中心。当你把情绪从自我对话中剔除后，你就能掌控自己的思维了。

练习 2：停止批判性的自我对话。根据内夫博士的说法，这项练习的第一步是在自我抨击发生时，提示自己。这种对话很可能出现在你晚上睡不着的时候。你会躺在床上开始思维反刍，为失眠而自责。当你听到自我批判的声音响起时，重塑你的思维框架，尽量同情自己。举例来说，你平时的自我对话可能是这样："你这人是有什么毛病？为什么连婴儿都可以毫不费力做到的事，你就是做不了？"你可以用友善的视角将其重塑为："你是一位了不起的妻子／丈夫／母亲／父亲／姐姐／妹妹／哥哥／弟弟／女儿／儿子。你努力工作，还很关心他人。你天赋出众、才华横溢。可惜，你就是很难入睡。但这只是可爱的你身上的一个小问题。"

这种认知的转变不会在一夜之间就达成。你可能需要连续进行数周或数月的夜间自我同情练习，才能内化"糟糕的夜晚不是个人的失败"这一认知。你也可能需要心理治疗。但你一定会达成这种转变的。你终归会睡着。每一小时的睡眠都是一份充满能量的礼物，珍惜你得到的睡眠。明晚又是崭新的一晚。

每天5×5运动要点：再加把劲

这一周，提升你的运动强度。

- 尝试。再看看第4章介绍的运动，有没有哪些动作是你害怕尝试的，如舞者式、大猩猩波比跳？这一周，是时候直面恐惧，尝试这些你之前不敢做的动作吧。
- 提升强度。升级吧。如果你一直依靠简单的动作平稳过渡，那就把难度升到中级吧；如果你一直完成的是中级动作，那就改做高级动作；如果你早已解锁了高级动作，那就加大幅度——跳得更高些、蹦得更快些、蹲得更深些。
- 增加时长。把每天5×5运动扩展为每天6×5运动或每天5×7运动。如果你仍有动力，就再多运动一次或多动几分钟。
- 提高频率。如果你之前一天只做3次运动（谁都难免会这样），那这周一定要努力达到神奇的5次。

禁食能量要点：计划调整

在间歇性禁食3周后，你已经适应了饮食节律的变化，或许也注意到你的衣服有点儿松了。本周，看看你能不能进一步压缩进食窗口时间，晚15分钟开始、早15分钟结束，测试一下自己的耐力吧。如果不能，那也没关系，但不试试怎么知道呢？

- 上午10点15分，开启你的进食窗口。
- 下午5点45分，关闭你的进食窗口。

马克第 4 周的能量分数：7（比第 1 周 + 3）

马克在开始实行充能方案时，脑中设定了几个能量目标：

- 白天不再感觉疲惫不堪。"我确实没那么累，也很少喊累了。改变的过程是循序渐进的，当我回顾自己最开始的能量水平时，感觉现在的我好像变成了另一个人。我不再经常打哈欠，几乎不会在沙发上打瞌睡了，我的脾气也没那么暴躁了。"
- 不再严重依赖咖啡。"早晚不再喝咖啡是一个策略上的改变。现在，我改在下午 2 点喝一杯，这成了我每天翘首以盼的特殊享受。为了保证自己在值班前和值班期间都能量充足，我会做增肌和摇摆运动，用它们代替咖啡因，效果也很好。"
- 晚上睡得更好。"还没达成这个目标。不过，我现在可以连着几晚持续睡上 6 小时了，这在以前可从来没有过。"
- "我妻子希望我能多运动。但这是她关心的头等大事，不是我的！""我绝对更活跃了，所以她很高兴。她高兴，我就高兴。"

至此，世界上又多了一个充满能量的生命，我们的任务到此圆满完成。

问题排查

作为慢型海豚，你要注意以下几点：

1. 不耐烦。慢型人群在这个计划中的获益是最多的，但他们需要一定的付出。新陈代谢就像一艘游轮，你可以驾驶，但转向需要一定时间。我们保证你会减重成功，感觉动力百倍。给自己 2 周时间吧！
2. 不切实际的期望。失眠的人需要丢掉一个错误观念，那就是只要按照充能方案进行，自己的睡眠问题就会消失。海豚型的你天生不可能拥有每晚连续睡 8 小时的深度睡眠，但我们可以帮你争取睡到 6 小时，能睡这么多就是胜利。

3. 不完全遵守方案。充能方案只有在完全落地的时候，才会发挥它的全部效力。利用你专注于细节的超能力，尽可能严格地遵循充能方案，你会因此在短时间内就获得巨大的收益。

4. 沮丧。有些动作不经过反复练习的确会让人感觉尴尬，如滑冰跳就很难掌握。但谁在乎你是不是跳得像个傻瓜呢？我们的重点不在于动作是否完美。让你脑子里的奥运会裁判闭嘴，为自己的努力打出最高分吧！

🕐 时间表

第 4 周的结束，也是你此后高能量生活的开始。坚持下去，你就能永葆能量。

早上 7:00	起床。做 1 分钟婴儿式；做 1 分钟猫牛式；做 1 分钟斯芬克斯式；做 1 分钟蜻蜓式；做 1 分钟炮弹式；喝 500 毫升水
上午 10:15	开启进食窗口
上午 11:30	做 5 分钟中级或高级跳跃运动，姿势自选；喝 250 毫升水
下午 3:00	做 1 分钟蹲起；做 1 分钟仰卧起坐；休息 1 分钟；做 1 分钟靠墙蹲；做 1 分钟臂屈伸；喝 250 毫升水
下午 5:00	做 5 分钟中级或高级跳跃运动，姿势自选；喝 250 毫升水
下午 5:45	关闭进食窗口
晚上 8:00	做 1 分钟放松脖颈；休息几秒；做 1 分钟胳膊画圈；休息几秒；做 1 分钟摆腿；休息几秒；做 1 分钟新月弯腰；休息几秒；做 1 分钟扭转躯干；喝 250 毫升水
夜里 11:00	开启睡前准备时段；关闭所有电子设备
夜里 11:30	做 2 分钟舞者式；做 2 分钟鹰式；做 1 分钟数字 4 姿势
午夜 12:00	睡觉

第 9 章
与生命中重要他人相处的注意事项

如果想知道你的伴侣、老板、父母、朋友、兄弟姐妹、成年子女和同事的能量波动情况，你只需要做一件事：请他们完成第 2 章中的体型和睡眠类型测试，锁定他们的充能档案类型。你可能已经隐约猜到他们属于什么能量类型了，但最好还是确定一下。这两项测试只需要几分钟就能做完，而他们从中洞悉的秘密无论对他们自己，还是对未来与他们打交道的你来说，都是非常宝贵的。

如果对方是与你关系非常亲密的人，如配偶或伴侣，那么，你最该做的就是阅读与 ta 的充能档案类型对应的章节，这样你们就可以尽量同步彼此的日程时间表了。如果你想在 ta 快乐而充满活力的时候亲近 ta，在 ta 筋疲力尽或状态紧张的时候不消耗 ta，那么你只需了解关于 ta 的"精华分析"，并据此与 ta 进行能量层面的积极互动。

如果你的 ta 是中型熊……

以下是关于 ta 你需要谨记于心的事：

- ↓最困的时候：晚上 9 点，褪黑素开始分泌；一两小时后产生困意。

- ↓最饿的时候：熊型在一觉醒来时是最饿的。
- ↑最开心的时候：下午 3 点到傍晚 6 点，血清素水平达到峰值，迎来全天最开心的时段。
- ↓压力最大的时候：早上 7 点到上午 9 点，是他们易燃易爆的时段。
- ↑最警觉的时候：上午 10 点到中午 12 点，是他们注意力最集中的时段。

中型熊起床的时候又饿又暴躁，所以在他们吃上东西前，最好不要招惹他们。咖啡只会让他们心神不宁，所以建议他们早餐时喝水，不要喝咖啡。

早上的运动能缓解中型熊一日之初的坏情绪。如果他们坚持按属于他们的时间表生活，出门晒晒太阳，那么到了上午的中段时间，他们就能像平时一样行事稳重、友善待人了。

别想在午餐后和中型熊聊天。此时他们的皮质醇水平会骤降，他们会感觉非常累，听不进你说的话。等到下午 3 点再找他们聊天，那时他们的午后困倦感就会消失，兴奋感则随之而来。

所有中型熊都受益于集体环境。在人多、聊天话题又不断的场合，他们最有可能情绪高涨。如果你想和他们沟通，可以选择白天结束的时候，这时候他们往往放松自在，不容易分心。

晚上，即便感觉疲惫，中型熊还是会一直刷手机，到了该睡的时间也不睡。但如果他们能控制自己，放下手机，到点就去睡觉，一定会获得更好的睡眠，早上也不会有起床气了。

如果你的 ta 是慢型熊……

以下是关于 ta 你需要谨记于心的事：

- ↓最困的时候：晚上 9 点，褪黑素开始分泌；一两小时后产生困意。
- ↓最饿的时候：熊型在一觉醒来时是最饿的。
- ↑最开心的时候：下午 3 点到傍晚 6 点，血清素水平达到峰值，迎来全天最开心的时段。
- ↓压力最大的时候：早上 7 点到上午 9 点，是他们易燃易爆的时段。
- ↑最警觉的时候：上午 10 点到中午 12 点，是他们注意力最集中的时段。

慢型熊和中型熊一样，起床时又饿又暴躁，所以在他们吃上东西前，最好不要招惹他们。咖啡只会让他们心神不宁，所以建议他们早餐时喝水，不要喝咖啡。

当慢型熊觉得累时，他们最不愿意做的就是运动，所以要说服他们早上运动相当困难。但如果他们能养成习惯，每天早上哪怕只做 1 分钟的运动，那他们在这个时段的情绪都会得到大幅提升，就能像平时一样行事稳重、友善待人了。

午餐后，慢型熊的皮质醇水平会骤降，他们会变得反应迟钝，并且难以集中注意力。不要在下午 3 点前尝试和他们沟通。等到下午 3 点后，他们的状态才会好转，到时候他们会非常愿意与你谈天说地。

所有熊型睡眠者都受益于集体环境。在人多的场合，他们最有可能情绪高涨。但如果他们在深夜暴饮暴食，既喝酒又吃零食，那他们第二天的能量就会跌至谷底。要鼓励他们坚持只在上午 10 点到傍晚 6 点之间进食，这会让他们全天的能量都得到大幅提升。

如果你想和慢型熊聊天，可以选择白天结束的时候。这时候他们往往放松自在，不容易分心。

晚上，即便感觉疲惫，慢型熊还是会一直刷手机，到了该睡的时间也不睡。但如果他们能控制自己，放下手机，到点就去睡觉，一定会获得更好的睡眠，早上也不会有起床气了。

如果你的 ta 是中型狼……

以下是关于 ta 你需要谨记于心的事：

- ↓最困的时候：夜里 11 点到午夜 12 点，褪黑素开始分泌；1 小时后产生困意。
- ↓最饿的时候：狼型在中午 12 点或更晚的时候是最饿的。
- ↑最开心的时候：晚上 7 点到晚上 10 点，甚至更晚的时间，血清素水平达到峰值，迎来全天最开心的时段。
- ↓压力最大的时候：上午是他们易燃易爆的时段。
- ↑最警觉的时候：下午 2 点到傍晚 6 点，是他们注意力最集中的时段。

中型狼在早上的时候，几乎连视野都是模糊的。这时候对他们的情绪与能量最有益的东西就是阳光和运动，最好是在室外晒着太阳做运动。如果他们不是很饿，还不想吃东西，那可以用补水的方式来唤醒他们的消化系统。

到了中午，中型狼的能量就会开始恢复。对他们来说，这才是一天真正开始的时候。到了下午，他们敏锐的头脑会十分活跃；快下班的时间，正是他们在小型会议上大放异彩的时候。他们在一对一或三四人一组的场合表现最好。

愿意社交的时候，狼型可以秒变社交达人，但大量的独处时间对他们来说是刚需。如果狼型的 ta 关着房门，那请你轻轻敲敲门，问问对方自己能否进去。如果听到的回答是"不行"，请不要误以为 ta 是在针对你。ta 的拒绝与你无关。而当回答是"行"的时候，只要不是上午，ta 就会以充满热情、好奇和专注的姿态欢迎你入内。

让中型狼少喝咖啡是一件难事，但如果你能说服他们用水代替含咖啡因的饮料，他们就会因为摄入水分的增加（狼型容易忘记喝水）和更多的睡眠（狼型总是睡眠不足），而获得双倍能量。

中型狼叛逆的本性可能会让他们抵触运动。但如果他们可以换个视角，将运动看作一种新的嗜好，他们就会沉迷其中，并试图让他们认识的所有人都一起动起来。

如果你的 ta 是慢型狼……

以下是关于 ta 你需要谨记于心的事：

- ↓最困的时候：夜里 11 点到午夜 12 点，褪黑素开始分泌；1 小时后产生困意。
- ↓最饿的时候：狼型在中午 12 点或更晚的时候是最饿的。
- ↑最开心的时候：晚上 7 点到晚上 10 点，甚至更晚的时间，血清素水平达到峰值，迎来全天最开心的时段。
- ↓压力最大的时候：上午是他们易燃易爆的时段。
- ↑最警觉的时候：下午 2 点到傍晚 6 点，是他们注意力最集中的时段。

慢型狼讨厌上午，要是他们一起床就必须非常活跃，那厌恶的情绪只会变本加厉。但是，如果他们能够克服自己的反感，养成上午运动的习惯，他们的能量就会大大增加，不至于在中午之前都像个废人一样。

慢型狼患上焦虑症和抑郁症的风险很高。但如果坚持每天做 5 次运动，他们的睡眠状况就会得到改善，从而降低患心境障碍的风险。在工作与生活中，狼型并不是勤勤恳恳的类型，他们喜欢尝试新鲜事物。鼓励他们尝试充能方案时，可以将焦点放在新生活方式的新鲜感受与未知体验上。一旦他们开始执行充能方案，体重也逐渐下降，他们就会感觉更好。

慢型狼在工作时间结束时，头脑最敏锐。这时候，如果你向他们提出问题和疑虑，他们可以给出精彩绝伦的回答。晚上是慢型狼最具创意和哲思的时候，在这个时段向他们请教，你会收获很多深刻的见解。

愿意社交的时候，狼型可以秒变社交达人，但大量的独处时间对他们来说是刚需。当他们想和大家在一起时，他们会是派对的核心、全场的焦点。其他时间，请不要环绕着他们，给他们留出足够的个人空间。

慢型狼可能会有滥用物质的问题，他们容易对酒精、糖、咖啡因上瘾。为了支持你生活中的慢型狼，你可以采取一些实际行动，比如把令他们上瘾的那些"垃圾"都丢掉，给他们足够的爱意和鼓励——催产素、多巴胺等让人快乐的激素天然就会令人愉悦。

如果你的 ta 是快型狮或中型狮……

以下是关于 ta 你需要谨记于心的事：

- ↓最困的时候：晚上 7 点到晚上 9 点，褪黑素开始分泌；1 小时后产生困意。
- ↓最饿的时候：狮型在一觉醒来时是最饿的。
- ↑最开心的时候：下午 1 点到下午 5 点，皮质醇水平下降，血清素水平上升，这给他们带来了相对安宁惬意的午后时光。
- ↓压力最大的时候：晚上 7 点到晚上 9 点，随着褪黑素水平的上升，他们需要与睡意奋力搏斗才能保持清醒。
- ↑最警觉的时候：早上 6 点到下午 1 点，是他们注意力最集中的时段。

快型狮和中型狮一早醒来就充满能量，仿佛装载了火箭燃料。要消耗掉这些能量，晨练几乎可以说是必需的。此外，如果隔一天锻炼一次，他们的肌肉就能得到充分的休息和恢复。性格内向的狮型更喜欢独自健身，所以请不要跟他们说你想跟他们一起晨跑，不然场面会变得十分尴尬。

整个上午，狮型的能量状态都很不错，可以保持身体高效运转。他们需要在注意力最集中的时间，把该处理的事情都处理好。如果你有重要的事要和他们商讨，在中午之前，你就能得到他们肯定的答复。通过午睡，狮型还可以将他们充沛的状态延长到下午早些时候。

狮型重行动、重结果。所以，如果你向他们提出一个问题，他们就会迅速解决。要他们坐在一旁听你倾诉衷肠，只会让他们如坐针毡。别误会，他们并非不在乎你的感受，只是更愿意做主动的一方，不喜欢被动地等待。

补水是所有快型狮和中型狮都需要注意的问题，所以，如果你和他们有事要聊，请随身带上一份不含咖啡因的饮料。当一天结束，狮型开始体力不支时，满满一大杯水会让他们立刻振作起来。

如果你想和快型狮或中型狮共享一段有趣的社交时间，请把计划安排在他们放松的时段，也就是下午晚些时候或傍晚。注意，不要拖到晚上，否则在他们困得睁不开眼时，你一定会失去你的听众。

如果你的 ta 是慢型狮……

以下是关于 ta 你需要谨记于心的事：

- ↓最困的时候：晚上 7 点到晚上 9 点，褪黑素开始分泌；1 小时后产生困意。
- ↓最饿的时候：狮型在一觉醒来时是最饿的。
- ↑最开心的时候：下午 1 点到下午 5 点，皮质醇水平下降，血清素水平上升，这给他们带来了相对安宁惬意的午后时光。
- ↓压力最大的时候：晚上 7 点到晚上 9 点，随着褪黑素水平的上升，他们需要与睡意奋斗才能保持清醒。
- ↑最警觉的时候：早上 6 点到下午 1 点，是他们注意力最集中的时段。

晨练对于慢型狮是必须的。通过晨练，他们既可以消耗过多的能量，又可以控制饥饿感，有助于按计划完成间歇性禁食，等到上午 10 点进食窗口开启再吃东西。不过，在吃上当天的第一口食物前，他们可能没什么心情和别人聊天。

整个上午，狮型的能量状态都很不错，可以保持身体高效运转。他们需要在注意力最集中的时间，把该处理的事情都处理好。如果你有重要的事要和他们商讨，在中午之前，你就能得到他们肯定的答复。通过午睡，狮型还可以将他们充沛的状态延长到下午早些时候。

狮型重行动、重结果。所以，如果你向他们提出一个问题，他们就会迅速解决。要他们坐在一旁听你倾诉衷肠，只会让他们如坐针毡。别误会，他们并非不在乎你的感受，只是更愿意做主动的一方，不喜欢被动地等待。

在精神世界里，狮型永远都在翻山越岭、锐意进取，但在现实世界中，他们可能经常久坐不动。让慢型狮动起来的一个好办法：约他们在下午早些时候，一起去附近散步或帮忙跑腿办事。他们需要运动。而当他们远离办公桌时，最容易听进去你说的话。

如果你想和慢型狮共享一段有趣的社交时间，请把计划安排在他们放松的时段，也就是下午晚些时候或傍晚。注意，不要拖到晚上，否则在他们困得睁不开眼时，你一定会失去你的听众。

如果你的 ta 是快型海豚或中型海豚……

以下是关于 ta 你需要谨记于心的事：

- ↓最困的时候：早上 7 点到上午 9 点，他们会完全受制于疲惫的感觉。
- ↓最饿的时候：上午 9 点，他们会饥肠辘辘，急需摄入一些蛋白质。
- ↑最开心的时候：上午 10 点到中午 12 点，他们会创意十足、放松平静、灵感不断。
- ↓压力最大的时候：从晚上 10 点开始，他们的皮质醇水平会逐渐上升，并保持在一个高位。

- ↑最警觉的时候：下午 4 点到傍晚 6 点，是他们注意力最集中的时段。

海豚型天生压力水平高，因此，对他们来说，上午做剧烈运动效果极佳。虽然他们仍然需要百分百地完成每天的 5×5 运动计划，才能获得巨大的成就感，但晨练决定了一天的基调，确保他们一整天都不会过度焦虑。

只要你愿做海豚型的支持者，就会收获他们真挚的情感，他们是世界上最忠诚的朋友。

因为海豚型有一点儿社交焦虑，所以团队工作或结伴玩耍可能会让他们倍感压力。但独处的时间越少，他们积攒的互动经验就越多，要适当鼓励他们和其他人一起工作、玩乐。

因为快型海豚和中型海豚总是烦躁不安、动来动去，所以补水对他们来说十分重要。送他们一个杯身侧面带刻度的水杯吧。

饥饿的时候，海豚型会变得易燃易爆，所以到饭点的时候，最好提醒他们吃饭。

如果你有重要的事要和快型海豚或中型海豚谈，最好选择在晚上 7 点晚餐过后到晚上 10 点皮质醇开始分泌之前的这段时间。这是他们人际交往的黄金时间。

如果你的 ta 是慢型海豚……

以下是关于 ta 你需要谨记于心的事：

- ↓最困的时候：早上 7 点到上午 9 点，他们会完全受制于疲惫的感觉。
- ↓最饿的时候：上午 10 点，他们会饥肠辘辘，急需摄入一些蛋白质。

- ↑最开心的时候：上午 10 点到中午 12 点，他们会创意十足、放松平静、灵感不断。
- ↓压力最大的时候：从晚上 10 点开始，他们的皮质醇水平会逐渐上升，并保持在一个高位。
- ↑最警觉的时候：下午 4 点到傍晚 6 点，是他们注意力最集中的时段。

每当海豚型感到不堪重负时，你可以鼓励他们做做运动，以此刺激身体分泌内啡肽并重置思维。晨练决定了一天的基调，确保他们一整天都不会过度焦虑。

海豚型通常在上午的早些时候会感觉筋疲力尽，所以不建议你在这段时间找他们谈任何重要的事——干脆就别找他们谈话，等到上午 10 点左右他们清醒的时候再接近他们。如果你在那之前需要他们给你提供什么，就用电子邮件或短信发送请求。

海豚型如果能坚持遵守进食窗口的时间安排，以及每天 5 × 5 运动计划，就会获得巨大的成就感。由于慢性疲劳，慢型海豚可能会非常习惯坐着不动。你可以通过陪练来鼓励他们做运动，就会收获他们真挚的情感，海豚型是世界上最忠诚的朋友。

因为海豚型有一点儿社交焦虑，所以团队工作或结伴玩耍可能会让他们倍感压力。但独处的时间越少，他们积攒的互动经验就越多，要适当鼓励他们和其他人一起工作、玩乐。

如果你有重要的事要和慢型海豚谈，最好选择在傍晚 6 点的晚餐过后到晚上 10 点皮质醇开始分泌之前的这段时间。这 4 小时是他们人际交往的黄金时间。

ENERGIZE!

第三部分

一生的能量

第 1 章

全年的能量变化

至此，我们已经提供了能让你从寻常一天中获得最大能量的理想方案。然而，众所周知，一年中的任何一天都不会一成不变。每个人都有能量周期，要顺利度过这些周期，就要接纳并善待自己。

冬季忧郁

季节性情感障碍（简称 SAD）是一种心境障碍，也是一个残酷无情的能量黑洞。它会在秋末冬初时发作，通常在来年春季有所缓解。如果你发现当白天时间变短时，你的能量水平降低了，情绪也变得消极了，那么，你可能患有 SAD。其症状包括：

- 抑郁
- 出现睡眠问题
- 性欲下降

⚡ **充能小贴士：**

在你日常惯例改变的任何时期，都要更加注意睡眠、运动和饮食的节律，将能量保持在你习惯的水平。过度的积极体验也会消耗你身体的能量。

- 对曾经让你快乐的事失去兴趣
- 暴饮暴食
- 能量低下

- 易怒
- 难以集中注意力

- 感到绝望
- 与人交往的动力低下

阴冷的月份意味着更少的日晒。阳光是一大授时因子，因此冬季的到来会对昼夜节律和激素平衡造成破坏。过多的褪黑素会让人感到疲倦，而过少的血清素又会让人感到沮丧。在澳大利亚的一项研究中，研究人员对 101 名参与者的血清素水平进行了全年追踪。他们发现在冬季时，参与者的血清素水平最低。你的感觉并没有错——季节更替确实会与消极情绪一同出现。而每当情绪低落时，人们往往会缩回自己的世界，远离强大的情绪和能量助推器，如社交、性生活、与他人一同欢笑、音乐。

只要你知道去哪儿找回能量，就可以在深秋和冬季的几个月中找到让能量增加的方式。以下是关于如何战胜 SAD 的一些建议，所有类型的人群都适用。补充说明一点，在采取任何建议前，你都应该先咨询精神科医生、临床心理学家等临床精神卫生工作者：

- 服用维生素 D 补充剂（前提是你之前并没有服用它），每天 600 国际单位即可。
- 尽可能地多晒太阳。这也许意味着你要做一件世界公认的极痛苦之事：穿上大衣和靴子外出。但是，你必须这么做，你需要阳光来刺激视神经，向大脑中的主时钟发出信号，以保持与你的昼夜节律同步。建议你在做完拉伸运动后去室外晒 5 分钟太阳，做完跳跃运动或运动期间，再晒 15 分钟太阳。
- 遵守每天 5 × 5 运动计划。大量研究发现，定期运动是治疗 SAD 的有效且易行的方法之一。每天 5 次的短时间运动就管用！个中原因你已烂熟于心：运动可以改善情绪。

假日季 [①]

一年中最美妙的时光——假日季总是驾着缀满白雪与铃铛的雪橇叮当而至，和它一起到来的是两大能量黑洞——旅行和压力。后者或许与家庭有关。

↓当心时差

如果途中你跨越了时区，就会出现时差引起的诸多症状，如疲劳、昏昏沉沉、短期记忆力下降、失眠等，而且它们可不会像圣诞饼干或假日购物后的银行余额一样神奇消失。在加州大学伯克利分校的一项研究中，研究人员将仓鼠分成两组，对其中一组仓鼠进行了模拟时差的实验，以干扰其昼夜节律，随后将其与控制组进行比较。结果，实验组仓鼠的记忆和学习能力远不如未经实验处理的控制组仓鼠，而且实验组仓鼠在心智和能量层面受到的损耗影响持续了一个月！

通常，每跨越 1 个时区就需要 1 天的时间来恢复。所以，如果你跨越 6 个时区，有可能 6 天都不在状态。此外，向东跨越时区受到的负面影响更严重。

下面是你进行跨时区旅行时，可以帮助你尽快恢复能量的一些技巧：

- 避免摄入酒精和咖啡因。两者都会造成脱水并干扰睡眠。
- 动起来！当你到达旅行目的地后，可以每天早上出门快走一圈，这样做有助于重置体内的生物钟。此外，根据新时区调整你日常的运动时间表也有相同的功效。
- 不要吃饼干。把它们留给圣诞老人吧，我是认真的。短期内摄入大量糖分，以及由此飙升的胰岛素水平会让你在沙发上昏昏欲睡，这对本就受时差干扰而在调整睡眠的你来说，可不是件好事。

[①] 假日季是一年中某段包含多个节假日的时期。在欧美国家，该词一般指从 11 月下旬的感恩节开始，到次年 1 月 1 日元旦结束的时期。——编者注

我们的时差解药

我们在旅行时都会使用辅助生成个性化时间表的应用程序。只要将你的睡眠类型、出发地、目的地和航班时间信息输入这类 App，它就会为你生成个性化的时间表，包括晒太阳、摄入咖啡因、午睡、服用褪黑素的理想时间，让你的生物钟也能够同步抵达旅行目的地！

与假日季相关的应激源，可能包括非要欢度假日季不可的压力、制订计划和购买礼物所造成的额外负担。当然了，还有与家人之间的有害互动。

海豚型睡眠者请注意，人际压力会恶化你们的失眠问题，甚至加重反刍思维。想要控制假日季压力，就要把睡眠放在第一位，并且无论吃什么都要适度、适量，从小盘食物开始吃，不要暴饮暴食。美味的餐馆可以再去。吃不完的也可以酌情打包！

⚡ **充能小贴士：**

狼型、狮型和海豚型睡眠者都需要充足的独处时间。没有必要因为自己需要个人空间而产生羞耻感或罪恶感。每天独处几小时，能让你们恢复能量，全身心地投入家庭聚会中。你们也可以选择住在酒店或附近的民宿，以此获得一点点个人空间。

假日季能量黑洞：情绪吸血鬼

情绪吸血鬼是一群"有毒"的人，他们通过不断地抱怨、责备、羞辱、提要求、步步试探直至越界，通过寻求帮助、慰藉和认同来吸干你的能量。识别情绪吸血鬼最简单的方法就是留心他们给你带来了什么样的感受。不要试图跟上他们的意识流。有时候，你只要倾听就好，不必费心去解决什么问题。同时留意你身体的感觉，以它们为线索。你有没有感到身负重任？有没有因为紧张而变得肌肉僵硬？有没有忽然觉得需要躺下歇歇？

当情绪吸血鬼试图吸附在你身上时，你可以：

• 长话短说。抱着一颗同理心，坐下和对方交流，但不要说太久。

- 偷偷溜走。时机成熟时，悄悄退场，然后试着寻找一个宁静的空间待着。记得发送一条富有同情心的留言。

针对家庭聚会，拟定一个能量日程，多安排一些时间和能给你带来欢笑、喜悦、爱意、乐观、羁绊、兴趣的人在一起，他们能让你精神振奋。寻找人形能量火箭——并成为其中的一员！如果你做到了，我们保证你绝对会在家庭聚会上度过美妙绝伦的时光。

私人假期

私人假期可以成为你的充能时光，让你从工作和生活的重重压力中解脱出来，让身心获得久违的休息。但是，有一件事你绝不想做，那就是打断你的充能节律。

众所周知，假期就是为了抛开"规矩"、放松身心的。也许当你处于"离线"模式时，睡懒觉、吃到撑、喝到爽、少运动在你眼中就是一种奢侈的放纵。但是当你回归正常生活时，这些能量黑洞却会让你筋疲力尽。这就是为什么人们会"贪婪"地说："我需要假期中的假期。"

我们并不是把你的冰镇果汁朗姆酒拿走的扫兴鬼。沙滩上那张躺椅就是属于你的。享乐吧！小睡吧！享受当下，抛开现实！尽量少做事……同时遵守你充能方案中的大致规定。

⚡ **充能小贴士：**

可能的话，腾出一天时间作为过渡期，以免你结束旅行回归生活时手忙脚乱。

你需要记住一个基本算式：只要能量增益大于能量消耗，你就可以在假期期间去你想去的任何地方，做你想做的任何事情。

度假时，要平衡放纵和勤奋的程度，规划好能量的收支。这样一来，你在假期结束后的第一天，就能带着健康的小麦色皮肤，容光焕发地现身职场。

第 1 步：确定优先级。哪个方面的放纵对你来说最重要，是在进食窗口期

⚡ **充能小贴士：**

　　选择其中一类项目放纵，对另外两类坚持原则。

之外吃东西、熬夜晚睡，还是久坐不动？如果你前往巴黎度假，那可能要尽情享受美食美酒！如果你去野外露营，那可能会整天都坐在一块圆木上，除了抛钓鱼竿之外一动不动。如果你在海滨度假胜地享受二人世界或单身派对，那可能会每天睡到中午才起，玩到半夜才睡。请优先选择对你而言最重要的放纵项目。

　　第 2 步：调整，即有节制地放纵。比如，你选择在饮食方面放纵，那请调整你的饮食时间表，而不是完全舍弃它。

　　在调整饮食时间表方面，我们的建议：慢型可以把 8 小时的进食窗口期延长到 10 小时，甚至 12 小时；中型可以把 10 小时的进食窗口期延长到 12 小时。

　　12 小时封顶，否则你的假期就会因为消化不良、胃胀腹胀而彻底被毁了。如果你偶尔失控喝酒直到午夜，那第二天就别吃早餐。我们知道无限量自助早餐的确非常诱人，但明天也会有的。

　　在调整睡眠方面，如果你想度过慵懒的早晨，建议把闹钟设置在平时起床时间晚 1 小时之内，并留出在午后享受奢华小睡的时间。同时，入睡时间调后 1 小时，但不要太晚。此外，为了保证睡眠质量，建议在睡前 3 小时停止饮酒。

　　在调整运动时间表方面，建议你在计划要做的任何体育活动的基础上，保持每天 5×5 运动计划中的 3 次运动，即早上的拉伸运动、中午的跳跃运动和睡前的平衡运动（如果你喝了不少酒，那请用椅子作为辅助）。这样一来，即便你白天一直瘫在泳池边的躺椅上，你也能保持一定的运动量，提高获得良好睡眠的概率。

　　第 3 步：原谅自己。好吧，也许整个假期里你都把你的充能方案抛诸脑后了，假期结束后的你不仅心里满是罪恶感，而且筋疲力尽。请不要在自责上消耗一分一秒，而要转换充能姿势（坐直！），做一会儿令人平静的腹式呼吸，然后对自己说："我迫不及待地想去充能了！"接下来，回归你的充能方案。你知道，它会让你恢复能量，让你感觉清醒、警觉、充满活力。只要不把能量浪费在像罪恶感这样毫无用处的情绪上，几天后你就能回归正轨。放下它，继续前进。利用我们在上文中经常提到的积极的自我对话鼓励自己。为自己感到羞愧是一张通往倒退的单程票。

焦虑、抑郁或哀伤的时期

可以说，人人都会有因为失去或经历剧变而筋疲力尽的时候。焦虑、抑郁、哀伤等消极的情绪体验会让你想要爬上床，把被子盖过头顶。

艰难时期可能会让你需要的睡眠时长暂时增加。如果你承受的是慢性压力，那它可能会引发长期的失眠问题。已有研究证明，哀伤会导致长时间的睡眠紊乱。在纽约大学医学院近期一项研究中，研究人员对 395 名处于极度哀伤的参与者进行了调查，发现 91% 的参与者出现了基线睡眠紊乱。生活中，不仅消极或讨厌的事情会增加你的睡眠需求，其实任何重大的变化，如求职或跳槽成功、步入婚姻殿堂、拥有新的家庭、迎来宝宝等幸福的变化，也会对睡眠需求产生同样的影响。

抑郁和睡眠不佳是鸡和蛋的关系，人们一直难分因果。虽然我们无法断定哪个在先，但可以确定的是，它们会一同出现。90% 的抑郁症患者报告自己睡眠不佳。焦虑会导致失眠，这一点有反刍思维的人都体验过。如果你有失眠问题，你陷入焦虑和抑郁的可能性就要比其他正常睡眠的人高出 17 倍。

你现在已经对能量周期有所了解。如果你没睡够，那么对着会破坏能量状态的食物垂涎欲滴的可能性就更大，而摄入这些食物会导致你不想运动，进而更难以入睡，接着就是焦虑加重……如此恶性循环。当你正在经历一些令你筋疲力尽的事情时，你的充能方案对健康、幸福和能量状态来说就变得尤其重要。

无论代谢速度如何，狼型都特别容易受到低谷期的影响，所以请狼型的你注意：如果你正处在艰难时期，请动用你全部的能量来积极地保障睡眠，这是第一要事，至于运动问题，我们稍后再谈。

- 依靠固定日程所带来的舒适感。不必担心你的充能方案，它永远在你左右，为你的生活提供周密的安排，让你感觉更加良好。
- 服用药物。如果你因为哀伤、抑郁或焦虑陷入了失眠或睡眠紊乱的恶性循环，那么是时候向医生咨询一下如何用处方药助眠。无论你遭遇的是至爱离世、经济动荡、关系破裂，适量服药可以帮你消除一定的压力。如果出于任何原因（如先前有成瘾问题），你不适合服用安眠药，那可以试试不具成瘾性的药物，如褪黑素补充剂（注意剂量！）。

依靠治疗、时间、充足的休息、锻炼和营养丰富的食物，你将顺利度过低谷期，恢复以往的能量，准备好迎接新的一天。只要有充满电的身体电池和一颗丰盈饱满的心，你就能克服任何艰难险阻。

↑情绪能量增益

寻求帮助。有行医执照的治疗专家可以帮你解决心境障碍和睡眠障碍。找不找专家，由你决定。建议你与负责治疗你的全科医生聊一聊你的情况。如果有需要，他们会把你转介给相关专家。

每月的能量节律

每月一次的生理周期也会造成能量损失。在此期间，许多女性会因激素水平的波动和痛经而筋疲力尽。瑜伽修行者称这段时间为"月亮时间"。

在针对所有睡眠类型群体的研究中，负面的科学发现常常与狼型群体有关，月经问题就是其中之一！根据芬兰一项针对 2 672 名女性参与者的研究，与中间型和清晨型相比，夜晚型群体的经期最长。狮型群体的经期最短。

⚡ **充能小贴士：**

你可以借助经期记录 App，将它和你的充能方案对比参照。

狼型睡眠者：叛逆的人没有休息时间。

如果你能准确预测你的经期，那就能

更好地做准备。如果你遵照充能方案，加强了主时钟的节律，那你的经期也可能变得更有规律。

每月的能量流

经期前一周，即黄体晚期：部分女性在该阶段可能会睡得不安稳。近期有研究跟踪调查了 18 ～ 28 岁女性在两个完整月经周期内的生殖激素水平。在月经来潮前，参与者的雌激素和孕酮水平都下降了，睡眠效率也出现了相同的变化。她们需要更长的时间入睡，夜间醒来的次数也变多了。这可能是因为经前女性体温升高，并且某些女性还会出现 REM 睡眠时间缩短的情况。此外，在该阶段，由于血清素和控制食欲的雌激素水平下降，女性会更容易感到饥饿。

最适合月经前一周的运动：拉伸和平衡运动。尽量避免剧烈运动，坚持做充能方案中的温和运动。体型丰满的人可能对上下跳跃比较敏感。

来月经的一周，即月经期：当女性来月经时，能量会降低，其背后的一个原因是睡眠中断。但一两天后，雌激素和血清素水平会再次上升。经期即将结束时，睡意就又回来了。

最适合月经期的运动：跳跃运动。每位女性的经期体验不尽相同。专注于身体的感受与变化，从每天的锻炼中获取你需要的东西吧。如果你愿意活动一下，跳跃有助于排出身体多余的水分，让你感觉自己和身体更加"合拍"。

之后的一周，即卵泡早期：这是你一个月中能量最充沛的一周，因为你的体温得到了有效的调节，并且雌激素和血清素水平都到达了峰值。

最适合卵泡早期的运动：增肌和摇摆运动。雌激素水平升高，意味着身体有更强的耐力、更高的疼痛耐受性，以及这是增肌的大好时机。建议你延长力量训练的时间，并加大运动强度。有证据表明，激素波动期间，关节的灵活性最高。本周，你的激素水平稳定，身体会比较僵硬，因此请务必每天做摇摆运动，以放松关节。

之后的一周，即排卵期：在该阶段，雌激素水平会骤降，这可能会导致部分女性出现暂时性失眠。但此后，一种具有镇静作用的激素——孕酮会连带着雌激素水平上升，让你获得本月最佳睡眠。

最适合排卵期的运动：跳跃运动。因为现在的你睡眠变好了，身体得到了充分休息，处于适合健身的好状态，所以当你有多余能量时，可以做两次跳跃运动。

◎ **本章要点**

- 能量不是静止不变的。每天、每周、每月、每季度，它都会起起
  落落。但在能量低潮期，你可以利用充能策略来与之对抗，抵消
  能量低落带来的影响。
- 冬季、假日季和情绪波动的低谷期都是耗能比较大的时期，你需
  要格外注意坚持遵照调整后的充能方案生活。做到这一点，你就
  会以强健的身体迎来新的一季。
- 私人假期是补充睡眠和储存情绪能量的好时机。如果你可以坚持
  遵照调整后的充能方案，那你就不用为了应对回归正常生活时筋
  疲力尽的局面，而需要"假期中的假期"了。
- 对于女性来说，生理周期会导致体内的激素波动剧烈，从而引发
  过山车般的情绪起伏。如果你对一个月内每周的能量变化情况有
  所预判，你就能更好地弥补流失的能量，利用获得的能量。

第 2 章
能量和健康

每套充能方案的设计目的，都是为了让相应类型人群了解最适合自己的睡眠、充能和运动方式，预防疾病和损伤，保障人们整体的健康和幸福生活。理想情况下，你最好永远不会生病、受伤或遭受哪怕一分钟的痛苦。但如果你遇到了不理想的情况，那就可以用充能练习来加速恢复。

疾　病

感冒、流感、某某病毒感染（我们不会乌鸦嘴的）……各种疾病都是能量黑洞。在你感觉特别不舒服的时候，可能觉得连抬头都费劲，更何况是坚持特定的时间表呢？然而，即便你平躺在床上，只剩下勉强观看《曼达洛人》①（*The Mandalorian*）的能量，标准的充能练习（也就是你正在做的那些练习）也会增强你的免疫系统，从而帮助你加速康复。

- 多吃水果和蔬菜
- 定期运动

---

① 《星球大战》系列的首部真人剧集，2019 年首播。——译者注

- 保持水分
- 充分且高质量的休息

上述清单中的最后两项——补水和休息，是你在与疾病做斗争时最重要的充能策略。

脱水与胃肠道和肾脏问题、认知问题、身体机能受损、心脏病、皮肤病、头痛相关。此外，脱水还会减缓身体经血液运输营养物质、氧气、T 细胞（对抗疾病）、B 细胞（合成和分泌抗体）的速度。血液被称为"血流"是有原因的：血液主要由水组成，当水分充足时，我们的血液就像一条奔腾的河流，哪里需要免疫细胞和营养物质来对抗疾病，它就把它们带到哪里。而水分充足的淋巴系统可以冲走细胞废物，也就是毒素。脱水的血液和淋巴系统就像干涸的河床。在这种状态下，营养物质无法进入我们的器官，而细胞废物则无法排出。生病期间，每天喝 4～5 杯 250 毫升的水不仅能带给人能量，还有助于清除体内让人感觉糟糕透顶的细菌。

⚡ **充能小贴士：**

当你患感冒或流感时，可能不想大口灌下水、花草茶或清汤，但如果你能每 15 分钟喝几小口，就会更快地好起来。就我俩而言，我们爱喝鸡汤，又名"妈妈的青霉素"!

休息相当于免疫系统的作战室。当你睡觉时，身体会评估对其发起攻击的细菌带来了多大的威胁，然后制定反击策略。如果你睡得不够，身体就无法组织防御或制定战术。睡眠还可以促进 T 细胞的产生。T 细胞是身体的步兵，是第一道防线。在德国近期的一项研究中，研究人员检测了获得一整晚睡眠的参与者和一整晚都没睡的参与者的 T 细胞活化水平。结果，筋疲力尽组的免疫反应低于休息良好组的免疫反应。

加州大学旧金山分校近期的一项研究强调了我们都知道的事实：睡眠时间短会令人更易生病。在这项研究中，研究人员跟踪了 164 名参与者连续 7 天的睡眠模式。

⚡ **充能小贴士：**

遵循充能方案中的睡眠建议，有助于预防和治疗疾病。

接着，所有参与者被隔离在一家酒店，并通过滴鼻剂故意感染鼻病毒，也就是普通感冒。结果，前一周睡眠时间少于 7 小时的人患感冒的概率是睡眠充分者的 4.2 倍。

损　伤

在健身房或球场上运动过度，以及因意外而造成的损伤会令人筋疲力尽。原因在于：（1）身体需要将能量用于治愈损伤部位；（2）坐冷板凳会引发沮丧情绪——没有人喜欢力不从心的感觉；（3）疼痛是一个巨大的能量黑洞。

从睡眠类型出发的预防小提示：

狼型睡眠者，你更有可能在上午发生车祸。在近期的一项研究中，研究人员分别在早上 8 点和晚上 8 点测试了清晨型人群和夜晚型人群的驾驶表现，结果发现夜晚型人群更容易在上午的测试中，也就是他们一天中能量的非高峰时段出现驾驶失误。而清晨型在他们能量的非高峰和高峰时段的测试中，都是一丝不苟的司机。

狼型睡眠者，如果你在上午开车，有发生事故的风险。你可以通过减少干扰、专注道路交通和格外提高警惕，来降低驾驶风险。记住，开车前一定要晒 10 分钟太阳！

海豚型睡眠者，你也有发生事故的风险。长期睡眠不足是引发交通事故的一大风险因素。根据美国国家公路交通安全管理局的数据，2017 年，疲劳驾驶导致 795 人死亡、91 000 起车祸。另外，如果你在筋疲力尽时运动或锻炼，更容易出现运动损伤。

狮型群体容易因为训练过度而受伤，在他们的能量高峰期——清晨尤其如此。狮型的你可能会急不可待地想要开始运动，神采奕奕地说着"让我们开始吧"之类的典型狮型用语，但如果你没有做好热身和拉伸，就可能受伤（这就是我们建议你在系好鞋带出发前，先做拉伸运动的原因之一）。

熊型群体是周末的运动健将。在偶尔进行的高强度锻炼中，他们受伤的风险最大。恕我们直言，如果熊型的你身体条件不够格，却把锻炼压缩成一次次勉强的爆发性剧烈运动，那你就很可能拉伤或扭伤。熊型睡眠者，记住一步一个脚印！要么有规律地进行锻炼，要么在锻炼时别太勉强。

⚡ 健身教练斯泰茜说

ENERGIZE!

只是想说几点关于运动损伤恢复的建议。

耐心点儿！我知道你想马上恢复原来的作息，但如果你过早地重新开始锻炼，那只会让情况恶化。我有些学员坚持认为自己的腿伤已经完全康复，结果一节健身课下来，膝盖肿成了葡萄柚那么大。请给自己 6 周时间好好康复，并且务必在你重新开始骑行或跑步锻炼前，咨询医生或持有执照的物理治疗师，获得其准许。在恢复锻炼的前两周，做低强度的运动。两周后，逐渐提高运动强度，直到变回那个生猛彪悍的自己。现在，尤其是在你坐冷板凳的时候，要比以往任何时候都更注重你的饮食和睡眠，好吗？

严肃对待。请给你感受到的疼痛程度按 1 ～ 10 分的标准打分。如果达到 6 分或以上，那么说明你受伤了。我遇到过一些学员，已经一瘸一拐了，还坚称他们根本没问题。有一次，我说服一位学员去拍 X 光片，结果查出她的脚已出现轻微骨裂。如果你觉得哪里痛，请不要表现得若无其事。今天能不能跑步并不重要，重要的是你在余生都有行走的能力。

训练没有受伤的部分。如果训练没有受伤的部位是安全的，那你不必在受伤时舍弃运动和它带来的益处。如果你摔断了腿，那还可以举哑铃。如果你手臂或手腕骨折，那还可以长时间散步。只要受伤部位没有受到压力，你就可以也应该坚持每天 5 次的运动。

噢，痛苦！

使用充能方法来缓解疼痛听起来似乎有违常理，但这一做法已被证明的确有效。运动诱发镇痛效应是一种已得到充分研究的现象，即通过增强大脑中内啡肽和血清素这两种神经递质的传递通路，使个体在运动时因激素作用而处于一种高度兴奋的状态，由此减轻疼痛感。一篇针对381项研究、涉及37 413名参与者的综述，比较了运动干预与不运动干预在减轻类风湿性关节炎、骨关节炎、纤维肌痛、腰痛、颈部疾病、脊髓损伤等疾病所引起的疼痛方面的作用。研究人员得出结论：运动可以降低疼痛的严重程度、增强身体机能，并提供心理层面的益处，而这些都有助于提高生活质量。运动诱发性镇痛是一个庞大而复杂的主题，具体建议取决于疼痛的原因和运动的水平。

注意：任何患有慢性疼痛的人在为了减轻疼痛而开始采用任何运动方案前，都必须先咨询医生。

◎ **本章要点**

- 遵循充能方案中的睡眠建议，有助于预防和治疗疾病。
- 所有充能档案类型群体都有可能在他们一天中的能量非高峰时段发生车祸。狼型是上午，狮型是晚上，熊型是下午早些时候，海豚型是上午。
- 没做好热身就开始运动，更容易受伤。所以即便是狮型，也可能在上午的第一项运动中受伤。
- 如果你受伤了，无论坐冷板凳有多沮丧，都请通过休息和恢复来充能，直到医生允许你恢复运动。
- 身体活动已被证明有助于镇痛。只要医生允许，你可以每天都通过 5×5 运动计划来帮助自己缓解疼痛。

第 3 章
最后的注意事项

　　你现在拥有了让生活充满能量所需的一切。只要遵循你的充能时间表就好（见与你的充能档案类型对应的充能方案章节的末尾）。如果你没跟上计划，没关系。再次出发，拍拍自己的背，照顾好自己。下面是我们两人最后想说的一些想法和要点：

⚡ 健身教练斯泰茜说

　　要意识到自己所处的生活轨道与自己天生的体质不协调，并非一件易事。可能你的身体发出了警告，但现实生活却在向你传递相反的信息，不愿你换一种活法。我记得曾经有段时间我被诊断为严重睡眠不足，但医生的话我没听进去。那时候，我白天的工作全是体力消耗性的，多到让我筋疲力尽，下班后又要忙于履行社会和家庭层面的种种义务，节奏快到我都跟不上了。我想阅读本书的很多读者可以理解这种状态。你的白天和夜晚都漫长无比，因为你要履行社会责任、辅导孩子的家庭作业，或者你另一半的生理和心理运作时间表与你截然相反。我发现，生活中需要克服的一大挑战，就是让自己的生活模式能与他人的生活模式适配。你的生活模式必须与周围的人，也就是你的家人、朋友、工作伙伴的生活模式交织在一起，否则就会产生混乱感。

本书有着高度的规范性。睡眠类型部分的内容是为了让你确定哪种方法适合你。你的充能方案能否为你所用，关键在于你如何将它融入现有的生活！无论这意味着提前结束一天的工作，还是将早起的时间推迟一点儿，请确保你清楚自己最容易接受生活中哪些方面的变化，因为某些方面的变化可能比其他方面的变化更容易适应。我发现诚实的态度和温和的方式带来的影响最大。请记住：大多数人会对改变感到不适。虽然你是出于好意，但改变并不总是受人欢迎。

我支持你坚守对自己的承诺，给你的新观点、新方案一些时间来真正起效吧。请记住，没有什么是一蹴而就的，凡事都需要时间。你与自己的昼夜节律保持一致的每一天，都是你向前迈出的新的一步，而终点就是最适合你身体运转节奏的专属生活。想象一下，每天醒来时，你都会拥有更多能量、更多热情、更多魔力！睡眠、运动、健康饮食是生活的关键！这个顺序很重要！请记住，当有人说"我不需要睡眠"时，他们只是没有意识到睡眠的好处有多不可思议，而那些现在不好好睡觉的人会在以后的生活中自食其果。

先人一步，加入"充能运动"吧，让全世界看着你引领风潮。

睡眠医生迈克尔说

"等一等。"

在开篇提到的那次心脏病发作中，对我来说特别可怕的一刻是恢复意识却发现自己失去视觉的时候。我知道那天我周围有很多杂七杂八的声音，但那一刻，我只能听到我自己的声音，然后是我朋友的声音。我勉强地低语了一声："我看不见了。"眼泪顺着我的脸颊滑落。

朋友立即肯定地告诉我："等一等。"

那一等是我生命中最长的 5 秒钟。

我知道一定出了大问题；我知道朋友正抱着我的头；我知道我失明了，还很想吐；我听出妻子的声音里充满恐惧，但我不知道她在说什么。然后，突然之间，就像有人按下了我大脑中的快进按钮，在一片漆黑的视野中，我看到了一道细微的、白绿混合的光，接着一切都"爆炸"了。

我身上到处都是电线和管子，眼前又变黑了，接着是第二次、第三次变黑。当身体接管大脑并命令大脑停止运转时，一切感觉是那么奇怪。你真的别无选择，所以我只能服从于身体。

我放下了很多事，开始寻求平衡。

承受的压力增加，并不代表我需要更多的锻炼，而是代表我需要正确的锻炼、正确的睡眠、正确的营养。关键在于取得一种压力更少、能量无穷、幸福常在的平衡。

我接受了朋友的建议，学会了等一等。

最近，我身上发生了一些别的事。我的狼型生物钟似乎提前了！人类在一个叫作生命的过程中会在生物钟方面经历诸多转变，而我正经历着其中一种改变。我的生物钟时长在变化。我已经准备好寻求新的个人平衡了。噢，这就是变老的快乐……

　　在我们撰写本书时，世界正处于非常失衡的状态之中。我们中的一些人将为改变这世界而做出努力；与此同时，我们每个人都可以为改变自己的世界、创造自己的平衡而做出努力。充能是一条会让我们在前行过程中越变越强大的追寻之路。

迈克尔的致谢

斯泰茜·格里菲思：好吧，和你合写本书的过程完全就像在迪士尼乐园玩蟾蜍先生的狂野之旅。我爱你和你的能量，也爱你所有的疯狂之处。你就是"充满能量"的化身——谢谢你教我如何变得能量充沛。

瓦莱丽·弗兰克尔（Valerie Frankel）：又一个人被你征服了。就像我常跟你说的，你是我唯一能够放心倾诉想法和故事的对象。我无法向任何人描述我们的关系。你懂我，我由衷地感激这一点，感激我的生活中有你的存在。你是一个了不起的人，感谢你给予我的所有帮助。

特蕾西·贝哈尔（Tracy Behar）：万分感谢你对我们的第二个合作项目抱有信心。这次合作别有一番趣味。非常感谢你对我工作的信任，感谢你指出了我的工作对世界的重要性。

伊恩·斯特劳斯（Ian Straus）：谢谢你，伊恩，谢谢你提供的所有帮助——无论是对本书的，还是对我们期待在将来出版的其他书的。

亚历克斯·格拉斯（Alex Glass）：你就是一个超级经纪人，千真万确，绝无虚言。我经常向我的朋友和同事赞扬你的表现。我非常感激你既能不知疲倦地处理我的事务，又可以和我一起畅谈孩子的事。你是我小圈子里的一员。爱你，伙计。

玛吉·罗森伯格（Maggie Rosenberg）：非常感谢你绘制的精彩插图。

小布朗出版公司（Little, Brown）里的每一位：谢谢你们给予我工作上的信任。对此，我倍感荣幸。我决不会浪费你们对我的投入，我会通过协助把本书传递到尽可能多的人手中，以此表达我的感激之情。

戴夫·拉哈尼（Dave Lakhani）：感谢你为我创造了一个安全的空间，让我有信心完成我这一生中最大的冒险，感谢你在我失败的时候支持我。你不仅帮我建立了一个每天都会帮助数百万人的企业，还教会我如何成为一个更好的人。

贝姬·约翰斯顿（Becky Johnston）：我能说什么呢？每个遇见你的人都会对我说相同的话："要是我的生活中有贝姬就好了。"每次我都会以相同的话回应他们："她是万里挑一的。放弃吧，她已经和睡眠医生在一起了。"感谢你总是那么积极乐观，感谢你在我迷失、沮丧、烦乱时让我保持头脑清醒。如果没有你的帮助，我不可能帮助那么多人。谢谢你愿意忍受我强烈的个性，谢谢你帮我更好地控制它。

勇进公司（Bold Approach）的团队：杰克琳（Jacklyn），我知道我们才刚刚开始合作，但到目前为止，我都很兴奋，期待和你一起完成大项目。对于每天都在为令睡眠医生平台充满生气而提供帮助的所有工作人员和作家，我非常感谢你们加入我的团队。

法律公司赫兹、列支敦士登、杨和波尔克（Hertz, Lichtenstein, Young, and Polk）的格雷厄姆·珀迪（Graham Purdy）：通常情况下，我不太喜欢律师，除了和我结婚的那位，但格雷厄姆，你也是个很棒的例外。你的幽默、善良、细致入微的思考方式是无与伦比的，就像你公司里的许多人一样。我希望有一天我们能作为朋友一起出去游玩，一起享受生活。

史蒂文·洛克利（Steven Lockley）博士：史蒂文，感谢你拓展了我对昼夜节律的认知。你的研究是这门科学的基础，没有你的研究，这类书我一本都写不出来。感谢你给我的教导、你带来的挑战，以及我们偶尔共享的啤酒。

米基·拜尔 - 克劳森（Mickey Beyer-Clausen）：我发誓我们就是亲兄弟。在过去几年里，你的友谊一直是让我保持自信、平衡和成长的一个重要因素。我可能想不出比这更高的赞美了。

乔·波利史（Joe Polish）：虽然你正在休假，但你仍然在我的脑海里和心里。但愿你能找到你在寻找的东西。如果需要我的帮助，那我义不容辞。

阿里安娜·赫芬顿（Arianna Huffington）：谢谢你让关于睡眠的话题一直延续下去。我很珍视你我之间的关系。虽然我们现在不再像以前聊得那么多了，但你的精神在很多方面仍然激励着我。谢谢你。

所有以昼夜节律为研究兴趣的了不起的科学家：没有你们，本书永远不会成形。我很激动能把本书带给大众，并借此为他们提供帮助。你们所有的研究工作都列入了本书的参考文献部分。我们想要感谢其中每一位科学家的贡献，感谢他们做出的使本书成为可能的一切努力。

莱纳斯（Linus）、雅各布（Jacob）、卡尔（Carl）、桑德拉（Sondra）、克里斯（Kris）、尼克（Nick）、蒂姆（Tim）、阿特曼（Atman）、阿斯特丽德（Astrid），以及我在海丝腾（Hästens）的所有好朋友：感谢你们看到睡眠科学在极尽奢华的世界中的价值。你们是最棒的！

睡眠健康平台休养生息（Rested Health）的杰里米·卡尔（Jeremy Carr）和俞茵（音译，Yin Yu）：你们为我指明通往未来的道路。虽然我承认我们之间有相当多的争吵和尖叫（来自我），但我由衷地感谢你们。我们之间的关系迫使我看到了睡眠真正通往的方向，看到了我可以成为这一旅程的一部分。我无比感谢你们继续和我一起帮助他人、工作、游玩。成长免不了痛苦，这就是现实。谢谢你们让我成长的痛少了许多。

在写作本书之余，我加入了一个男性团体。这个团体改变了我的生活，把我带到了一个更好的地方。我觉得，如今 METAL 里的所有男士都成了我生活中的重要组成部分，未来也会如此，因此我想特别提提我很喜欢打交道的"快乐男人们"：

- 我彪悍的呼吸兄弟们：尼尔·坎农（Neil Cannon，冷静理智且令人敬畏的呼吸领导者）、查克（Chuck）、戴维·S（David S）、基思·M（Keith M）、埃德·麦加（Ed McG）、哈里什·R（Harish R）、CK、伊恩、尼克、斯坦利（Stanley）、瑞安（Ryan）、乔·S（Jon S）、里克·B（Rick B）、弗雷德博士（Dr. Fred）、肖恩（Sean）、克莱（Clay）、迈克尔·L（Michael L）、萨姆·M（Sam M）、贾森·H（Jason H）、埃利奥特（Elliot），以及我遗漏的其他任何人和新加入的人，早上 7 点 35 分见，兄弟！

- 特别感谢柯蒂斯·李（Kurtis Lee）：感谢你让我走上了呼吸疗法之路。我以前从来不知道这是多么强大、多么重要的练习。我还要特别感谢我第一次体验时的两位保护者：埃米利奥（Emilio）和桑尼卡（Sanyika）。你们创造了一个安全的空间，让我可以探索自我、寻求平静。谢谢各位兄弟。

- 致"加密货币圆桌会议"（Crypto Round Table）：特迪（Teddy）、罗恩（Ron）、伊桑·Z（Ethan Z）、乔希（Josh）、奥斯汀（Austin），以及其他加密货币兄弟！我们一定会获得碾压性的成功，或者至少获得尝试的乐趣。

- 致"高级金融集团"（High Finance Group）：奎格利（Quigley）、肯·R（Ken R），这个集团就是无价之宝。

- 致"铸造厂"（Foundry）：伊恩、威尔（Will）、萨姆——你们这些"混蛋"还要更上一层楼。

- 致激励我的你们：桑尼卡、埃米利奥［和蕾切尔（Rachel）］、了不起的保罗（Paul）、兰瑞（Lanre）、伊萨克（Issac）、埃德温（Edwin）、理查德·伯克（Richard Burke），你们每个人都以各自的方式帮助了我，虽然也许你们并没有意识到这一点，但我由衷地感谢你们所有人。

致我亲爱的朋友兼催眠治疗师肯·达布纳（Ken Dubner）：感谢你让我能够敞开心扉地学习"兄弟情谊"这个词的含义。记住："它们正从下水道那儿出来了！小心！"

肯尼·鲁特科夫斯基（Kenny Rutkowski）：我爱你。当吉米·K（Jimmy K）介绍我们认识时，我完全没有预见你以后会在我的生活中扮演如此重要的角色。谢谢你教会了我什么是兄弟情谊。我永远亏欠于你。兄弟，只要我还有一口气，我就会以身示范，做你眼中那个以心为本、善良又厉害的男人。

致给我提供了很多帮助的商业伙伴：

- 蒲公英公司（Praesidium）：塞思（Seth）、斯基普（Skip）、泰勒（Tyler）、吉姆（Jim）、达斯廷（Dustin）、道格（Doug）、保罗、帕洛（Palo）、詹吉（Giangi）、亚当（Adam）、斯蒂芬妮（Stephanie），以及所有让我们的未来更加光明美好的工程师和其他员工。
- 紫色公司（Purple）：米斯蒂（Misty）、乔、拉斯（Russ），以及我在紫色公司目前遇到的所有人、将来会一起工作的所有人。我们会完胜的。
- 克里昂团队（The Kryo Team）：托德（Todd），我很高兴能向全世界介绍体温调节为什么是睡眠的关键因素之一。感谢你允许我代表贵公司。
- 阿卡迪亚（Arcadia）的马特（Matt）和斯泰茜：我期待和你们一起给世界带来惊喜！

致我的私人部落：感谢你们对我多方面的支持。

- 哈兰·陈（Halland Chen）博士和塔莉娅（Talia）：说实话，你们见过一些别人都没见过的事，谢谢你们保守秘密！哈哈！爱你们。

- 塞蕾娜·蓬（Serenna Poon）：你就是摇滚明星。我喜欢你做的每一件事，你行事既优雅又老练。最重要的是，你是一个了不起的人。你对我来说是一个超级特别的存在，你知道的。我很荣幸能成为你的朋友。

- 妮科尔·伯肯斯（Nicole Burkens）博士：哇，生活真是疯狂！为你的不断成功和健康干杯。

- 吉米·奎克（Jimmy Kwik）：我的朋友，和你在一起，我总是很开心。很高兴做你的助攻，兄弟！

- 迈克·弗里德（Mike Freed）和莉迪娅·弗里德（Lydia Freed）：非常感谢你们和我分享邮政牧场酒店（Post Ranch）。我意识到那是一个多么特别的地方，很感谢让我成为其中的一员。

- 营养生活工作室（Nutritious Life）的卡丽（Kari）：我能说什么呢，"会所"？太搞笑了。很开心我们重新建立了联系，我爱和你一起享乐。

- MBG 的贾森和科琳（Colleen）：我在健康方面的两位新伙伴。我真的很喜欢你们的工作，很高兴能帮到那么多人。

- 心智谷公司（Mindvalley）的维申（Vishen）：V，我的朋友，我必须说我欠你一个大写的感谢。你大概是令我接触许多更全面、更另类、更有趣的事物的契机。

- 沙欣·谢伊恩（Shaahin Cheyene）：谢谢你给我的一切——赞助、友谊，以及我们将一起扬帆远航的所有船只！

- 纳撒尼尔·G（Nathaniel G）：我们都和常见的熊型有点儿不同，我喜欢这样。

致我奇妙的睡眠名人：

- 史蒂夫·青木（Steve Aoki）：兄弟，致宝可梦、感恩节和你母亲的厨艺。今年，卡森（Carson）想从屋顶跳下去！

- P-狗（P-dog）和卡特·罗伊姆（Carter Reum）：期待有一天舞动起来！感谢你们的支持。

- 卡森·戴利（Carson Daly）：CD，我能说什么呢？你一直很正直，我很荣幸能帮上你的忙。

致我奇妙的睡眠同事：

- 迈克尔·格兰德纳（Michael Grandner）博士：我的朋友，期待拜读你的书。
- 温迪·特罗克赛尔（Wendy Troxel）博士：感谢你在 TedX 的业务上给予我的所有帮助，以及你的友谊。我永远愿意支持你的工作。
- 海迪·汉纳（Heidi Hanna）博士：你和马克（Mark）都很棒。我很高兴能继续和你们合作有趣的项目。

斯泰茜的致谢

迈克尔·布劳斯博士：非常感谢你以一种让我相信我们可以合作的方式接收了我的能量。你是我见过的最忙碌的人之一；我很感动你设法抽出时间和我一起合作写书，这对我来说是件喜出望外的事。我们两个曼哈顿人从一开始就注定合作。

瓦莱丽·弗兰克尔：和你一起读本书的时光是那么特别。感谢你以一种坦诚、周到、及时的方式和我们一起完成了这个项目。你是一个非常有才华的人。这是很难得也很值得珍惜的。

亚历克斯·格拉斯："经纪人"这个词远不足以形容你。迈克尔说得对——你是最棒的。谢谢你在做了不起的父亲和丈夫之余还能打那么多电话。

特蕾西·贝哈尔和伊恩·斯特劳斯：感谢你们一直以来对我们的信任，特别是当我们，或者应该说是我，在深夜用图书宣传、晴天霹雳、封面意见让你们无法入睡的时候。

凯茜·戈登（Kathy Gordon）：我不确定如果没有你，这个项目还会不会启动。不知怎的，你总是能以某种方式找到让我大放光彩的方法。你在出版方面的知识和艺术技巧让我震惊。遗产文学图书公司（Legacy Lit）有了你，简直就是中了彩票……

妈妈：你总是知道如何让我倾诉所有的担忧、恐惧和自我怀疑。感谢您在这个满是恶霸的世界中做我最忠实的粉丝！

蒂夫（Tiff）、格里夫（Griff）、埃玛琳（Emmalyn）：在撰写本书的两年里，我数不清我们错过了多少次拥抱，但如果爸爸还在世，你们知道他会认为我们应该有更多的亲密往来。朱尔斯（Jules），感谢你在过去 40 年中为我们守住了555，STAV 天下第一！

桑迪（Sandy）、蒂夫、科科（Koko）：我永远不会忘记你们为斯特拉（Stella）奶奶付出了多少。在她 91 ～ 100 岁的时间里，是你们让她的生活变得多姿多彩。即将在灵魂西雅图（Soul Seattle）为她举办的 100 岁生日聚会，会成为我们永生难忘的美好回忆。她正在和加里（Gary）、洛（Lo）、埃德（Ed）、西恩（Seann）一起为我们操办又一场读书派对。

米歇尔·史密斯（Michelle Smith）：因为你，我的未来一片美好。在生命的中途遇到你，让我能够为余生画上圆满的句点！

莉兹·莫兰（Liz Moran）：物理疗法专家、人体运动学女王，我不知道是我的心灵还是我的身体欠你一句谢谢，但如果没有你，这两样都只会是坏掉的玩具。

ALF：在全球疫情笼罩的情况下，感谢你为我在东方提供了一个可以保持头脑清晰地写作的避难所。

蕾恩（Rain）和芭布（Barb）：活力四射的搭档，别的没有，但从不缺网……

萨拉·雷格：我在播客和营养师世界中的超级英雄，来自泽西岛。一切都是她的功劳，哈哈。

SoulCycle 平台孕育了我的乐观、力量、社群和爱。在最初的 15 年里，从这里踏上的旅程先是改变了我的生活，然后又在出版《从零开始的两次转折》期间持续激励着我。

我灵魂小队（Soul Squad）的所有骑手，你们中的一些人在过去 15 年里和我成了朋友，还有一些人和我共同经历了太多，光是昵称的来龙去脉就需要用单独的一本书才能讲清楚，你们是每天唤醒我的那团火！对我来说，和你们一起上课是我享受健康生活所必需的"集会"。我可能会忘记你们叫什么，但我会永远记住你们的脸！

感谢尼尔、戴维、"H & G"，你们一直是现代育儿的榜样。

如果没有 Akeso 和 Zing Bar 的持续供给，我会又渴又饿！

谢谢 LYMBR，感谢为我提供个性化的伸展运动，帮助我缓解长时间写作和整日指导锻炼所造成的疲劳！

致所有在全球疫情期间为世界带来光明的人——我们的医护人员、学校教师、健身专业人士、各行各业的骨干、父母，以及所有让我们的新常态成为常态的人。作为一名有着 30 多年经验的健身指导和私人教练，我从你们所有人身上学到，对人类精神的奉献是终极的贡献。

感谢 Instagram，提供了一个可以让人为世界做贡献的全球性平台。

未来，属于终身学习者

我们正在亲历前所未有的变革——互联网改变了信息传递的方式，指数级技术快速发展并颠覆商业世界，人工智能正在侵占越来越多的人类领地。

面对这些变化，我们需要问自己：未来需要什么样的人才？

答案是，成为终身学习者。终身学习意味着具备全面的知识结构、强大的逻辑思考能力和敏锐的感知力。这是一套能够在不断变化中随时重建、更新认知体系的能力。阅读，无疑是帮助我们整合这些能力的最佳途径。

在充满不确定性的时代，答案并不总是简单地出现在书本之中。"读万卷书"不仅要亲自阅读、广泛阅读，也需要我们深入探索好书的内部世界，让知识不再局限于书本之中。

湛庐阅读 App: 与最聪明的人共同进化

我们现在推出全新的湛庐阅读 App，它将成为您在书本之外，践行终身学习的场所。

- 不用考虑"读什么"。这里汇集了湛庐所有纸质书、电子书、有声书和各种阅读服务。
- 可以学习"怎么读"。我们提供包括课程、精读班和讲书在内的全方位阅读解决方案。
- 谁来领读？您能最先了解到作者、译者、专家等大咖的前沿洞见，他们是高质量思想的源泉。
- 与谁共读？您将加入优秀的读者和终身学习者的行列，他们对阅读和学习具有持久的热情和源源不断的动力。

在湛庐阅读 App 首页，编辑为您精选了经典书目和优质音视频内容，每天早、中、晚更新，满足您不间断的阅读需求。

【特别专题】【主题书单】【人物特写】等原创专栏，提供专业、深度的解读和选书参考，回应社会议题，是您了解湛庐近千位重要作者思想的独家渠道。

在每本图书的详情页，您将通过深度导读栏目【专家视点】【深度访谈】和【书评】读懂、读透一本好书。

通过这个不设限的学习平台，您在任何时间、任何地点都能获得有价值的思想，并通过阅读实现终身学习。我们邀您共建一个与最聪明的人共同进化的社区，使其成为先进思想交汇的聚集地，这正是我们的使命和价值所在。

CHEERS

湛庐阅读 App
使用指南

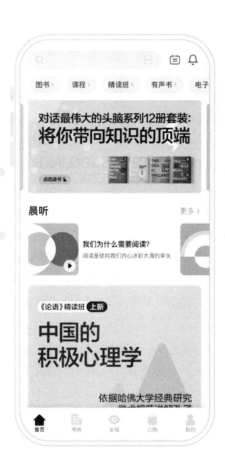

读什么

· 纸质书
· 电子书
· 有声书

怎么读

· 课程
· 精读班
· 讲书
· 测一测
· 参考文献
· 图片资料

与谁共读

· 主题书单
· 特别专题
· 人物特写
· 日更专栏
· 编辑推荐

谁来领读

· 专家视点
· 深度访谈
· 书评
· 精彩视频

HERE COMES EVERYBODY

下载湛庐阅读 App
一站获取阅读服务

著作权合同登记号：图字：01-2023-2429 号

版权所有，侵权必究
本书法律顾问　北京市盈科律师事务所　崔爽律师

图书在版编目（CIP）数据

找到你的活力密码 /（美）迈克尔·布劳斯，（美）
斯泰茜·格里菲思著；杨雪菲译 . -- 北京 : 华龄出版
社 , 2023.6

ISBN 978-7-5169-2550-8

Ⅰ . ①找… Ⅱ . ①迈… ②斯… ③杨… Ⅲ . ①生活方
式—关系—健康—普及读物 Ⅳ . ① R163-49

中国国家版本馆 CIP 数据核字（2023）第 105774 号

出版人	周　宏		责任印制	李末圻
责任编辑	李　健　陈　馨		装帧设计	湛庐文化

书　名	找到你的活力密码			
作　者	［美］迈克尔·布劳斯（Michael Breus）　斯泰茜·格里菲思（Stacey Griffith）			
出　版 发　行	华龄出版社 HUALING PRESS			
社　址	北京市东城区安定门外大街甲 57 号		邮　编	100011
发　行	（010）58122255		传　真	（010）84049572
承　印	唐山富达印务有限公司			
版　次	2023 年 7 月第 1 版		印　次	2023 年 7 月第 1 次印刷
规　格	710mm×965mm		开　本	1/16
印　张	20.5		字　数	321 千字
书　号	ISBN 978-7-5169-2550-8			
定　价	129.90 元			

本书如有破损、缺页、装订错误，请与本社联系调换